AF336681

MANUEL PRATIQUE

DE

GYNÉCOLOGIE

ET DES

MALADIES DES FEMMES

PAR LE

Dr L. DE SINÉTY

MEMBRE DE LA SOCIÉTÉ DE BIOLOGIE ET DES SOCIÉTÉS ANATOMIQUE
ET D'ANTHROPOLOGIE DE PARIS

PREMIÈRE PARTIE

AVEC 100 FIGURES DANS LE TEXTE

PARIS

OCTAVE DOIN, ÉDITEUR

8, PLACE DE L'ODÉON, 8

1879

La 2ᵉ partie terminant l'ouvrage sera remise aux souscripteurs le 1ᵉʳ mai 1879.

MANUEL PRATIQUE

DE

GYNÉCOLOGIE

PARIS, TYPOGRAPHIE A. LAHURE
9, Rue de Fleurus, 9

MANUEL PRATIQUE

DE

GYNÉCOLOGIE

ET DES

MALADIES DES FEMMES

PAR LE

Dr L. DE SINÉTY

MEMBRE DE LA SOCIÉTÉ DE BIOLOGIE ET DES SOCIÉTÉS ANATOMIQUE
ET D'ANTHROPOLOGIE DE PARIS

PREMIÈRE PARTIE

AVEC 100 FIGURES DANS LE TEXTE

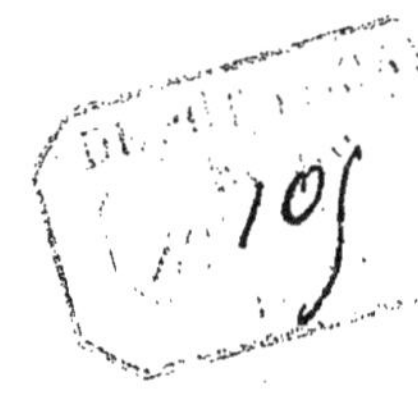

PARIS

OCTAVE DOIN, ÉDITEUR

8, PLACE DE L'ODÉON, 8

1879

INTRODUCTION

La gynécologie [1] comprend l'étude des nombreuses
manifestations dont l'organisme de la femme peut
être le siège, à l'état sain comme à l'état pathologique.
Nous n'étudierons pas, cependant, les questions uniquement relatives à la gestation et à la parturition,
ne faisant d'exception que pour la grossesse extra-
utérine. Notre sujet ainsi limité, contrairement à la
plupart des auteurs qui décrivent d'abord les affections de l'utérus, nous commencerons par celles des
organes génitaux externes, mode d'exposition qui paraît plus logique, puisqu'elles se présentent les premières à l'observateur. Nous passerons donc succes-
sivement en revue, les maladies de la vulve, du vagin,
de l'utérus, des ovaires, enfin des mamelles, que de
nombreux liens physiologiques et pathologiques peuvent permettre de considérer comme un annexe du

[1] Gynécologie, γυνή, femme, et λόγος, traité.

système génital. Voici, en résumé, l'ordre qui sera suivi dans cet ouvrage :

1° La première partie concernera les divers moyens d'exploration ;

2° La seconde sera consacrée aux affections de la vulve et du vagin ;

3° La troisième à l'utérus ;

4° La quatrième à ses annexes, ovaires, trompes, ligaments larges ;

5° Dans la cinquième, après avoir donné un aperçu de l'anatomie et de la physiologie de la mamelle, nous étudierons quelques-unes des maladies de cette glande, sans aborder l'histoire des tumeurs mammaires, qui, rentrant plutôt dans le cadre des traités de chirurgie, nous entraînerait beaucoup trop loin.

Chacun de ces chapitres sera précédé d'une introduction anatomique sur la structure des organes dont il traite. La description de l'état normal rendra, nécessairement, plus clairs et plus compréhensibles, les caractères des diverses lésions.

Considérant l'anatomie pathologique comme une des meilleures bases sur lesquelles puisse s'appuyer la clinique, nous avons donné un développement assez considérable à cette partie de notre travail.

Les mémoires les plus importants et les plus récents relatifs à ces différents sujets, seront seuls indiqués.

On pourra y trouver des renseignements bibliographiques détaillés, que ne comportait pas l'étendue de ce manuel.

Nous n'avons, en effet, pas eu la prétention de publier un traité complet, mais seulement un résumé, de nos connaissances actuelles en gynécologie.

Décembre 1878.

De SINÉTY.

MANUEL PRATIQUE

DE

GYNÉCOLOGIE

ET

DES MALADIES DES FEMMES

PREMIÈRE PARTIE

MOYENS D'EXPLORATION

De l'examen de la vulve.

Les premiers renseignements que donne l'examen des organes génitaux externes seront souvent d'une grande utilité. Ils suffiront à eux seuls pour constater l'état de l'hymen, certains vices de conformation tels que les vagins doubles ou oblitérés, et surtout les diverses manifestations de la syphilis dont la région vulvaire est le siège de prédilection.

La nature des liquides s'écoulant par la vulve, selon qu'ils seront constitués par du mucus, du sang ou du pus, servira également, dans bien des cas, à nous mettre sur la voie du diagnostic. Mais les notions fournies par la seule inspection ne peuvent pas nous éclairer sur l'état des parties profondes. Aussi doit-on avoir recours aux divers autres modes d'exploration : le toucher, le palper, l'examen au spéculum, le cathétérisme de l'utérus, la dilatation de la cavité cervicale.

DU TOUCHER

Toucher vaginal.

Le toucher vaginal sera pratiqué avec d'autant plus de soin, qu'à lui seul il sert plus que tous les autres moyens réunis, et permet le plus souvent de déterminer s'il y a, oui ou non, un état morbide des organes génitaux.

C'est le procédé d'exploration qui répugne le moins aux malades, parce qu'il peut être mis en usage sans les découvrir, ce qu'il faut autant que possible éviter de faire. Aussi devons-nous insister sur les diverses précautions à prendre pour l'employer utilement.

On peut pratiquer le toucher, la femme étant debout ou couchée.

Le toucher, la femme étant debout, donne des notions très-exactes sur la situation de l'organe utérin. Il faut appuyer la malade contre un plan résistant pour l'empêcher de fuir devant le doigt explorateur, et lui recommander en outre, de fléchir le tronc un peu en avant.

Le plus souvent on touche les femmes couchées ; c'est pourquoi il est utile de s'habituer à faire usage indifféremment de la main droite ou de la main gauche. Dans bien des circonstances, en effet, la position du lit ne permet pas de choisir, et on est forcé de se servir de la main droite si on est placé à droite de la malade, et de la main gauche si on est placé à sa gauche.

Quelle que soit la situation de la femme et la main que l'on emploie, on doit porter le bord externe de l'index préalablement enduit d'un corps gras, sur le périnée de la malade. Le doigt ramené en avant dépasse la fourchette, puis poussé doucement de bas en haut et d'avant en arrière pénètre sans difficulté. Après avoir exploré toute l'étendue de la cavité vaginale, on arrive sur le col de l'utérus qui forme un angle plus ou moins ouvert avec l'axe du vagin. Chez la femme, à l'état normal, c'est la lèvre antérieure du col que l'on rencontre d'abord.

Quant aux quatre doigts inactifs dans la pratique du toucher, le pouce sera dirigé vers le sommet de la vulve, en évitant le contact du clitoris : le médius et les deux autres étant portés en arrière (fig. 1).

Il y a quelques années encore, beaucoup de médecins pratiquaient le toucher en passant la main au-dessous de la cuisse, préalablement fléchie. En général, il

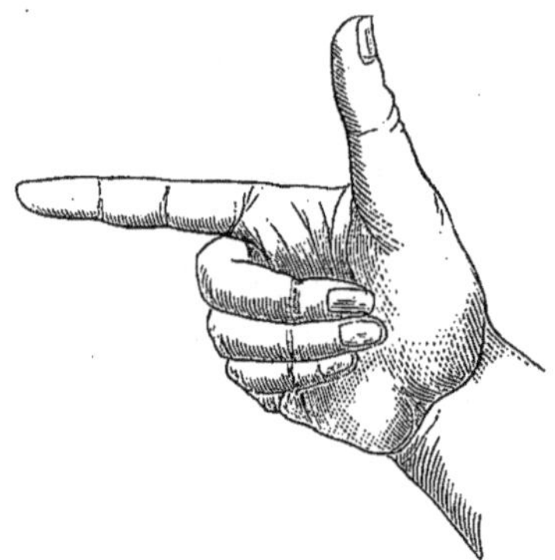

Fig. 1. — Position de la main pour pratiquer le toucher.

est plus commode de passer entre les deux cuisses écartées, et c'est aujourd'hui ce procédé qui est le plus souvent employé.

Dans quelques cas exceptionnels, il est utile d'introduire deux doigts dans le vagin. On pourra ainsi mieux se rendre compte de certains détails, tels que les dimensions d'une tumeur. En outre le médius étant plus long que l'index pénètre plus profondément.

Chez les vierges, on a conseillé de se contenter du toucher rectal.

Mais celui-ci est loin de donner tous les renseignements fournis par le toucher vaginal, et lorsque la membrane hymen est intacte, on peut encore arriver à pénétrer jus qu'au col sans la déchirer.

Il suffit pour cela de faire rapprocher les cuisses de la femme.

Dans cette situation, l'hymen, au lieu d'être tendu et résistant comme quand les cuisses sont écartées, se laisse au contraire facilement déprimer, et, dans la plupart des cas, le doigt pénètre sans le léser et en ne causant qu'une douleur très-légère.

Outre les renseignements qu'il nous fournit sur l'état du périnée et des organes génitaux externes, le toucher nous apporte une série d'indications sur la température du vagin, l'état de sa muqueuse et les dimensions de ses divers points.

L'exploration des culs-de-sac sera toujours faite avec grand soin. C'est par elle, en effet, que l'on constate le plus souvent les lésions des ovaires, des trompes, des liga ments larges et surtout du péritoine pelvien. Enfin, par le toucher, nous pouvons apprécier le volume du col et d'une partie du corps utérin, le degré de mobilité, le poids, la sensibilité de l'utérus.

Pour juger de son poids, on doit repousser l'organe de bas en haut, le doigt appuyé sur l'extrémité inférieure du col. Au contraire, pour constater son degré de mobilité, on cherchera à lui imprimer des mouvements de bascule, en repoussant ou attirant le col dans un sens et dans l'autre.

Chez beaucoup de femmes, même à l'état physiologique, les mouvements ainsi communiqués à l'utérus, la pression du doigt sur le museau de tanche, occasionnent une cer taine sensation douloureuse. Il ne faut pas confondre cette impression fugace, disparaissant au bout d'un instant si la pression persiste, avec les douleurs vives qu'on rencontre

dans les cas de lésions de l'organe, dans certaines métrites,
par exemple.

Toucher rectal.

Dans beaucoup de circonstances, il est nécessaire de contrôler par le toucher rectal, les renseignements fournis par
l'exploration vaginale. Pour cela, la malade sera couchée sur
le dos. On ne devrait la faire mettre sur le côté, que dans les
cas exceptionnels où on voudrait atteindre une tume
située latéralement.

Le doigt, porté vers l'orifice anal, est dirigé en arrière et
en haut, pour franchir le sphincter et pénétrer doucement
dans le rectum.

A trois ou quatre centimètres de l'anus, on sent le col
dont la saillie est plus ou moins considérable selon la situation de l'organe lui-même. En remontant au-dessus de
ce point, on explore la face postérieure et les bords latéraux de l'utérus ; mais on ne peut pas en atteindre le
fond, sauf dans les cas de rétroflexion ou de rétroversion.
Le toucher, par cette voie, fournit également de précieuses
indications sur l'état des autres organes contenus dans le
petit bassin.

Si on voulait explorer la paroi recto-vaginale, il faudrait
introduire l'index dans le rectum et le pouce dans le vagin.
Repoussant ainsi le périnée avec le premier espace interdi-
gital, il est facile de se rendre compte de l'état des tissus
situés entre les deux doigts.

Il est utile, avant de pratiquer le toucher, de recommander aux malades de vider l'intestin au moyen d'un lave
ment.

Cette précaution doit toujours être prise, quel que soit le
genre d'examen que l'on ait à employer. D'autant plus, que
les femmes atteintes d'affections utérines sont souvent tour-

mentées par une constipation opiniâtre, et l'accumulation des matières fécales est un obstacle, non - seulement au toucher, mais encore à l'introduction du spéculum.

Dans ces dernières années, Simon (d'Heidelberg) a préconisé le toucher rectal avec plusieurs doigts et même la main toute entière introduite dans le rectum[1].

Pour cette exploration, la malade doit être soumise à l'anesthésie chloroformique.

L'intestin préalablement vidé, on introduit la main peu à peu à travers l'orifice anal, en l'élargissant lentement par des mouvements de rotation. On se sert d'abord de deux doigts, puis de quatre, enfin des cinq doigts rapprochés les uns des autres en forme de cône en prenan en un mot la position que prend la main de l'accoucheur pour pénétrer dans l'utérus. Si la tension de la peau de l'anus est telle qu'on puisse craindre une déchirure, il sera préférable de pratiquer une ou plusieurs petites incisions.

Le rectum est si large dans sa partie inférieure que la main peut facilement s'y loger. Au - dessus de l'ampoule rectale, à douze ou quatorze centimètres de l'anus, on rencontre un rétrécissement qui admet à peine trois doigts. Si on n'agit pas violemment, et qu'on ne cherche pas à dépasser le point où l'intestin se rétrécit, ce mode d'exploration ne présenterait aucun danger, d'après Simon. Les quelques déchirures ou incisions du rebord anal guérissent en dix ou douze jours, et l'incontinence des matières fécales qui peut être amenée par cette dilatation disparaît promptement.

Il est bien évident que ce mode d'exploration doit être réservé pour des cas tout à fait exceptionnels. Mais il pourra

---

[1] *Ueber die manuale Rectal-Palpation der Becken und Unterleibs-Organe.* — Deutsche Klinik, n° 46, 1872. — Anal. dans le *Jahresbericht*, 1873, t. II, p. 508.

rendre de grands services, quand il s'agira de constater les rapports d'une tumeur volumineuse avec les organes génitaux internes, l'utérus en particulier.

Nous devons ajouter, qu'ayant eu à mettre en usage ce moyen d'examen, nous avons été surpris du peu de délabrement qu'il avait amené [1].

Du palper abdominal.

Si l'on veut pratiquer dans de bonnes conditions la palpation abdominale, la malade doit être couchée sur le dos, les jambes fléchies, les cuisses rapprochées du bassin, la tête relevée par des oreillers. En outre, on lui recommandera de respirer largement, la bouche ouverte, afin que les muscles abdominaux soient dans le plus grand relâchement possible.

On doit palper de haut en bas, pour mieux saisir les variations de résistance des différentes régions que l'on explore, et passer des parties saines aux parties sur lesquels on peut supposer l'existence d'une tumeur.

C'est principalement pendant la grossesse que le palper présente ses plus utiles indications, si bien mises en relief dans ces dernières années par M. le docteur Pinard.

Chez la femme à l'état de vacuité, le palper nous renseigne surtout si l'on a soin de l'associer au toucher. Avec ces deux moyens combinés, on arrive à saisir les organes

---

[1] Chez une fille vierge, présentant une tumeur de la cloison recto-vaginale, et dont M. le docteur Pozzi a eu l'obligeance de nous communiquer l'observation, ce chirurgien a été amené à pratiquer le toucher rectal par la méthode de Simon. La main introduite dans l'ampoule rectale, jusqu'au poignet inclusivement, put saisir une tumeur qui remplissait le cul-de-sac recto-vaginal jusqu'au-dessus du détroit supérieur.

A la suite de cette exploration, il n'y eut pas la moindre éraillure de la marge de l'anus; pas d'autre accident qu'une certaine douleur en allant à la garde robe, douleur qui disparut elle-même au bout de vingt-quatre heures.

pelviens entre la main appliquée sur l'abdomen et le doigt introduit dans le vagin.

Il est facile, ainsi, d'apprécier les dimensions de l'utérus dont on explore la surface dans toute son étendue. Grâce à ce procédé, les tumeurs développées dans la cavité pelvienne peuvent être plus exactement limitées.

De l'examen au speculum et de la position à donner à la malade pour cet examen.

La position qu'on donne aux malades pour les examiner varie selon la coutume des différents pays. En France on a l'habitude de les faire placer dans le décubitus dorsal, les cuisses écartées et fléchies, les pieds appuyés ou soutenus par des aides. Une table, un canapé suffisent pour ce genre d'examen. Mais il est beaucoup plus commode d'avoir un meuble spécialement destiné à cet usage.

Si on procède à l'exploration d'une malade sur le bord de son lit, il faut placer préalablement sous le siège et au-dessous du matelas, un corps résistant, une planche par exemple. On peut laisser reposer les pieds de la femme sur chacun de ses genoux, ou sur deux chaises qui remplacent les pédales des différentes sortes de lits ou de fauteuils employés par les gynécologistes.

Dans d'autres contrées, en particulier en Angleterre et en Amérique, on préfère le décubitus latéral gauche. Si l'on a recours à cette dernière position, il faut avoir soin de faire replier les cuisses à peu près à angle droit avec le bassin, a droite un peu plus remontée que la gauche. Le bras gauche sera rejeté en arrière et la poitrine inclinée en avant, de façon à se rapprocher autant que possible de la position sur les genoux.

Du speculum.

Il y a bien longtemps que les chirurgiens ont imaginé des instruments qui, introduits dans le vagin, doivent maintenir écartées les parois de ce canal et vaincre ainsi l'obstacle principal à l'inspection du col utérin.

Les découvertes faites dans les ruines de Pompeï nous

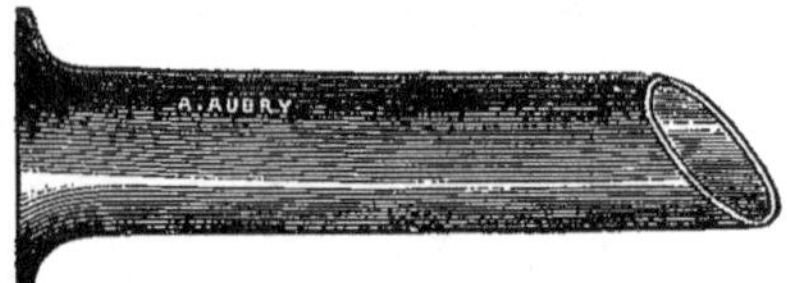

Fig. 2. — Speculum de Fergusson.

montrent que certains speculums étaient déjà en usage chez les Romains.

Paul d'Égine, Rhazès, Albucasis, plus tard Ambroise Paré, Scultet, Garangeot, ont décrit et figuré sous des noms diffé-

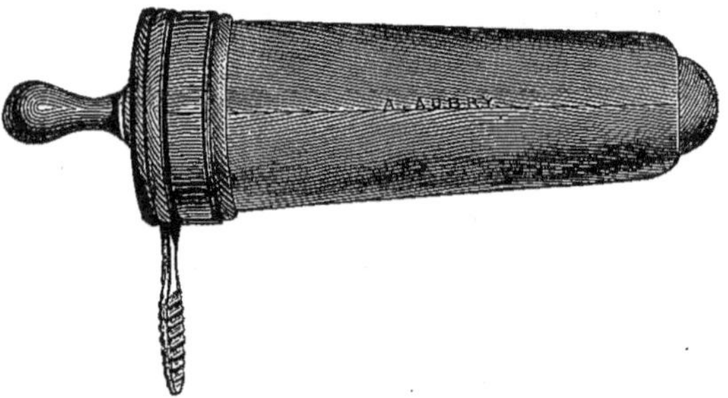

Fig. 3. — Speculum plein en bois.

rents plusieurs instruments de cette espèce. Tous ceux-ci, plutôt destinés à dilater le vagin, n'étaient mis en usage que rarement, pour quelques opérations, en particulier dans les cas de polypes.

C'est à Récamier que nous devons la vulgarisation de

l'examen direct du col, mis à profit dans les affections utérines en général.

Nous nous garderons bien de passer en revue l'interminable liste des objets destinés à cet usage, qui ont été employés ou le sont encore de nos jours. Il en est du speculum pour les gynécologistes comme du forceps pour les accoucheurs, chacun veut avoir le sien. Aussi, selon les pays, on trouve quelquefois un même instrument connu sous un nom différent.

Nous signalerons seulement les modèles les plus usités et les noms sous lesquels nous sommes habitués à les désigner.

Les uns sont pleins, tel que celui de Fergusson (fig. 2), dont la paroi interne est formée par une véritable glace, et nous donne, par conséquent, un éclairage excellent. Mais cet instrument a l'inconvénient d'être très fragile.

Les speculums en ivoire ou en bois (fig. 3) sont utiles pour les cautérisations au moyen du cautère actuel, en empêchant la chaleur d'atteindre par rayonnement les parois vaginales.

On peut, du reste, transformer un speculum métallique en corps mauvais conducteur; il suffit pour cela, après l'avoir mis en place, de le doubler d'un cylindre de carton un peu épais.

Le speculum plein présente deux légers inconvénients.

D'abord le même ne peut point s'adapter à tous les vagins, puisque les dimensions de ce canal sont très variables; on est donc obligé d'en avoir une série à sa disposition. Ensuite les proportions étant fixes et cependant en rapport avec le volume du col qu'il faut examiner, il en résulte que son passage à l'anneau vulvaire souvent assez étroit, est difficile et douloureux.

C'est ce qui a fait construire les speculums à plusieurs valves, tels que ceux de Jobert, de Ricord (fig. 4 et 5), de

Cusco (fig. 7), de Bozeman, de Bouveret (fig. 6). Ces différentes modifications ont eu en général pour but de substituer à un instrument volumineux et d'une seule pièce, dont

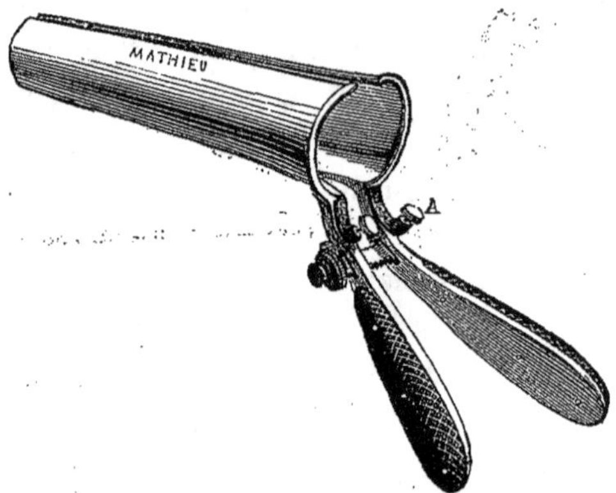

Fig. 4. — Speculum bivalve de Ricord.

la pénétration est par conséquent quelquefois un peu pénible
pour la femme, un corps que l'on puisse introduire sous un

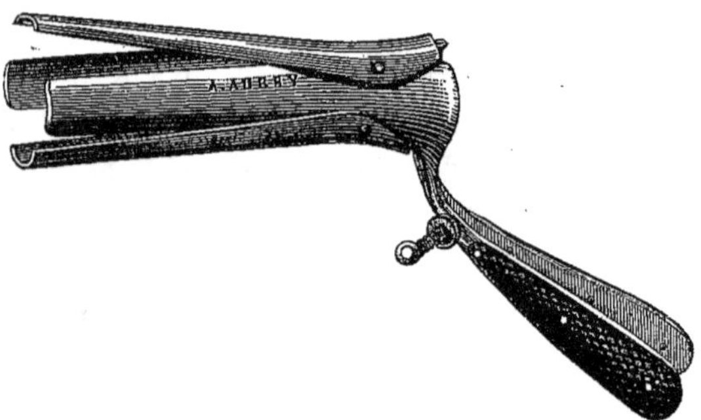

Fig. 5. — Speculum à quatre valves de Ricord.

petit volume, et qui se déployant ensuite progressivement
dilate l'intérieur du vagin plus que son orifice vulvaire.

Enfin, d'autres speculums sont à une seule valve, comme
celui de Sims (fig. 8).

Chacun de ces modèles peut présenter des indications

spéciales. Mais, les plus commodes, dans la majorité des cas, sont ceux de Cusco et de Ricord.

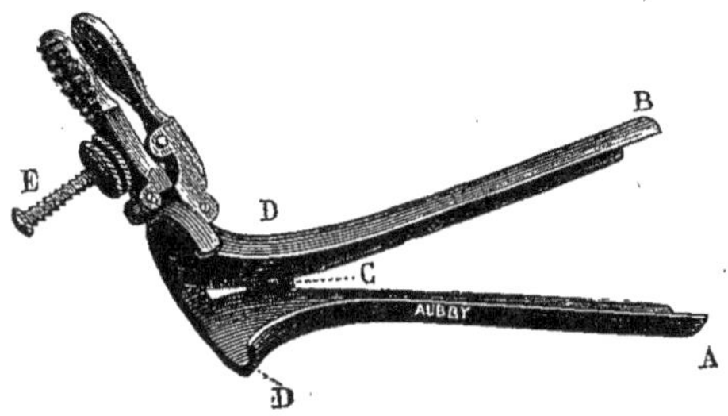

Fig. 6. — Speculum de Bouveret.

AD. Valve inférieure. — BD. Valve supérieure. — C. Articulation. — E. Écrou servant à maintenir l'écartement des valves.

Nous rappellerons brièvement les règles qui doivent présider à l'introduction du speculum.

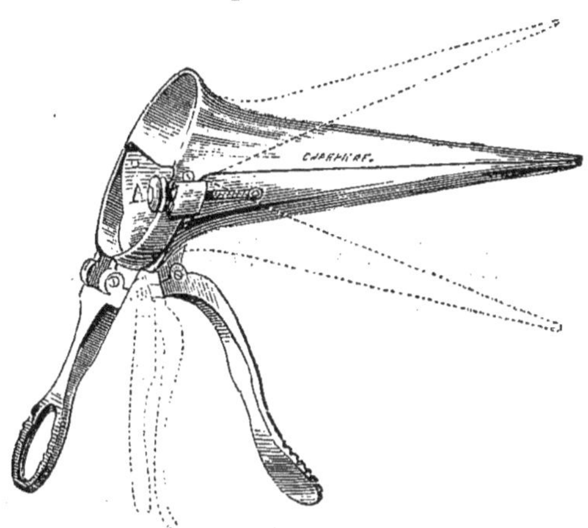

Fig. 7. — Speculum de Cusco (vu de côté).

(Les lignes ponctuées indiquent le degré d'écartement des valves.)

Il faut toujours pratiquer le toucher avant d'introduire l'instrument. On acquiert, en effet, par le doigt, une série de notions sur la situation, la dimension, la mobilité de l'utérus, notions que la vue ne saurait fournir et qui nous permettront, en outre, de mettre plus facilement le col à découvert.

Le speculum préalablement enduit d'un corps gras doit être tenu de la main droite, d'une façon un peu différente

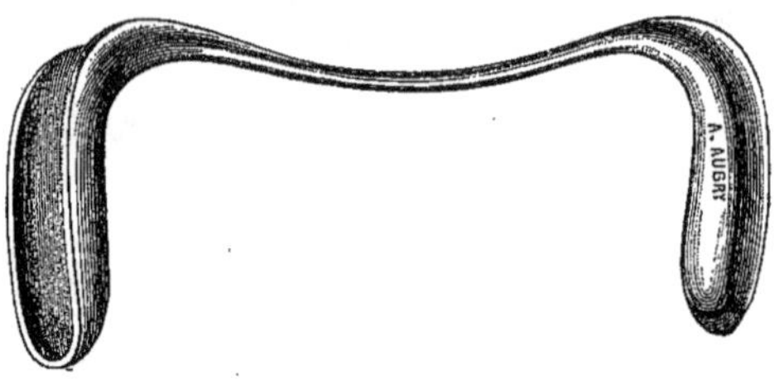

Fig. 8. — Speculum de Sims.

selon l'espèce que l'on emploie et selon qu'il est ou non pourvu d'un embout. Il sera bon, en général, de le chauffer légèrement, soit en le trempant dans de l'eau chaude, soit, ce qui est encore plus simple, en le gardant un instant dans la main. Les doigts de la main gauche serviront à écarter les grandes lèvres et, en même temps, à déprimer le périnée. Il ne faut pas craindre de faire porter sur la commissure postérieure de la vulve toute la pression nécessaire. Cette région étant très peu sensible, si on la compare surtout au tubercule antérieur du vagin. Le seul temps quelquefois un peu douloureux est le passage à l'anneau vulvaire, dont la contraction s'oppose à l'introduction du corps étranger. On évitera cet inconvénient en faisant parler les malades qui, étant ainsi distraites, cesseront de contracter leurs muscles vulvaires.

Quand le speculum a dépassé l'entrée du vagin il faut retirer l'embout. On voit alors à l'extrémité de l'instrument une ligne transversale formée par les parois vaginales accolées et qui se séparent l'une de l'autre à mesure que celui-ci pénètre. Cette ligne est un point de repère qui permet toujours d'arriver sur le col. Selon, en effet, qu'elle se rapproche du bord supérieur ou inférieur du speculum, on doit ou en abaisser ou en relever le manche pour rester dans l'axe du vagin. Et si la muqueuse paraît unie et tendue, c'est que la direction n'est plus bonne. Grâce à cette ligne on n'est pas forcé d'aller en tâtonnant à la recherche du col, ou de retirer et de réintroduire son instrument, ce qu'il est toujours préférable d'éviter.

Si on se sert du modèle de Sims, la femme est placée dans le décubitus latéral gauche ainsi que nous l'avons indiqué. L'index de la main droite doit guider la valve et empêcher que son extrémité ne vienne heurter le museau de tanche.

Il faut alors saisir le manche avec la main gauche, retirer le doigt et confier l'instrument à un aide, en ayant soin d'appuyer fortement sur le périnée. Le vagin se distendra alors immédiatement et, dans la plupart des cas, on verra le col utérin s'il est normalement situé. Dans certaines déviations, il est nécessaire de l'attirer légèrement. On peut se servir pour cela du bec de l'hystéromètre, introduit à un ou deux centimètres à travers l'orifice externe, ce qui ne présente aucun inconvénient, ou employer de préférence le tenaculum (fig. 9) ou le dépresseur de Sims (fig. 10).

Si nous nous sommes étendus sur la description du procédé américain, peu usité chez nous, c'est qu'il est incontestable que dans certains cas, ce mode d'exploration nous sera très-utile. Mais la plupart du temps, surtout si nous sommes livrés à nos propres ressources et seuls avec notre malade, nous éprouverons des difficultés considérables en employant la méthode américaine.

Dans les services d'hôpital, ou pour pratiquer une opération, on peut toujours disposer d'un ou de plusieurs aides. Dans la clientèle on est privé de ce secours, et le procédé de Sims occupe une main rien qu'à tenir le speculum. Tandis que l'instrument de Cusco, mis en place et fixé, peut être maintenu avec deux doigts les trois autres restant à notre disposition. Ceux-ci nous rendront des services variés, entre autres pour diriger le tube d'un irrigateur dans les cas où il faut pratiquer une injection, indication qui se présente à chaque instant. La main droite restée libre peut ouvrir ou fermer un robinet, saisir l'objet ou l'instrument dont on a besoin.

Nous avons cru utile d'insister sur ces détails, afin d'éviter au praticien une série de difficultés dont on ne tarde pas à se rendre compte soi-même. M. Sims, dans son *Traité de chirurgie utérine*, a adressé à son instrument le reproche

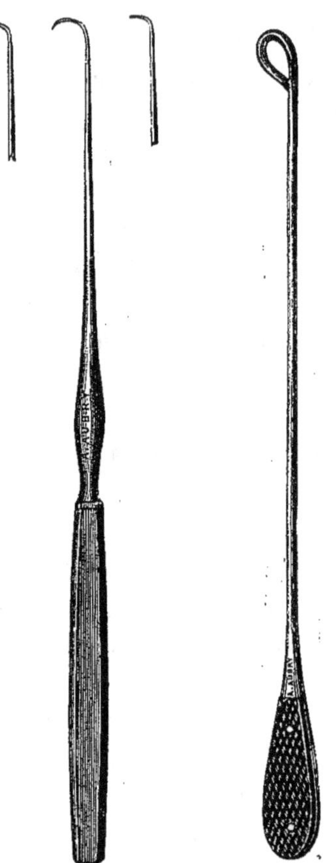

Fig. 9. — Tenaculum
de Sims.

Fig. 10. — Dépresseur
de Sims.

que nous lui faisions tout à l'heure. Il tranche la question en conseillant de ne jamais examiner une femme sans avoir un aide à sa disposition.

En résumé, il nous semble que dans la majorité des cas

et dans les conditions ordinaires, il vaut mieux placer la malade dans le décubitus dorsal, comme on le fait habituellement, en France, et employer des speculums à plusieurs valves.

La lumière du jour est de beaucoup le meilleur éclairage, quelle que soit la méthode d'examen que l'on choisisse.

Mais on peut être forcé de faire une exploration la nuit ou dans un appartement obscur, et il devient alors nécessaire d'avoir recours à l'éclairage artificiel.

On a construit plusieurs appareils uniquement destinés à cet usage, auquel on peut très bien adapter le réflecteur laryngoscopique.

Du cathétérisme de la cavité utérine.

On se sert, en général, pour pratiquer le cathétérisme de l'utérus, de tiges métalliques légèrement recourbées à leur extrémité. Les plus usités de ces instruments, désignés sous le nom d'hystéromètres[1], sont ceux d'Huguier (fig. 11), et de Valleix (fig. 12). Ceux de Sims (fig. 13) et de Créquy (fig. 14), construits en argent malléable et en baleine, permettent de modifier facilement leur degré de courbure. Des stylets flexibles ou des bougies semblables à celles employées pour l'urèthre de l'homme sont également utilisés pour cet usage.

Les bougies sont portées dans le col au moyen de pinces à pansement, qui serviront aussi à mesurer la longueur de la partie introduite. Quand on éprouve une certaine résistance indiquant que l'extrémité de la sonde est arrivée au fond de l'utérus, on la saisit avec ses pinces au niveau de l'orifice du museau de tanche, et le segment situé entre les mors de

---

[1] Hystéromètre, de ὑστέρα, matrice, et μέτρον, mesure.

la pince et la partie terminale de la tige nous donne la
mesure de la cavité.

Le cathétérisme de l'utérus peut se pratiquer avec ou

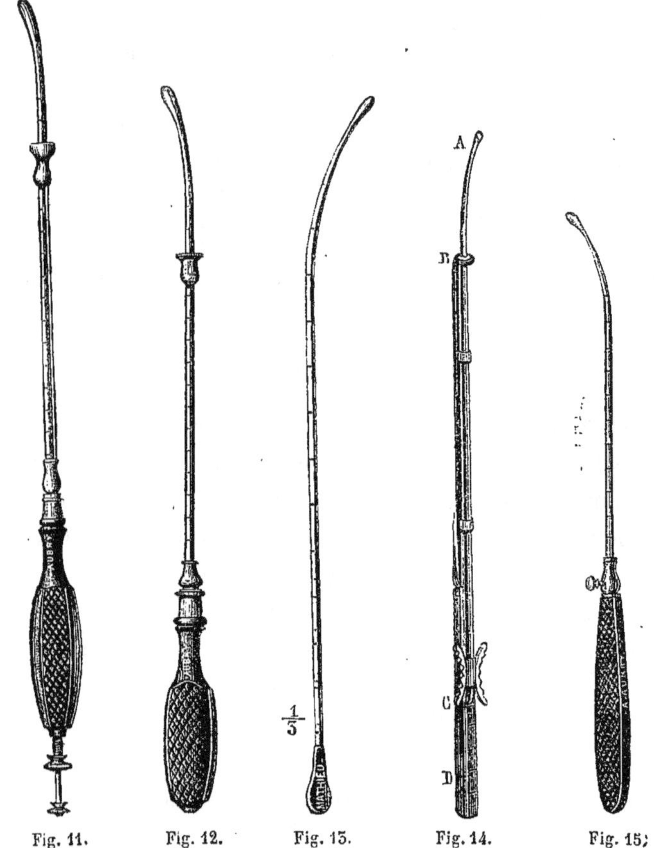

<table>
<tr><td>Fig. 11.</td><td>Fig. 12.</td><td>Fig. 13.</td><td>Fig. 14.</td><td>Fig. 15.</td></tr>
<tr><td>Hystéromètre</td><td>Hystéromètre</td><td>Hystéromètre</td><td>Hystéromètre en</td><td>Hystéromètre</td></tr>
<tr><td>d'Huguier.</td><td>de Valleix.</td><td>de Sims.</td><td>baleine de Créquy (*).</td><td>à tige malléable</td></tr>
</table>

(*) AC. Sonde en baleine susceptible de glisser sur la partie BD. — C. Partie saillante
sur laquelle on appuie le pouce pour faire glisser la sonde.

sans l'aide du speculum. Ordinairement, si on emploie ce
dernier instrument, il faut le retirer dès que l'hystéromètre
a pénétré dans le col. Il est préférable de ne pas se servir du

speculum et de guider le bec de la sonde sur l'indicateur de la main gauche introduit dans le vagin.

On rencontre quelquefois une certaine difficulté à franchir l'orifice externe. Dans ce cas il suffit de faire deux petites incisions latérales.

Beaucoup plus souvent on est arrêté à l'orifice interne. Au lieu de chercher à forcer cet obstacle, on doit tâtonner, tourner le bec de la sonde en différents sens, et toujours se laisser guider par la résistance qu'éprouve l'instrument. qu'il suffit de maintenir légèrement.

D'autrefois l'introduction est empêchée par la contraction des faisceaux musculaires qui environnent l'orifice interne. En attendant un instant, le spasme cesse, et la tige pénètre. Moins on excite la muqueuse, et moins on a de chances de rencontrer ce rétrécissement spasmodique au niveau de l'isthme. L'état de cet orifice varie aussi, selon le moment où on examine la femme; et dans bien des cas, on peut, pendant les quelques jours qui suivent les règles, pénétrer dans l'utérus, alors que toutes les tentatives antérieures avaient été vaines. Dans d'autres circonstances, l'extrémité de la sonde est arrêtée par une bride, ou s'engage dans un repli de la muqueuse cervicale. Il faut alors retirer un peu l'instrument et modifier légèrement sa direction.

Beaucoup d'auteurs ont reproché au cathétérisme utérin de nombreux accidents, imputables, nous le croyons, moins à l'instrument qu'à l'opérateur.

Ce mode d'exploration n'a jamais amené entre nos mains aucun résultat fâcheux, et dans bien des cas il nous a fourni de très-utiles renseignements.

Il a y trois principes qu'on ne doit jamais oublier quand on fait usage de l'hystéromètre :

1° S'assurer que la femme n'est pas enceinte : des gynécologistes des plus distingués ont avoué avoir causé des avortements par un cathétérisme intempestif.

2° Examiner avec soin l'état des annexes de l'utérus, et s'abstenir toutes les fois qu'on trouve de la périmétrite, même ancienne. C'est probablement dans des cas de ce genre qu'on a vu des accidents suivre l'emploi de l'hystéromètre.

3° Enfin ne jamais chercher à pénétrer de force et se rappeler que ce cathétérisme exige autant de prudence que celui de l'urèthre chez l'homme.

En ne se départissant pas de ces trois préceptes, on peut sans inconvénient pratiquer cette petite opération qui nous rend de nombreux services dans bien des circonstances. Quelques auteurs ont avancé qu'on arrivait à sentir à travers les parois abdominales l'extrémité de l'hystéromètre introduit dans la cavité utérine. On doit se garder de jamais tenter cette expérience. Car dans des états pathologiques que nous étudierons plus tard, le tissu utérin se laisse pénétrer avec une facilité extraordinaire, et on se rend compte de la gravité d'une pareille fausse route. Quoiqu'on ait rapporté des observations, où l'utérus avait été traversé par la sonde sans qu'il se soit produit d'accidents [1].

De la dilatation du col de l'utérus.

On comprend facilement l'importance de la dilatation du col, comme moyen de diagnostic et de traitement. Nous pouvons ainsi étudier dans ses moindres détails la surface interne de l'utérus, faire pénétrer des instruments, et aller à la recherche de polypes, de fongosités, dont il sera possible de débarrasser les malades.

---

[1] Voyez Dupuy, *Progrès médical*, 1873, p. 109, et les *Comptes rendus de l'Académie de médecine*, 1869, observation de Pétrequin et Feltz, où une sonde introduite dans l'utérus dans le but d'amener l'avortement se fit jour jusqu'à l'ombilic d'où elle put être retirée, et la malade guérit.

Nous aurons bien des fois l'occasion, dans le courant de ce livre, de revenir sur cette opération et d'indiquer à mesure les nombreuses circonstances qui doivent nous engager à la pratiquer.

Aussi est-il nécessaire d'insister sur le mode opératoire.

La dilatation s'obtient aux dépens de plusieurs procédés. Les uns consistent à introduire des sondes rigides de plus en plus volumineuses dans la cavité cervicale, comme on le fait pour les rétrécissements de l'urèthre chez l'homme. Ou bien on emploie des instruments dilatateurs à branches divergentes (fig. 16), dont on a construit plusieurs modèles différents. Mais les résultats ainsi fournis sont la plupart du temps insuffisants. C'est pourquoi on s'adresse à la dilatation graduelle, au moyen de substances qui possèdent la propriété, en s'imbibant de liquides, d'augmenter considérablement de volume. Les corps le plus souvent employés pour cet usage sont la gentiane, la laminaria digitata et les cônes d'éponge préparée.

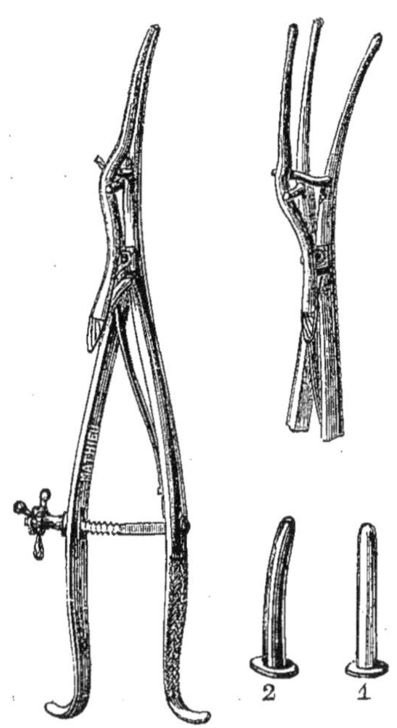

Fig. 16. — Dilatateur de Sims. — 1 et 2. Mandrins dilatateurs de Sims.

Ces derniers ont l'avantage d'amener une dilatation plus considérable que la laminaria. Mais ils ne sont pas à l'abri de tout reproche. Un de leurs plus grands défauts consiste en ce que, souvent, ceux qu'on achète chez les fabricants d'instruments ou les pharmaciens, sont composés de plusieurs morceaux. Or, cette fabrication défectueuse présente de graves inconvénients, même des dangers sérieux. Une partie du cône, après la dilatation, peut rester dans l'utérus à l'insu du médecin. On a observé des cas de mort causés par ces débris putréfiés et retrouvés à l'autopsie.

Pour éviter ce danger, on conseille en général de faire soi-même cette préparation.

Pour cela il faut choisir des éponges de bonne qualité, non blanchies, que l'on coupe en cônes de 3 à 6 centimètres de long, les uns plus petits, d'autres plus gros que le pouce. Après avoir introduit au centre de chaque morceau une tige de fil de fer, on le trempe pendant un certain temps dans une solution épaisse de gomme phéniquée [1], jusqu'à ce qu'il en soit bien imprégné. On l'entoure ensuite d'une ficelle, en commençant par la partie la plus mince et finissant par le gros bout. Il ne reste plus qu'à retirer la tige de fil de fer et à laisser sécher.

Après dessiccation, la ficelle sera enlevée et on pourra, au moyen d'un papier de verre, effacer les lignes saillantes que présente la surface.

On recouvre en outre celle-ci d'une mince couche de cire qui l'empêche d'adhérer à la muqueuse, au moment de l'extraction. Enfin on pratique vers la base, perpendiculairement au grand axe, un trou dans lequel on passe un gros fil formant un anse. Dans cet état il n'y a plus qu'à introduire la tente éponge dans le col.

On doit la laisser séjourner de dix à douze heures, pendant lesquelles elle amène quelques coliques, très-supportables en général. Elle présente un autre inconvénient, c'est la mauvaise odeur qu'elle contracte et qu'elle communique aux liquides qui s'écoulent.

---

[1] Une partie d'acide phénique pour trente de solution gommeuse.

On y obviera, en partie, au moyen de l'acide phénique qui entre dans la préparation comme nous l'avons indiqué, et en appliquant, en outre, quelques tampons d'ouate imbibés de glycérine également phéniquée. Quand on veut retirer l'éponge, il faut introduire l'index gauche dans le vagin pour aider à son extraction et faciliter sa séparation d'avec les parois de la cavité cervicale. On saisit l'anse de fil avec la main droite et on tire peu à peu et avec beaucoup de lenteur, pour éviter de léser la muqueuse.

On a construit plusieurs instruments destinés à porter jusque dans le col les corps dilatateurs.

Une bonne pince à pansement suffit très bien à remplir ce rôle. Il est quelquefois nécessaire d'immobiliser le museau de tanche à l'aide d'un tenaculum, pour faciliter la pénétration dans la cavité cervicale.

Une seule dilatation suffit dans certains cas, mais si l'on veut arriver à introduire le doigt dans l'utérus et à en explorer les différentes régions, plusieurs applications seront nécessaires. Il est bon de mettre un intervalle d'un jour ou deux entre chaque tentative et de surveiller avec soin la sensibilité de l'utérus et de ses annexes. Il vaut mieux ne pas se presser, et mettre dix ou douze jours pour obtenir une dilatation complète. L'usage du dilatateur à branches divergentes est quelquefois nécessaire pour compléter, au niveau de l'orifice interne, le résultat que l'on veut atteindre.

Si on emploie la laminaria, on n'a rien à changer au manuel opératoire que nous venons d'indiquer.

Il y a deux espèces de tiges de laminaria, les unes pleines, les autres creuses, ou tiges Greenhalgh (fig. 17). La laminaria a l'avantage de contracter moins de mauvaise odeur que l'éponge ; en outre, elle est toujours d'une seule pièce, et on n'est pas exposé avec elle, aux dangers que présentent les

cônes composés de plusieurs morceaux. La laminaria se
dilate moins que l'éponge, et souvent elle est expulsée
prématurément de la cavité cervicale. On évite
le premier des inconvénients en réunissant
en faisceau plusieurs tiges assemblées, et
le second en faisant garder le repos à la malade et en appliquant sur le col un certain
nombre de tampons d'ouate imbibée de glycérine.

On a vu quelquefois de la paramétrite ou
de la périmétrite se développer à la suite d'une
dilatation du col utérin.

Dans un travail publié récemment, Schultze[1]
attribue ces accidents à l'absence de certaines
précautions, dont il conseille de ne jamais se
départir.

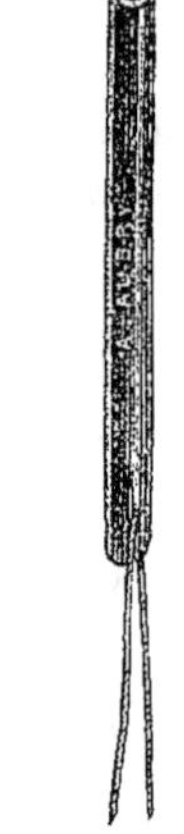

Fig. 17.
Tige de laminaria
digitata.

Après avoir nettoyé tout le fond du vagin
avec de l'ouate trempée dans une solution phéniquée à
5 pour 100, on recherche la direction du col utérin au
moyen d'une sonde flexible. Si par le cathétérisme on amène
quelques gouttes de sang, on doit attendre vingt-quatre
heures avant de faire la dilatation.

On laisse tremper la laminaria pendant une ou deux
minutes dans la solution phéniquée, ce qui permet de lui
donner une certaine courbure en rapport avec la direction
du canal cervical.

Six ou huit heures après l'introduction de la tige, le résultat est suffisant; mais il n'y a aucun inconvénient, avec les
précautions sus-indiquées, à la laisser séjourner pendant
vingt-quatre heures.

Si on veut obtenir une dilatation assez considérable pour

[1] Die Erweiterung des Uterus durch Laminaria digitata. — *Centralblatt für
Gynäkologie*, 1878, p. 150.

permettre l'introduction du doigt, il faut que les morceaux de laminaria atteignent 8 ou 10 millimètres de diamètre, ou comme nous l'avons déjà dit, en réunir plusieurs ensemble. A chaque nouvelle application les mêmes précautions sont nécessaires.

On choisit de préférence, pour tenter cette opération, la première ou la deuxième semaine après l'apparition des règles. Il vaut mieux éviter toute manœuvre de ce genre pendant la période menstruelle, ou dans la semaine à la fin de laquelle les règles doivent se montrer.

En pratiquant la dilatation avec ces précautions, qui paraîtront peut-être un peu minutieuses, les résultats sont plus favorables, et on évite ainsi un des principaux inconvénients, l'odeur contractée par le corps dilatant et par les liquides qui s'écoulent sous son influence. Quoique moindre avec la laminaria qu'avec l'éponge, cette odeur n'en est pas moins très désagréable. Dans la plupart des cas, on obtient un résultat suffisant au moyen des tiges de laminaria, dont l'emploi nous paraît préférable à celui de l'éponge.

Nous ne nous occuperons pas des speculums intra-utérins. Leur utilité est très contestable à cause de l'étroitesse du col. Ou bien il faut dilater préalablement la cavité cervicale, et dans ce cas, les renseignements fournis par le doigt ont une bien plus grande valeur, que ceux, fort incomplets, qu'on acquerrait au moyen du speculum intra-utérin. Ces instruments peuvent servir à protéger la muqueuse cervicale, quand on porte un caustique puissant tel que l'acide nitrique sur la surface interne du corps de l'utérus, comme nous l'indiquerons à propos de la métrite.

DEUXIÈME PARTIE

AFFECTIONS DE LA VULVE ET DU VAGIN

ANATOMIE NORMALE DE LA VULVE

On désigne sous le nom de vulve, non-seulement l'orifice des voies génitales de la femme, mais encore l'ensemble des organes génitaux externes. Ainsi nous faisons rentrer dans l'étude de la vulve, les grandes et les petites lèvres, l'hymen, l'orifice de l'urèthre, le clitoris, enfin les glandes vulvo-vaginales.

Des grandes lèvres.

Les *grandes lèvres* (fig. 18, b.) sont deux replis saillants qui limitent latéralement la vulve. Réunies en arrière par une commissure appelée *fourchette*, elles diminuent insensiblement d'arrière en avant, pour venir se confondre par leur extrémité antérieure avec la partie inférieure du *pénil* ou *mont de Vénus*. Les grandes lèvres ont une face externe cutanée et une face interne muqueuse. La surface externe est recouverte de poils et présente un aspect plissé, comparable à celui du scrotum de l'homme. On y a également décrit, au-dessous du tissu cellulaire sous-cutané, un véritable dartos.

C'est dans la grande lèvre que se termine le ligament

rond. On rencontre quelquefois un prolongement du péritoine qui accompagne ce ligament et peut persister chez l'adulte : c'est ce que l'on a désigné sous le nom de canal de Nuck.

La structure histologique des grandes lèvres est à peu près la même que celle de la peau. On y observe un grand nombre de glandes sébacées. L'épithélium qui les revêt est un épithélium pavimenteux stratifié, comme, du reste, l'épithélium qui revêt tous les organes génitaux externes de la femme.

On donne le nom de fosse naviculaire, à une petite dépression qui existe entre la commissure postérieure ou fourchette, et l'hymen ou ses débris les caroncules myrtiformes. La longueur de cette dépression varie selon que la femme a eu ou non des enfants.

Des petites lèvres.

En écartant les grandes lèvres, on découvre deux autres replis muqueux, les petites lèvres ou nymphes (fig. 18, c). Leur extrémité postérieure se confond avec la face interne des grandes lèvres vers le milieu de leur hauteur. En haut et en avant, elles se dédoublent pour envelopper le clitoris.

En général, les petites lèvres sont revêtues d'une muqueuse sur leurs deux faces et recouvertes par les grandes lèvres. Souvent elles dépassent ces dernières et peuvent alors perdre leur caractère de muqueuse pour prendre les apparences de la peau. C'est là un phénomène qu'on observe fréquemment pour tous les revêtements muqueux, et nous verrons plus tard, à propos du prolapsus utérin, que la paroi vaginale, dans ce cas, acquiert tellement le caractère cutané, que chez les négresses cette surface, rouge à l'état normal, devient noire quand elle est en état de prolapsus.

Dans certaines peuplades Africaines, les petites lèvres atteignent des proportions considérables. C'est ce que l'on a désigné sous le nom de tablier.

De l'hymen.

L'orifice vulvo-vaginal s'étend de la fourchette à l'orifice

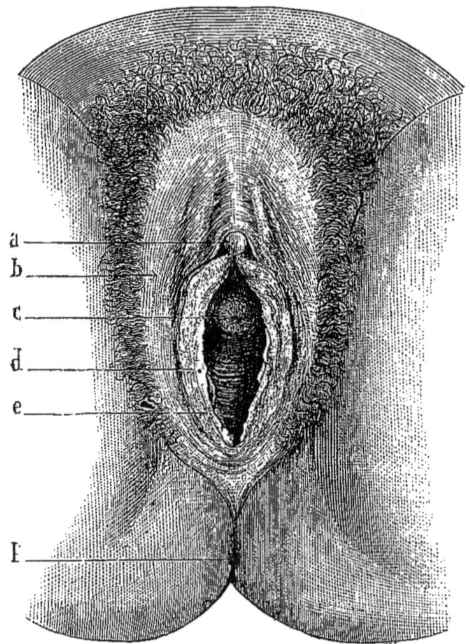

Fig. 18. — Organes génitaux externes de la femme.

a. Clitoris. — b. Grandes lèvres. — c. Méat urinaire. — d. Orifice du canal excréteur de la glande vulvo-vaginale. — e. Petites lèvres. — f. Anus.

inférieur du vestibule. Très différent selon les sujets, cet orifice est en partie fermé chez les filles vierges par une sorte de diaphragme ou *hymen*, qui établit une limite entre la vulve et le vagin.

L'hymen présente des aspects variés qui se réduisent à cinq types principaux :

1° Une disposition labiale des bords, qui forment une fente verticale faisant saillie à l'orifice du vagin.

2° Un type, que Tardieu considère comme très-fréquent, dans lequel l'hymen forme un diaphragme irrégulier, perforé à son tiers supérieur.

3° Dans la troisième forme, on observe une membrane régulière percée d'un orifice central.

4° Dans la quatrième, la membrane revêt la disposition d'un croissant à échancrure supérieure, dont les extrémités vont se perdre au dedans des petites lèvres. Ce type se rapproche beaucoup de celui de la deuxième variété, dont l'orifice serait seulement plus dilaté.

5° Enfin, dans certains cas, l'hymen ne forme qu'une simple bandelette circulaire, une sorte de repli qui double les petites lèvres à l'entrée du vagin.

Chez les petites filles, l'hymen est souvent profondément situé, à 6 ou 8 centimètres de l'orifice vulvaire; et ce n'est qu'en écartant fortement les cuisses qu'on peut le découvrir. Plus tard, il devient plus superficiel.

Quoiqu'on ait observé des grossesses avec persistance de cette membrane, en général, elle est déchirée dans les premiers rapprochements sexuels. Ce sont ses débris que l'on désigne sous le nom de *caroncules myrtiformes*.

Du méat urinaire.

Le méat urinaire (fig. 18, c) est situé sur la ligne médiane, au-dessus et en avant d'une petite saillie ou tubercule antérieur du vagin, que nous avons déjà signalé à propos de l'introduction du speculum, et qui sert également de point de repère pour pratiquer le cathétérisme de l'urèthre chez la femme, sans la découvrir; procédé qu'il est utile de connaître et que nous allons indiquer.

La malade étant couchée sur le dos, les cuisses écartées

et fléchies, le bassin un peu relevé, on introduit l'index de la main gauche dans le vagin. Ce doigt, retiré légèrement, arrive à percevoir le tubercule antérieur et sa face palmaire sert de conducteur à la sonde. Celle-ci, tenue de la main droite, sa concavité tournée en haut, est glissée jusqu'à ce que son bec arrive au contact de la muqueuse. Il suffit alors pour atteindre le méat, de porter cette extrémité un peu en avant et de pousser doucement en abaissant le pavillon. On pénètre ainsi dans la vessie en suivant la direction de l'urèthre.

Quelques auteurs conseillent de prendre le clitoris comme point de repère pour le cathétérisme. Dans ce cas, l'indicateur gauche est placé au-dessous de cet appendice, et c'est l'ongle qui sert de conducteur à la sonde. Nous préférons le premier procédé qui évite le contact du clitoris.

Du reste, la sonde guidée sur l'indicateur gauche introduit dans le vagin et pressant par sa face palmaire sur la paroi antérieure de bas en haut, ne peut pas pénétrer dans le conduit vaginal, et après quelques tâtonnements rencontre presque toujours l'orifice de l'urèthre.

Le méat se présente le plus souvent sous la forme d'une petite fente longitudinale ; d'autres fois, au contraire, il est très saillant, circulaire, béant et entre ouvert. Chez certaines femmes, il est situé si profondément qu'on a de la peine à le découvrir. On a voulu voir dans cette dernière disposition une conséquence de rapprochements sexuels trop précoces. Chez les sujets jeunes, il est placé plus haut que chez ceux plus avancés en âge ou en état de gestation. La muqueuse forme de nombreux plis longitudinaux qui font quelquefois saillie à l'orifice uréthral. On voit sur ses bords et surtout sur son bord inférieur, une petite crête médiane, qui a été souvent prise pour un polype. Le méat constitue la région la moins dilatable de l'urèthre. Aussi a-t-on conseillé de le débrider avant de dilater le canal. Cependant, sous l'influence de certaines circonstances, cette partie elle-même arrive peu à peu à un tel degré de dilatation, que le coït se pratique par cette voie au lieu de la voie vaginale.

On observe autour du méat de nombreuses glandes. Celles qui sont situées à l'intérieur du canal sont revêtues d'un épithélium cylindrique, ainsi que nous nous en sommes assurés par plusieurs examens histologiques.

Du clitoris.

Le *clitoris* (fig. 18, a) est un organe érectile, analogue à la portion érectile de la verge de l'homme. Ses deux corps caverneux partent des deux branches ischio-pubiennes, convergent l'un vers l'autre, et arrivent à se réunir pour former un seul corps terminé par une extrémité arrondie ou *gland du clitoris*. Ses dimensions sont très variables d'un sujet à l'autre, mais sa longueur moyenne est de trois centimètres environ.

L'espace triangulaire situé au-dessous de cet organe, limité latéralement par les petites lèvres et en bas par l'urèthre, porte le nom de *vestibule*.

Tous les anatomistes ont comparé, avec raison, la structure du clitoris à celle de l'organe mâle. Les artères et les veines présentent une disposition analogue dans les deux, et forment de nombreux plexus entre les mailles desquels on rencontre un grand nombre de fibres musculaires lisses. La muqueuse clitoridienne, surtout celle qui recouvre le gland, est très riche en papilles nerveuses contenant des corpuscules de Krause et de Pacini.

A la surface de la muqueuse vestibulaire, viennent s'ouvrir des glandes, groupées surtout dans le voisinage du méat urinaire.

Des glandes vulvo-vaginales.

On désigne sous le nom de *glandes vulvo-vaginales* ou *glandes de Bartholin*, deux masses glandulaires, analogues aux glandes de Méry ou de Cooper de l'homme. Situées sur les côtés du vagin, de forme ovalaire, elles présentent dans leur grand axe une longueur de 15 à 20 millimètres. Elles sont en rapport en dedans avec le bulbe du vagin, et en dehors avec le muscle constricteur.

Leur canal long de 2 centimètres environ, s'ouvre en avant de l'hymen, vers la moitié de la hauteur de l'orifice vulvaire (fig. 18, d). Ce canal est tapissé d'un épithélium cylindrique, jusqu'à son extrémité libre où l'épithélium devient pavimenteux. Le conduit principal se divise en un grand nombre de canaux secondaires dont les subdivisions aboutissent à de véritables acini, également tapissés d'éléments cylindriques plus ou moins aplatis.

La glande vulvo-vaginale est souvent assez difficile à découvrir par la dissection; cependant, surtout chez les femmes maigres, on peut quelquefois la saisir entre le pouce et l'index.

DÉVELOPPEMENT DES ORGANES GÉNITAUX EXTERNES [1]

L'étude du développement des organes génitaux externes éclaire d'un très grand jour leurs anomalies. Le nombre des cas difficiles à interpréter devient ainsi de moins en moins considérable.

C'est vers la sixième semaine de la vie embryonnaire qu'on voit apparaître les premiers vestiges des organes génitaux externes. Il se produit d'abord sur le point qui

---

[1] Les figures relatives au développement des organes génitaux externes, ainsi que celles qui concernent l'allongement hypertrophique du col de l'utérus, sont en partie empruntées à Schrœder.

sera plus tard la vulve, un épaississement des tissus, une petite éminence limitée de chaque côté par une bandelette plus épaisse formant une espèce de bourrelet.

Vers la huitième semaine, on observe à la partie inférieure de cette éminence (éminence génitale), une dépression allongée (fig. 19), devenant une véritable fente, dont la profondeur augmente de plus en plus, jusqu'à atteindre le cloaque ou point de réunion de l'intestin et de l'allantoïde.

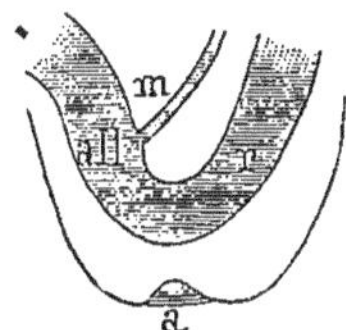

Fig. 19. — Développement des organes génitaux externes.

a. Dépression située à la partie inférieure de l'éminence génitale. — all. Allantoïde qui forme plus tard la vessie. — m. Canal de Müller qui formera l'utérus et le vagin. — r. Rectum.

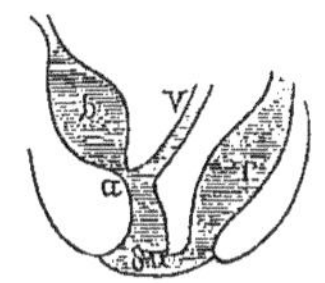

Fig. 20. — Développement des organes génitaux externes.

Formation du périnée. — a. Urèthre. — b. Vessie. — v. Vagin. — r. Rectum. — su. Sinus urogénital.

Ce conduit, ainsi formé, fait communiquer le cloaque avec l'extérieur et prend le nom de sinus urogénital.

A la partie supérieure de l'éminence génitale, on voit se développer le clitoris.

Les bords des replis de la fente génitale deviennent les petites lèvres, et, en se dédoublant à leur partie supérieure, onstituent *le capuchon* ou *prépuce* du clitoris. Les bourrelets que nous avons vus situés sur les deux côtés de l'éminence génitale prennent tous les caractères de la peau et forment les grandes lèvres.

En même temps, on voit se produire la séparation entre l'intestin et l'allantoïde; la portion la plus élevée de cette dernière cavité devenant la vessie.

Cette division se fait au moyen de la prolifération du tissu conjonctif situé entre l'intestin et les canaux de Müller (fig. 20), qui s'ouvrent à cette époque dans la paroi postérieure de l'allantoïde. Il existe là une espèce d'éperon, qui s'allonge peu à peu, et s'avance de plus en plus vers l'extérieure pour former la cloison recto-vaginale. Cette cloison isole le rectum de l'appareil urogénital, et vient par sa partie inférieure constituer le périnée.

A mesure que ce bourgeon de tissu conjonctif prolifère et descend pour se rapprocher de la surface, il entraîne dans

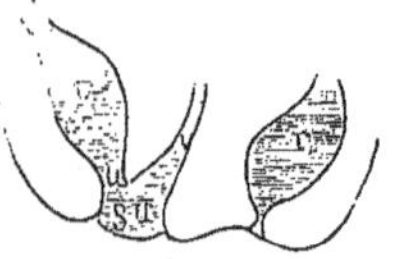

Fig. 21. — Développement des organes
génitaux externes.

su. Sinus urogénital devenant par sa partie inférieure le vestibule et donnant accès à l'urèthre
u et au vagin v. — b. Vessie. — r. Rectum.

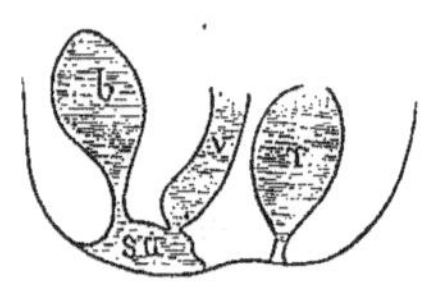

Fig. 22. — Développement complet des
organes génitaux externes.

su. Vestibule. — b. Vessie. — v. Vagin. —
r. Rectum.

sa progression la partie inférieure des canaux de Müller, qui à leur tour formeront l'utérus et le vagin après s'être réunis l'un à l'autre en un canal unique.

Le sinus urogénital se rétrécit ainsi de plus en plus (fig. 21), et constitue par sa partie supérieure une portion de l'urèthre; sa partie inférieure devenant le *vestibule*, c'est-à-dire cet espace qui donne accès à l'urèthre en avant et au vagin en arrière (fig. 22).

ANOMALIES DES ORGANES GÉNITAUX EXTERNES

Ce bref exposé du développement de l'ensemble des organes génitaux externes de la femme nous rend compte de la plupart de leurs anomalies.

Atrésie complète de la vulve et de l'anus.

Si un arrêt de développement se produit dans les premières périodes de la vie embryonnaire, alors qu'il n'existe pas encore de communication des organes internes avec l'extérieur, il y *atrésie complète de la vulve et de l'anus*.

Si la fente génitale s'est arrêtée dans son évolution, après s'être creusée incomplètement, il existe encore une atrésie complète, et l'on voit à la place de la vulve, une membrane lisse, rouge et tendue, présentant des caractères distincts de ceux de la peau environnante.

Dans ces cas, il peut y avoir au-dessus de l'oblitération deux dispositions différentes. Ou bien les trois cavités, vessie, vagin, rectum, communiquent entre elles (fig. 23). Ou

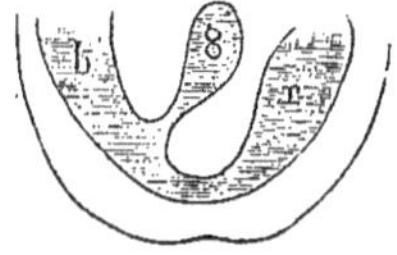

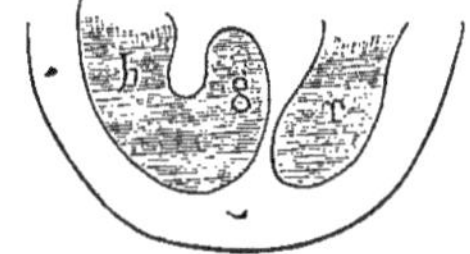

Fig. 23. — Atrésie complète de la vulve et de l'anus.

Fig. 24. — Atrésie complète de la vulve et de l'anus.

b. Vessie. — g. Canal génital. — r. Rectum. — (Les trois cavités communiquent entre elles.)

b. Vessie communiquant avec le canal génital g. — r. Rectum.

bien, la cloison recto-vaginale s'est formée et n'est séparée de l'extérieur que par la légère couche de tissus représentant les vestiges de la vulve (fig. 24). Ces diverses anomalies atteignent également d'autres organes chez le même sujet et ne sont pas compatibles avec la vie. Elles ne présentent donc que peu d'intérêt pour le praticien.

Il n'en est pas de même des vices de conformation qui nous restent à examiner, et qui peuvent quelquefois devenir embarassants, quand il s'agit, par exemple, de déterminer le sexe d'un enfant.

Persistance du cloaque.

Dans certains cas, la communication se fait largement entre les organes internes et l'extérieur, et l'arrêt de développement porte seulement sur l'éperon de tissu conjonctif destiné à former le périnée après avoir séparé l'intestin du sinus urogénital. Dans ces cas il y a absence de périnée et persistance du cloaque (fig. 25).

Dans beaucoup d'observations, on paraît avoir mal inter-

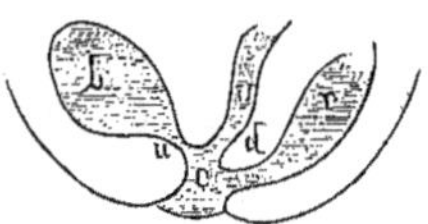

Fig. 25. — Persistance du cloaque.

d. Éperon de tissus conjonctif destiné à former le périnée, arrêté dans son développement. — c. Cloaque. — u. Urèthre. — b. Vessie- — v. Vagin, — r. Rectum.

prêté la persistance du cloaque. On a pris pour le vagin une partie du sinus urogénital, et on a cru, à tort, à une ouverture du rectum dans le vagin, quand c'était le sinus urogénital qui en était le siège.

Persistance du sinus urogénital.

Le sinus urogénital peut également persister, à l'état où on l'observe chez l'embryon. Cet arrêt de développement est intéressant à connaître, car sans cette notion il nous serait impossible d'interpréter certains cas.

On trouve en effet dans ces conditions, un canal unique,

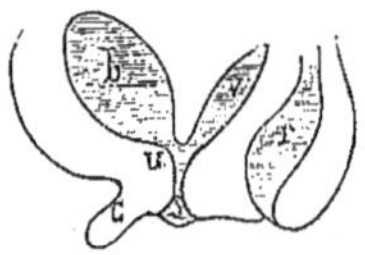

Fig. 26. — Persistance du sinus urogénital.

c. Clitoris hypertrophié. — s. Sinus urogénital. — u. Urèthre. — b. Vessie. — v. Vagin — r. Rectum.

étroit, et que l'on confondrait facilement avec l'urèthre. Ce n'est qu'après un assez long trajet que ce canal, unique dans toute sa partie inférieure, donne accès à l'urèthre et au vagin (fig. 26). Ces anomalies coïncident souvent avec une hypertrophie du clitoris, et ont été considérées, par quelques auteurs, comme un léger degré d'hypospadias chez la femme. Tandis que pour d'autres, on devrait réserver le nom d'hypospadias à une affection qui n'existerait que chez l'homme.

Absence de l'urèthre et ouvertures anormales de la vessie.

On a observé des cas où la vessie s'ouvre directement dans le vestibule, sans qu'on rencontre aucun vestige de l'urèthre. C'est ce qu'on a désigné sous le nom d'hypospadias vrai.

On a également publié des observations dans lesquelles la vessie s'ouvrait au-dessus du clitoris. Les cas de Gosselin, de Testelin, de Freund[1], présentent des particularités intéressantes à étudier, mais sur lesquelles il est impossible de s'étendre dans un manuel. Cette variété d'anomalie a été souvent appelée épispadias de la femme. La formation de ces sortes d'épispadias présente encore quelques difficultés dans son interprétation. A-t-on affaire à une fente anormale des parois, ayant pu amener une déchirure de l'allantoïde sur ce point? Ou bien la déchirure de l'allantoïde est-elle primitive et a-t-elle été cause de la communication de la cavité avec l'extérieur? Ce sont là deux hypothèses qui sont également admissibles et sur lesquelles il est bien difficile de se prononcer dans l'état actuel de la science.

Traitement. — Les opérations que l'on est forcé de pratiquer, pour remédier à ces divers vices de conformation, sont toujours compliquées et souvent dangereuses.

Quand il y a persistance du cloaque, il est bien rare de pouvoir recourir à une opération curative.

[1] Voyez Hildebrandt, *Krankheiten der aeusseren weiblichen Genitalien*, Stuttgart, 1877, p. 10.

Si le rectum s'ouvre dans le sinus urogénital, on doit chercher à le ramener à la place qu'il devait normalement occuper. Dans ce but, on fait une incision longitudinale, pour dégager la partie inférieure de l'intestin, que l'on sépare de son orifice dans le cloaque. On fixe ensuite le bout inférieur ainsi isolé, dans la situation normale de l'anus, et on oblitère par quelques points de suture, l'orifice arrondi qui s'ouvrait dans la paroi du vestibule.

Quand il existe de l'incontinence d'urine par absence d'urèthre, il sera souvent possible de remédier à l'infirmité résultant de cette disposition anatomique, par divers appareils comprimant l'un contre l'autre les bords de l'orifice vésical.

Développement rudimentaire de la vulve.

Il arrive, quoique rarement, qu'on observe une absence de la vulve, malgré l'intégrité des organes génitaux internes. Dans ces cas, il existe dans la région qui devrait être occupée par la vulve, un petit pertuis représentant l'orifice du sinus urogénital.

On a également rencontré un développement incomplet des différentes parties de l'appareil vulvaire. Tantôt ce sont les grandes ou les petites lèvres, tantôt le clitoris, le périnée, qui n'ont pas atteint leurs dimensions normales.

Enfin la vulve peut, dans certaines circonstances, conserver chez l'adulte le caractère infantile.

Hermaphrodisme.

Peut-on rencontrer chez l'homme un véritable hermaphrodisme? La réponse à cette question sera certainement négative, si on considère l'hermaphrodisme au point de vue physiologique, c'est-à-dire tel qu'on l'observe chez les animaux inférieurs. On n'a jamais vu d'être humain pouvant accomplir les fonctions génitales et se reproduire comme homme et comme femme. Les sujets anormaux qu'on désigne sous le nom d'hermaphrodites sont presque toujours inféconds.

Mais si on considère l'hermaphrodisme uniquement au point de vue anatomique, il est certain que la science possède un grand nombre d'observations qui rentrent dans cette catégorie. Ainsi on a vu exister une prostate avec un utérus, un ovaire d'un côté et un testicule de l'autre.

Les principaux types de ces anomalies peuvent se diviser en trois classes :

1° Dans une première nous rangerons les cas que l'on a désignés sous le nom d'*hermaphrodisme latéral*. Chez un même sujet, on observe d'un côté un ovaire de l'autre un testicule; ou bien une trompe, un ovaire, un utérus à gauche ou à droite, un testicule et une prostate du côté opposé.

2° Dans un second groupe, *hermaphrodisme vertical ou double*, on rencontre du même côté les organes mâles et femelles.

3° Enfin dans une troisième forme, *hermaphrodisme transverse*, les organes génitaux internes appartiennent à un sexe, tandis que les organes génitaux externes présentent les caractères du sexe opposé. Cette disposition ne doit pas nous surprendre, puisque nous savons qu'il y a une indépendance complète dans le développement des organes internes et externes.

Le cas de Catharina Hohmann, étudié dans ces dernières années en Allemagne[1], que l'on peut rapprocher de plusieurs autres observations anciennes, présente un intérêt plus considérable, en ce sens qu'on a appliqué à ce sujet

---

[1] *Archives de Virchow*, t. XLIII, p. 329 et t. XLV, p. 1.

toutes les notions actuelles de la physiologie. Cet homme-femme, car il possédait des caractères spéciaux à l'un et à l'autre sexe, était surtout un homme atteint d'hypospadias. Le liquide spermatique avait chez lui les apparences physiologiques et contenait des spermatozoïdes. Cet être anormal était sujet à un écoulement sanguin par les organes génitaux. L'apparition de cette menstruation était assez régulière et durait plusieurs jours, avec le cortège des divers phénomènes qui accompagnent les règles, douleur lombaire, gonflement des seins; ceux-ci avaient les dimensions et l'apparence des mamelles de la femme. L'absence d'autopsie n'a pas permis d'affirmer l'existence d'un ovaire.

Dans le plus grand nombre des faits de soit disant hermaphrodisme, on a affaire à une hypertrophie du clitoris, qui prend l'aspect et les dimensions de la verge. Chez la plupart de ces monstres, les grandes lèvres simulent le scrotum, et on rencontre, au-dessous du clitoris hypertrophié. une petite ouverture conduisant dans le sinus urogénital persistant, dans lequel viennent s'ouvrir l'urèthre et le vagin. Quelquefois les ovaires font hernie et pénètrent à travers le canal inguinal jusque dans les grandes lèvres. Chez ces sujets l'état des organes génitaux internes est très variable selon les cas. On peut les rencontrer, depuis les phases les plus rudimentaires, jusqu'au terme complet de leur développement. L'aspect extérieur de ces pseudo-hermaphrodites est également variable. Tantôt c'est l'apparence masculine, tantôt au contraire celle de la femme qui domine chez eux avec un développement régulier des seins.

Il est un dernier vice de conformation vulvaire que nous devons rappeler, et qui consiste en un rapprochement des petites lèvres au delà des limites normales, pouvant amener un trouble dans l'émission de l'urine. En général, les petites lèvres ainsi réunies sont faciles à séparer au moyen du bistouri guidé sur une sonde cannelée.

Enfin la commissure postérieure des grandes lèvres peut se prolonger anormalement et augmenter ainsi la saillie du périnée, vers l'orifice vulvaire.

Hypertrophies vulvaires.

De même que les différentes régions de la vulve peuvent présenter un degré plus ou moins considérable d'atrophie, on observe également une hypertrophie de ses divers points.

Depuis longtemps les voyageurs ont signalé l'augmentation de volume des petites lèvres chez certains peuples de l'Afrique, les Hottentots en particulier. Cette disposition se rencontre également dans nos climats, quoique à un degré moindre[1]. Quand les petites lèvres s'hypertrophient et dépassent les grandes, elles se pigmentent et perdent les caractères d'une muqueuse pour revêtir l'aspect de la peau, comme nous l'avons déjà vu à propos de l'anatomie de ces organes. On a avancé que cette saillie anormale des petites lèvres était un signe d'habitudes solitaires.

Le même vice a été accusé d'amener l'hypertrophie du clitoris, observée de temps en temps chez des femmes ne présentant aucune autre anomalie. Il n'est pas illogique d'admettre que l'excitation répétée d'un organe amène une exagération dans ses phénomènes de nutrition, et par conséquent dans son développement. Mais il est également certain, que chez des femmes qui avouent des habitudes de ce genre invétérées, on ne rencontre aucune exagération dans les dimensions du clitoris.

---

[1] Scanzoni cite une famille des environs de Würzbourg, dans laquelle la mère et les trois filles présentaient un développement extraordinaire des lèvres. (*Loc. cit.*, p. 474).

Souvent l'hypertrophie des petites lèvres s'accompagne d'une hypersécrétion des glandes sébacées et sudoripares de la région. On a rencontré, quelquefois, des petites lèvres surnuméraires. Dans les cas de ce genre que nous avons eu l'occasion d'observer, on avait plutôt affaire à une division anormale de ces organes.

Pour remédier à l'hypertrophie des petites lèvres, on a recours à l'opération de la nymphotomie, qui consiste, tout simplement, à exciser la portion des petites lèvres qui déborde les grandes. Cette opération, également désignée sous le nom de circoncision de la femme, est d'un usage presque général chez certaines peuplades de l'Asie et de l'Afrique.

Dans ces dernières années, un chirurgien anglais a voulu préconiser la clitoridectomie contre certains troubles nerveux, tels que l'hystérie, l'épilepsie à forme génitale. Même dans le pays où s'est produit cette opinion, on en a bien vite fait justice, et nous n'avons pas besoin d'ajouter qu'on ne doit jamais pratiquer l'excision du clitoris sain, ou même un peu hypertrophié, sous prétexte de guérir une affection nerveuse quelconque [1].

A l'occasion de la discussion qui eut lieu à ce sujet en Angleterre, on rapporta des observations de malades chez lesquelles l'hystérie semblait s'être développée sous l'influence de la masturbation, et, malgré cela, l'excision du clitoris n'avait eu aucune influence sur les accidents hystériques [2].

---

[1] Voyez à ce sujet les discussions contenues dans les journanx anglais pour les années 1866 et 1867. *Lancet, Medic. Times,* and *Gaz., Brit. medic. journ.*

[2] Tanner, *Transact. of the obstetric. Soc.,* VIII, p. 360. — Courty a également excisé le clitoris sans aucun résultat, chez une femme atteinte d'accés d'hystérie épileptiforme. — Courty, *loc. cit.,* p. 1198.

HERNIES DE LA RÉGION VULVAIRE

On divise les hernies de la région vulvaire, en hernie des grandes lèvres et hernie périnéale.

Hernie de la grande lèvre.

La hernie de la grande lèvre est divisée en antérieure et postérieure, ou labio-vaginale.

Dans la *hernie labiale antérieure*, l'intestin, ou l'épiploon, s'engagent dans le canal inguinal et descendent jusque dans la grande lèvre. Cette forme est analogue à la variété scrotale de l'homme. Mais on l'observe beaucoup plus rarement chez la femme que chez l'homme.

Dans la *hernie labiale postérieure* ou *labio-vaginale*, les organes déplacés poussent devant eux le péritoine en avant des ligaments larges, et se font un passage à travers l'aponévrose pelvienne et le muscle releveur de l'anus. La tumeur, longeant ainsi, dans une étendue plus ou moins grande, la paroi du vagin, arrive également jusque dans la grande lèvre. C'est surtout dans cette dernière espèce qu'on a observé à côté de l'intestin et de l'épiploon, l'ovaire, ou une partie de la vessie contenus dans le sac.

Symptômes et diagnostic. — La tumeur formée par une hernie présente un aspect arrondi, ou plus ou moins ovalaire. Elle est peu douloureuse à la pression, et d'une consistance molle. La peau qui la recouvre est normale. La percussion fait constater un son tympanique, si l'anse intestinale engagée est assez volumineuse. En outre la tumeur est réductible et apparaît de nouveau sous l'influence d'un effort, si l'on fait tousser la malade par exemple. Dans le cas où une portion de la vessie serait engagée dans la hernie, on verrait la partie tuméfiée augmenter de volume quelques heures après la miction.

Dans la variété labiale antérieure, on sent que la tumeur se continue dans la portion supérieure de la grande lèvre. Au contraire, dans la variété postérieure, cette même région en est indépendante.

Étiologie. — Les hernies se produisent par deux processus différents. Ou lentement et peu à peu, ou subitement sous l'influence d'un effort quelconque, tel que l'acte de soulever un fardeau, un accès de toux ou un éternument. Les accouchements nombreux, relâchant les membranes aponévrotiques, doivent être considérés comme une cause prédisposante.

Traitement. — L'étranglement est moins fréquent pour la hernie labiale que pour la hernie scrotale de l'homme dont elle est l'analogue, comme nous l'avons vu. Dans le cas d'étranglement la réductionest ordinairement facile. Pour réduire, on doit comprimer uniformément la grande lèvre, de façon à repousser la tumeur de bas en haut et d'avant en arrière vers la partie supérieure du canal, dans la direction qu'elle a suivie pour se produire. En même temps deux doigts introduits dons le vagin aident à accomplir cette manœuvre. Pour la forme labiale antérieure, les moyens de contention sont les mêmes que pour la variété scrotale de l'homme.

Pour la labiale postérieure, il faut que l'appareil appuie sur la paroi vaginale.

Hernie périnéale.

La hernie périnéale peut se produire sur un point quelconque du plancher du bassin. Dans cette espèce, du reste peu fréquente, la tumeur ne dépasse que rarement la grosseur d'un œuf de poule. La réductibilité, la consistance, l'état normal de la peau qui la recouvre, la font aisément reconnaître. Le taxis est, en général, facile à pratiquer et la hernie une fois réduite sera maintenue par un bandage en T comprimant fortement le périnée.

DE LA VULVITE

On désigne sous le nom de vulvite, l'inflammation des diverses parties que nous avons étudiées comme constituant cet ensemble auquel nous donnons le nom de vulve.

L'inflammation peut envahir toute la région, ou une de ses parties seulement.

Anatomie pathologique. — On a voulu diviser la vulvite en vulvite sébacée ou vulvite muqueuse, selon l'espèce de glande qui est atteinte. En général toutes les parties constituantes de la muqueuse participent à l'inflammation. Tantôt on observe sur la face interne des grandes lèvres, sur les petites lèvres et le clitoris, un enduit blanchâtre au-dessous duquel on trouve les tissus rouges, hyperémiés, saignant au moindre contact.

Dans d'autres cas on voit s'écouler un mucus opaque, plus ou moins purulent, dont l'origine paraît être principalement dans le voisinage des caroncules myrtiformes. La muqueuse est également rouge, gonflée, infiltrée.

On observe souvent des pustules d'acné, ou des abcès furonculeux, dont le pus peut contracter une odeur fétide. C'est, du reste, là, un caractère assez fréquent de toutes les collections purulentes qui touchent aux organes génitaux. A la suite de la vulvite, on voit se développer des végétations de diverses formes, dont nous aurons à parler plus tard à propos des néoplasmes de la vulve. Ces végétations siègent indifféremment sur les petites lèvres, les caroncules, le méat. Souvent aussi la vulvite s'accompagne d'inflammations de la glande vulvo-vaginale ou de son canal, sur lesquelles nous reviendrons dans le chapitre suivant.

L'adénite peut compliquer la vulvite la plus simple et ne doit pas être considérée comme un signe de la nature contagieuse de l'affection.

Symptômes. — La douleur éprouvée par les malades, l'aspect des organes et des produits qui s'en écoulent, caractérisent l'inflammation de la vulve.

On voit assez souvent, en particulier chez les enfants, des érosions d'aspect et de dimensions diverses, dont le nombre est également très variable. Tantôt d'un rouge vif et superficielles, ces érosions prennent, dans d'autres cas, une teinte grisâtre et entament plus ou moins le derme. Cette forme s'accompagne d'un écoulement purulent abondant, souvent d'œdème des lèvres et d'un certain degré d'adénopathie ganglionnaire. Tout ce cortège d'accidents pourrait faire croire à une lésion syphilitique, et nous insisterons sur cette importante question de diagnostic, à propos de l'histoire du chancre.

Complications. — Le *phlegmon* de la vulve n'est guère une conséquence de la vulvite. Il se montre plutôt après une blessure de la région et surtout à la suite des traumatismes amenés par l'accouchement.

La *gangrène* vulvaire s'observe principalement après l'accouchement. On a vu de véritables épidémies se produire ainsi sous l'influence de l'état puerpéral.

Quelques affections aiguës, les fièvres éruptives, le typhus, se compliquent assez souvent de gangrène de la vulve. Enfin celle-ci se développe spontanément chez les enfants, en particulier chez les enfants scrofuleux, sous une forme endémique, quelquefois épidémique. On a comparé, très-justement, ces accidents avec les faits du même ordre qui se passent du côté de la bouche, et on les a désignés sous le nom de *Noma vulvaire*. Chez les malades atteintes de diphtéric, les fausses membranes se rencontrent assez fréquemment sur la muqueuse vulvaire. L'*œdème* des grandes lèvres s'observe le plus ordinairement à la suite des chancres, cependant il peut exister comme complication d'une vulvite simple. Chez les femmes enceintes, ou après l'accouchement, l'œdème se montre avec une assez grande fréquence.

Étiologie. — Beaucoup de causes diverses amènent la vulvite. L'absence de soins hygiéniques et de propreté suffit dans bien des cas. Il en est de même de l'écoulement de liquides altérés, de l'urine, du pus, dans les cas de fistules vésico ou rectovaginales. La masturbation, les traumatismes résultant d'excès de coït ou de tentatives répétées et incomplètes, sont également des causes de vulvite, Les éruptions des régions voisines, l'erythème de la face interne des cuisses, l'intertrigo, peuvent souvent se propager jusqu'à la vulve. C'est principalement chez les femmes chargées d'embonpoint que ces accidents s'observent ; en particulier, à la suite de quelque fatigue, d'une marche exagérée surtout.

Les femmes enceintes et les enfants en sont assez fréquemment atteints. Chez ces derniers, la présence des oxyures peut être le point de départ de la maladie.

Le plus souvent l'inflammation est spécifique et consécutive à une infection blennorrhagique. Dans ce cas, elle est rarement limitée à l'orifice vulvaire, et se propage vers le vagin et l'urèthre. Un certain degré de vulvite accompagne également les lésions chancreuses ; mais, dans ces conditions, elle ne s'étend pas à toute la muqueuse et se limite à une région seulement.

Traitement. — Dans presque tous les cas de vulvite simple, le repos, des bains, quelques lotions émollientes, constituent tout le traitement. Après la disparition des accidents les plus aigus, on pourrait avoir recours à des liquides rendus légèrement astringents, par l'addition d'une

petite quantité d'alun ou de tannin. Des onctions avec le glycérolé d'amidon, suivies d'application de poudre d'amidon,
amèneront une sédation assez prompte des phénomènes inflammatoires. Dans la vulvite blennorrhagique, les pansements avec des poudres inertes, le sous-nitrate de bismuth,
l'oxyde de zinc, nous rendent journellement des services.
On doit y ajouter des lotions fréquentes avec le coaltar, ou
une préparation phéniquée. Si l'affection dure depuis un
certain temps, on aura recours au badigeonnage avec une
solution de nitrate d'argent faible [1].

Dans les cas de gangrène, les pansements, souvent
renouvelés, se feront au moyen de poudres de quinquina,
ou d'un mélange de poudre d'écorce de chêne et d'acide
phénique. La poudre d'iodoforme est aussi un excellent
topique. On a conseillé, dans les gangrènes spontanées de
la vulve chez les enfants (noma de la vulve), de cautériser
les surfaces malades et un peu au delà, avec des acides forts
tels que l'acide chlorhydrique.

L'œdème disparaît ordinairement avec les autres manifestations de la vulvite.

Pour l'œdème des femmes enceintes, on doit d'abord
s'assurer de l'état des urines, pour savoir si elles ne contiennent pas d'albumine. S'il est dû à la compression
exercée sur les vaisseaux par l'utérus gravide, la position
horizontale amènera à elle seule une amélioration. On a
pratiqué avec succès, dans ces cas, des mouchetures des
grandes lèvres avec une lancette ou une aiguille. C'est là
un moyen qui présente certains avantages. Il ne faut pas
cependant y avoir recours à des périodes trop rapprochées
l'une de l'autre, dans la crainte que les piqûres ne deviennent le point de départ d'un érysipèle.

---

[1]   Eau distillée . . . .   30 grammes.
        Nitrate d'argent. . . . .   5 centigr.

AFFECTIONS DES GLANDES VULVO-VAGINALES [1]

Nous avons vu [2] qu'il existe de chaque côté du vagin, une glande de la grosseur d'une petite amande environ, dont le conduit excréteur, long de 2 centimètres, vient s'ouvrir en avant de l'hymen, vers la moitié de la hauteur de l'orifice vulvaire.

On observe des kystes siégeant dans le canal excréteur, ou une inflammation de ce canal. Dans d'autres cas, le kyste ou l'inflammation se localisent dans la glande elle-même. Enfin il peut y avoir une simple exagération de sécrétion des acini glandulaires. Nous allons rapidement passer en revue ces différentes affections.

Kystes par rétention du canal excréteur.

L'oblitération de l'orifice du canal excréteur se produit sous des influences variées. Le liquide sécrété peut s'accumuler, se dessécher, donner lieu à un véritable corps étranger. Le gonflement de la muqueuse vers le point où débouche le canal, la présence d'une végétation qui obstrue son orifice, sont également un obstacle à l'expulsion du liquide. On voit alors se former une tumeur atteignant les dimensions d'une noisette ou d'une noix et déprimant l'entrée du vagin (fig. 27). Cette tumeur est généralement indolente. Ce n'est qu'à la suite de rapprochements sexuels, ou d'une marche prolongée, que les malades accusent de la souffrance. Il n'y a ni rougeur, ni chaleur de la région ; et si l'on presse sur la partie tuméfiée, on voit souvent sourdre, par l'orifice du canal, un liquide clair et transparent, pro-

---

[1] Nous avons cru préférable de grouper ces affections dans un chapitre distinct, quoiqu'elles touchent de bien près aux tumeurs vulvaires.

[2] Page 31.

duit normal de la glande. Avant que la tumeur soit visible
on peut déjà constater par le toucher une petite tuméfac-

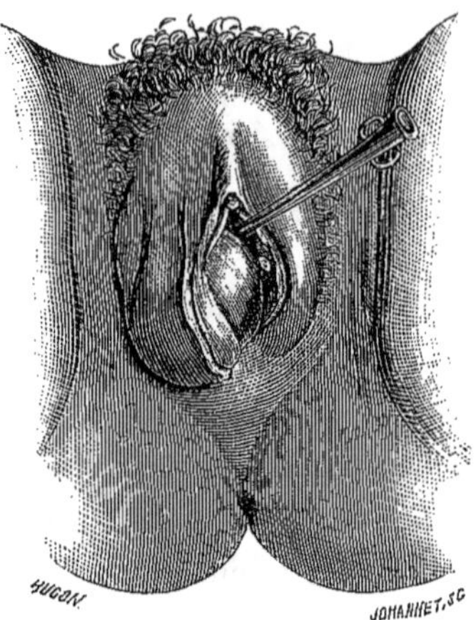

Fig. 27.— Kyste du canal excréteur de la glande vulvo-vaginale remontant jusqu'au-dessus
du niveau du méat urinaire dans lequel est introduite une sonde (d'après Huguier).

tion globuleuse située en arrière de la grande lèvre, entre
l'entrée du vagin et la branche ascendante de l'ischion.

Abcès du canal excréteur.

Dans bien des cas, ces kystes par rétention arrivent à s'enflammer, et nous avons alors affaire à un abcès du canal
excréteur. Souvent aussi, l'inflammation du canal est consécutive à une vulvite spécifique, et la blennorrhagie se
localise et se perpétue dans ce point. C'est ainsi que des
femmes, qui ne présentent plus de vaginite ni d'urèthrite,
peuvent encore transmettre un écoulement amené par ce
reste de la maladie. Il faut être bien prévenu de ces
faits, pour se rendre compte de ces blennorrhagies con-
tractées dans des rapports avec des femmes en apparence
saines.

La tumeur formée par les abcès du canal présente les

mêmes caractères que nous avons signalés pour les productions kystiques. Seulement dans le cas d'inflammation, les téguments environnants sont rouges, chauds, douloureux, caractères inverses de ceux que l'on observe pour le kyste. Enfin le liquide qui s'écoule est du pus dans un cas, un liquide clair et limpide dans l'autre. C'est dans cette variété que les recidives sont le plus fréquentes.

Kystes de la glande.

La glande elle-même peut être le siège de kystes par rétention. Ceux-ci sont tantôt uniques à une seule loge, tantôt multiples.

Abcès de la glande.

On voit pour la glande comme pour son canal excréteur,

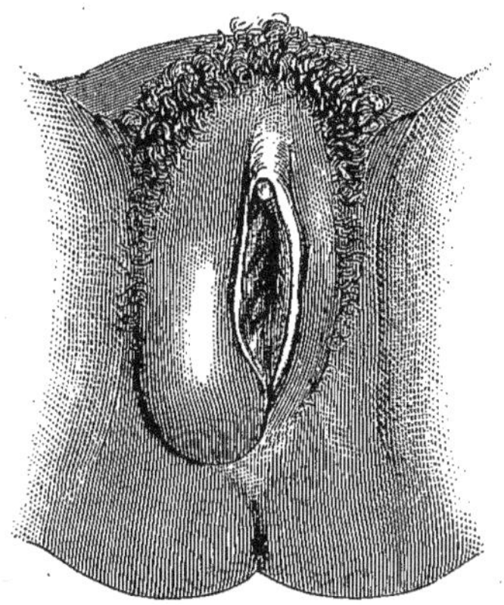

Fig. 28. — Abcès de la glande vulvo-vaginale (d'après Huguier).

les kystes par rétention donner lieu à une inflammation et à la formation d'un abcès (fig. 28).

Celle-ci peut également se propager du canal jusqu'à la glande.

Enfin l'inflammation glandulaire peut être primitive, sans

avoir été précédée ni d'un kyste ni d'une lésion du canal excréteur.

Elle donne lieu à des symptômes plus graves que lorsqu'elle n'intéresse que le canal. Les douleurs ischiatiques ou pubiennes, s'irradient du côté de la région périnéale ou dans la direction du rectum. Les moindres mouvements exaspèrent ces souffrances, qui s'accompagnent presque toujours de fièvre. Peu à peu l'inflammation gagne le tissu périglandulaire et finit par se faire jour du côté de la face muqueuse de la grande lèvre. Le pus contenu dans l'abcès contracte souvent une odeur fétide. Ces abcès, d'origine glandulaire, s'ouvrent quelquefois sur divers points plus ou moins rapprochés, et on peut alors rencontrer des pertuis multiples, communiquant les uns avec les autres par des trajets fistuleux. La cicatrice présente, dans certains cas, une disposition en entonnoir qui pourrait donner le change et faire croire à une lésion vénérienne.

Diagnostic. — On ne peut guère confondre un abcès de la glande vulvo-vaginale avec un abcès stercoral. La tumeur formée par ce dernier est diffuse, mal limitée, le pus est refoulé par la pression. Au contraire la tumeur résultant de la glande abcédée est limitée, non réductible, et présente une forme particulière.

Un abcès ossifluent sera généralement réductible. En outre, la quantité et la nature du pus qu'il contient sont différentes de celles que présente le contenu d'un abcès glandulaire.

On pourrait confondre un abcès de la grande lèvre avec l'affection dont nous nous occupons. Mais le premier envahit toute l'étendue de la lèvre, tandis que l'autre est limité à sa moitié postérieure et se porte vers l'orifice du vagin.

Les furoncles, par leur situation dans la peau ou le tissu cellulaire, ne seront pas confondus avec les lésions de la glande ou de son canal.

Si l'abcès ou le kyste sont situés dans le canal, la tumeur s'étend vers l'extrémité de la petite lèvre, qui présente elle-même une forme particulière. Si c'est la glande qui est atteinte, la tumeur est plus rapprochée de la branche de l'ischion, plus loin par conséquent de l'orifice du vagin.

Traitement. — Dans les kystes par rétention du conduit excréteur, il suffit souvent d'une légère pression pour déterminer la sortie du liquide et l'affaissement de la partie tuméfiée. On a conseillé, dans ces cas, le cathétérisme du canal. Mais cette manœuvre expose à transformer en abcès, ce qui n'était qu'un kyste.

Dans les formations kystiques de la glande, il vaut mieux exciser un lambeau de la tumeur et, après l'avoir vidée, badigeonner sa surface interne avec une solution de teinture d'iode ou de nitrate d'argent. Chez certaines malades, on voit le kyste se reproduire malgré ces moyens[1]. Dans ce cas, on peut recourir à l'extirpation de l'organe glandulaire. Pour cela, on fait une incision dans le pli qui sépare la grande de la petite lèvre, et on va à la recherche de la glande. Les deux écueils à éviter dans cette opération, sont, d'un côté la lésion du bulbe du vagin, de l'autre la blessure de l'artère transverse du périnée.

Les abcès du canal excréteur guériront presque toujours sous l'influence du repos et des cataplasmes, si le pus s'écoule par le canal.

Pour les abcès de la glande, on devra inciser avec le bistouri dès qu'on percevra nettement la fluctuation. C'est vers la face interne de la grande lèvre, ou la partie infé-

---

[1] On a préconisé les injections de chlorure de zinc comme mode de traitement des kystes de la glande vulvo-vaginale. On injecte dans la cavité kystique quatre à cinq gouttes de la solution suivante :

Eau distillée.	5 grammes.
Chlorure de zinc	10 centigr.

rieure de la petite lèvre, que devra porter l'incision. Celle-ci devra être assez large, et la plaie pansée ensuite avec des tampons phéniqués.

Hypersécrétion de la glande.

La sécrétion de la glande vulvo-vaginale est peu abondante à l'état normal. C'est surtout sous l'influence des rapprochements sexuels qu'elle se produit en assez grande quantité. On la voit également augmenter au moment de la période menstruelle, et chez certaines femmes elle constitue les pollutions nocturnes.

Celles-ci peuvent prendre un caractère de fréquence tel, que les malades en éprouvent un sentiment de fatigue et un affaiblissement considérable. Quelquefois même, la sensation voluptueuse qui accompagne la pollution est suivie d'une douleur assez vive due, très probablement, à un spasme du muscle constricteur du vagin.

Le séjour peu prolongé au lit, l'administration du bromure de potassium ou du camphre, amèneront ordinairement la diminution de cette hypersécrétion momentanée des glandes de Bartholin.

PRURIT VULVAIRE

On désigne sous le nom de prurit vulvaire, une hyperesthésie de cette région se manifestant par des démangeaisons violentes, ou des sensations de cuisson, de brûlure vers les parties génitales. Quel que soit le genre de douleur accusé par les malades, ces troubles de la sensibilité amènent un désir immodéré de se livrer à des frottements rudes, de se gratter violemment. Pour certaines femmes, ce besoin est tellement impérieux, qu'aucune énergie, aucune force de volonté ne peut les en empêcher.

Anatomie pathologique. — On observe souvent dans le prurit vulvaire un état érythémateux des parties génitales. D'autres fois ce sont des éruptions papuleuses ou vésiculeuses. La peau est rugueuse, les papilles sont hypertrophiées. Aussi certains auteurs ont-ils considéré la couche papillaire comme étant le siège des lésions (Klebs).

On a également cherché à l'expliquer par une dilatation des vaisseaux lymphatiques contenus dans les papilles. Ces vaisseaux dilatés comprimeraient les terminaisons nerveuses, d'où excitation de certains nerfs sensitifs et sensations prurigineuses.

Chez ces malades, la vulve est rouge, tuméfiée ; la face interne des grandes lèvres parsemée de taches rouges. Les follicules de la région font une saillie à la surface, ce qui lui donne un aspect chagriné. Très-souvent ces lésions s'accompagnent d'intertrigo humide, avec sécrétion visqueuse.

D'autres fois, enfin, les altérations anatomiques manquent complètement ou échappent à nos moyens d'investigation. Car, chez des femmes affectées du prurit vulvaire le mieux caractérisé, on n'observe ni tuméfaction, ni sécrétion anormale, ni changement de coloration des téguments.

Les lésions que nous venons de décrire, rougeur, érosions, excoriations, peuvent être primitives ou consécutives : c'est-à-dire avoir été la cause du prurit, ou, au contraire avoir été amenées par les frottements répétés, les grattements continuels, auxquels se livrent les malades.

Enfin quand ces modifications sensitives sont liées à une affection de voisinage, urèthre, vessie, utérus, vagin, on constate des altérations variées de ces divers organes.

Symptômes. — L'intensité des sensations prurigineuses diffère, non-seulement d'un sujet à l'autre, mais encore d'un moment à l'autre. Tantôt presque continu et présentant des exacerbations, tantôt ne revenant qu'à certaines heures, le prurit revêt même quelquefois une forme intermittente, c'est-à-dire qu'il ne se produit que tous les deux ou trois jours. Beaucoup de femmes ne sont atteintes qu'aux époques menstruelles, et souvent ce phénomène n'acquiert pas des proportions suffisantes, pour qu'on demande les conseils du médecin.

Le prurit peut se limiter à la vulve, ou se propager au vagin et jusqu'au col de l'utérus. Les frottements répétés dans la région vulvaire sont une cause de masturbation, surtout chez les jeunes sujets. Le sommeil est souvent empêché par ces démangeaisons qui peuvent devenir atroces. Il résulte quelquefois de ces excitations diverses et exagérées du système nerveux, des troubles de la santé générale, des phénomènes hystériformes, une disposition à l'hypocondrie ou à la mélancolie.

Les souffrances des malades sont exaspérées par diverses causes. Parmi les principales, nous pouvons citer le séjour au lit, la chaleur, une marche prolongée. Les rapprochements sexuels ont une action très-variable. Amenant un soulagement aux souffrances de certaines malades, il les exaspèrent chez d'autres.

Étiologie. — Le prurit vulvaire est très-souvent symptomatique d'une maladie de la vulve, du vagin ou de l'utérus. Les affections de la vessie, les végétations ou les polypes de l'urèthre, le déterminent également.

On le rencontre aussi chez les diabétiques, lié au développement des champignons qui se trouvent au voisinage de l'urèthre et plus particulièrement autour et derrière le prépuce du clitoris et entre les lèvres. Ce prurit intense a pu faire reconnaître un diabète ignoré jusqu'alors.

Enfin la grossesse entre pour une grande part dans l'étiologie de ces manifestations prurigineuses.

Dans certains cas, elles existent sans aucune lésion des organes voisins et constituent à elles seules toute la maladie. C'est principalement chez les femmes arrivées à l'époque de la ménopause, que se manifestent ces formes protopathiques. On a fait jouer un rôle considérable à la diathèse arthritique, dans la production de ces accidents[1].

Les parasites des organes génitaux donnent également lieu à des démangeaisons. C'est ainsi que, chez les enfants, la présence des oxyures qui passent de l'anus à l'ouverture vulvaire amène un véritable prurit. Il n'est pas difficile, dans ces cas, de constater l'existence des parasites.

Pronostic. — Quoique ne présentant pas de gravité par elle-même, cette affection est souvent appelée à attirer sérieusement l'attention du médecin par les souffraces qu'elle cause aux malades. En outre, comme nous l'avons vu, elle peut, surtout chez les enfants, conduire à des habitudes de masturbation, et produire, à la longue, des troubles du système nerveux compromettant l'état de la santé générale.

Le pronostic du prurit vulvaire dépend beaucoup de sa cause. S'il est consécutif à une affection de la vulve, il guérit avec plus de facilité que s'il est lié à une métrite chronique, cette dernière variété serait, d'après Gallard, une des formes les plus rebelles[2].

Traitement. — On a préconisé de nombreux traitements contre le prurit vulvaire. Si les démangaisons sont symptomatiques d'une des maladies que nous avons passées en revue à propos de l'étiologie, il ne faut pas se contenter de traiter la lésion locale, on doit s'adresser en outre à l'organe voisin, première cause des accidents.

Tandis que pour certains auteurs cette affection serait

[1] Guéneau de Mussy, *Clinique médicale*, t. II, p. 316.
Gallard, *Leçons cliniques sur les maladies des femmes*, 1873, p. 436.

rebelle et très tenace, pour d'autres, au contraire, le succès serait presque assuré dans la majorité des cas, avec un traitement bien dirigé. On obtiendra de bons résultats des badigeonnages avec divers liniments ou solutions dont on pourra varier les formules [1].

Quel que soit le médicament qu'on ajoute à l'eau destinée aux lotions, on doit surtout recommander de les faire avec le liquide aussi chaud que la malade pourra le supporter.

Dans certains cas rebelles, on aura recours à une cure par des eaux minérales faiblement minéralisées, telles que Saint-Sauveur, les Eaux chaudes, quelques sources de Cau-

---

[1]

LINIMENT.

Chloroforme.	5 grammes.
Huile d'amandes douces.	20 —
Huile de cade (vraie).	20 —
Laudanum.	1 —
Agitez.	

MIXTURE.

Extrait d'opium.	
Extrait de belladone	ãã 0,20 centigr.
Dissoudre dans la plus petite quantité d'eau possible.	
Bromure de potassium.	2 grammes.
Glycérine (pure)	50 —

SOLUTIONS.

Bichlorure d'hydrargyre.	0,30 centigr.
Eau distillée ou filtrée.	300 grammes.
Alun.	20 —
Glycérine (pure).	100 —

Acide phénique cristallisé	1 gramme.
Acide thymique.	2 —
Alcool.	10 —
Eau.	200 grammes.

Chlorhydrate de morphine.	0,50 centigr.
Borate de soude.	10 grammes.
Eau chloroformisée (saturée).	300 —

On peut aussi employer le nitrate d'argent, soit en passant légèrement le crayon sur les parties atteintes, soit en se servant d'une solution au 10me appliquée au moyen d'un pinceau.

terets ; ou bien Amélie, Aix, Saint-Gervaix, Schinznach. Pour les malades qu'on ne pourrait pas envoyer aux eaux, les bains artificiels alcalins sulfureux seront appelés à nous rendre des services[1].

Dans les cas de prurit causé chez les enfants par les oxyures vermiculaires, il suffira d'introduire le soir pendant deux ou trois jours une mèche enduite d'onguent mercuriel de glycérine phéniquée, ou d'administrer des lavements frais avec une infusion de tanaisie.

DE LA COCCYGODYNIE

On désigne sous le nom de *coccygodynie* une affection de la région coccygienne, sur laquelle Simpson a tout particulièrement appelé l'attention.

Anatomie pathologique. — On a évidemment décrit sous ce même titre des affections de nature variable. C'est ainsi qu'on a trouvé des lésions du périoste ou de l'articulation sacrococcygienne, une mobilité anormale, une longueur exagérée du coccyx[2].

Symptômes. — Cette affection est caractérisée par une douleur limitée au coccyx, ou du moins ayant son maximum sur ce point et s'irradiant de là plus ou moins loin. Le toucher rectal permettra de mieux apprécier le siège de cette douleur. Très-variable d'une malade à l'autre, elle acquiert, chez certaines femmes, une telle intensité, qu'on l'a comparée à une névralgie dentaire. La pression sur le coccyx, les mouvements exécutés pour se lever ou pour s'asseoir, la marche, les efforts de défécation, l'exaspèrent.

---

[1] 150 grammes de sous-carbonate de soude et 15 grammes de polysulfure de sodium pour chaque bain.

[2] D'après Luschka, la glandule coccygienne pourrait être le siège de la coccygodynie (*Archiv de Virchow*, 1860).

On a cité des cas où les rapprochements sexuels avaient été rendus impossibles

On voit ces accidents persister pendant des années avec des alternatives d'amélioration ou d'exacerbation, et présenter quelquefois une grande résistance à tous les traitements.

Étiologie. — C'est surtout après l'accouchement qu'on a observé des cas de coccygodynie, principalement après les accouchements laborieux ayant nécessité des manœuvres, des applications de forceps. Cette affection se rencontre également en l'absence de tout traumatisme, chez des femmes vierges[1] et chez des enfants[2]. On a aussi invoqué l'action du froid, l'abus de l'équitation (Scanzoni).

Ces manifestations douloureuses peuvent être causées par des hémorrhoïdes, ou par une névralgie réflexe dépendant d'une affection utérine.

Traitement. — On a essayé inutilement, contre la coccygodynie, les émissions sanguines et les vésicatoires. Les injections de morphine ont été employées avec des résultats plus favorables.

Dans certains cas où tous les traitements avaient été inutiles, on en est arrivé à pratiquer avec succès la section sous-cutanée des muscles qui s'insèrent sur le coccyx. On a également publié des observations, dans lesquelles la guérison n'a été obtenue que par l'extirpation de l'os lui-même.

ÉRYSIPÈLE DE LA VULVE

L'érysipèle de la vulve ne présente pas de caractères parculiers à cette région. Il dépasse quelquefois la vulve et s'étend jusqu'au fond du vagin.

[1] Courty, *loc. cit.*, p. 1182.

[2] Beigel, *die Krankheiten der weiblichen Geschlechtes*, Stuttgart, 1875, t. II, p. 684.

La présence de liquides irritants, principalement dans les cas de fistules vésico ou recto-vaginales, peut amener le développemeet d'un érysipèle. Cette affection se montre assez fréquemment chez les enfants, surtout s'il sont scrofuleux, mal nourris et dans de mauvaises conditions d'hygiène. Chez le nouveau-né, c'est tantôt la vulve, tantôt la plaie du cordon ombilical, qui en est le point de départ. Cet érysipèle des nouveau-nés présente une gravité exceptionnelle et se termine le plus souvent par une péritonite rapidement mortelle.

Chez les femmes pubères, on observe quelquefois au moment des règles, des poussées érysipélateuses qui disparaissent avec elles, pour se montrer de nouveau à la période menstruelle suivante.

Traitement. — Le traitement de l'érysipèle de la vulve sera le plus souvent expectant, comme celui de cette même affection se developpant dans d'autres régions. On se bornera à des applications locales[1], dans le but de calmer les douleurs.

Chez les sujets débilités, scrofuleux, le quinquina, l'huile de foie de morue trouvent leurs indications.

---

[1] Enduire de glycérolé d'amidon les parties malades, saupoudrer ensuite avec la poudre composée suivante :

Oxyde de zinc.
Quinquina pulvérisé. } ãã P. E.
Amidon.

ou badigeonner fréquemment à l'aide d'un pinceau avec

Camphre. . . . . 50 grammes.
Éther. . . . . 60 —

ou bien,

Essence de térébenthine. . . . . 20 grammes.
Huile d'amandes douces. . . . . 20 —
Éther. . . . . 60 —

ECZÉMA DE LA VULVE

L'eczéma de la vulve présente les diverses formes de cette affection, telle qu'on l'observe sur les autres points de l'économie. On peut le diviser en aigu et chronique.

Eczéma aigu.

La forme aiguë est remarquable par son début brusque et par la marche rapide qu'elle affecte. La première manifestation consiste en un sentiment de brûlure, bientôt suivie d'une tuméfaction et d'une coloration rouge des parties atteintes.

Sur ce fond d'un rouge sombre, se développent de nombreuses petites vésicules à contenu transparent.

L'existence de ces vésicules n'est pas toujours facile à constater. Il faut pour cela les regarder obliquement et au moyen d'un éclairage latéral. Ces poussées d'eczéma aigu s'accompagnent presque toujours d'un léger état fébrile et de quelques troubles gastriques, dans les premiers jours. C'est ordinairement par les grandes lèvres considérablement œdématiées, que débute l'eczéma vulvaire. Du troisième au cinquième jour, la douleur, la rougeur, le gonflement des parties atteintes commencent à diminuer. Le liquide sécrété forme des croûtes sur leur surface cutanée. C'est alors que les malades sont tourmentées de démangeaisons, quelquefois insupportables. Cette forme dure ordinairement de huit à quatorze jours. Si la guérison se fait plus longtemps attendre, c'est qu'alors l'eczéma tend à passer à l'état chronique.

Diagnostic. — Le *diagnostic* n'offre ordinairement aucune difficulté. La présence de nombreuses vésicules transparentes, reposant sur des tissus rouges et enflammés, ne peut laisser aucun doute sur la nature de l'affection.

Pronostic. — Le *pronostic* est bénin et n'acquiert une certaine gravité que dans les cas de passage à l'état chronique.

Étiologie. — L'eczéma des organes génitaux, assez fréquent chez l'homme, est au contraire peu commun chez la femme.

C'est surtout sous l'influence de la grossesse qu'on le voit se développer.

Traitement. — Le traitement consitera, tout simplement, dans l'application de cataplasmes de fécule. On pourra, en outre, saupoudrer les parties malades avec de la poudre d'amidon ou d'oxyde de zinc.

Eczéma chronique.

C'est la forme d'eczéma chronique désignée sous le nom d'*eczéma rubrum*, que l'on observe le plus souvent sur les organes génitaux de la femme (Hébra). Comme pour l'eczéma aigu, ce sont, en général, les grandes lèvres qui sont primitivement atteintes. De là l'éruption s'étend souvent du côté du pubis, des plis génito-cruraux et de la face interne des cuisses.

L'envahissement de la muqueuse n'a lieu qu'à la longue, et ce n'est que dans des cas anciens et mal traités, qu'on voit l'éruption se continuer jusque sur les parois du vagin. Il se produit alors une suppuration abondante et un œdème douloureux des petites lèvres, qui pourraient donner lieu à une erreur d'interprétation et faire croire à une affection blennorhagique.

Dans des cas légers, on peut confondre l'eczéma avec le prurit vulvaire, simple, ou compliquant une affection de l'utérus ou de ses annexes.

On voit souvent coéxister avec l'eczéma vulvaire chronique, les mêmes altérations du côté du périnée et de l'anus. Il se forme alors dans la région périnéale des fissures profondes, comparables à celles qu'on observe dans l'eczéma des mains. Par ces fissures s'écoule un suintement constant, et les malades sont tourmentés par des douleurs et des démangeaisons.

Traitement. — Le traitement de l'eczéma chronique doit débuter par l'application de topiques émollients (cataplasmes de fécule), pour faire tomber les croûtes. Après cela, et dans les cas anciens surtout, on se trouvera bien de l'emploi de l'huile de cade associée à parties égales d'huile d'amandes douces. On a conseillé aussi l'usage des fomentations avec une solution de potasse caustique à 1/300 (Hildebrandt). Les fomentations seront continuées d'une demi-heure à une heure.

HERPÈS DE LA VULVE

L'herpès est caractérisé par de petites vésicules à contenu transparent, réunies et disposées en groupes. Ces amas de vésicules sont tantôt uniques, tantôt multiples.

Il existe une forme d'herpès, assez rare, il est vrai, mais très réelle, dont nous jugerons toute l'importance quand nous aurons à nous occuper du diagnostic du chancre. Cet herpès solitaire (Fournier) n'est constitué que par une érosion unique, présentant quelquefois une étendue assez considérable.

Symptômes et marche. — Les vésicules de l'herpès se produisent subitement, tantôt sans aucun prodrome, tantôt et le plus souvent précédées d'une sensation de chaleur, de brûlure. Leur durée ne se prolonge pas au delà de quelques jours.

Si elles n'ont pas été déchirées, elles se dessèchent, forment une croûte mince qui tombe bientôt, en laissant au-dessous la peau saine ou légèrement rouge. Si les malades se grattent, on observe alors une surface excoriée, à couleur blanc grisâtre, revêtant l'aspect d'une véritable ulcération, souvent difficile à distinguer d'un accident spécifique. Nous exposerons avec plus d'avantages les caractères qui permettent de différencier les deux lésions, quand nous aurons fait l'histoire du chancre.

L'herpès est une affection à marche généralement rapide, qui évolue en peu de jours. Il faut cependant être prévenu que, dans certains cas exceptionnels, il met plusieurs semaines à accomplir son évolution.

Cette affection a un grande tendance à la récidive, et souvent on la voit reparaître cinq ou six fois par an. Certaines femmes en sont atteintes à chaque période menstruelle.

Traitement. — Le traitement de l'herpès est absolument expectant. L'emploi des différentes pommades, des divers topiques, ne fait que retarder, dans la plupart des cas, la disparition de l'éruption. Quelques bains, quelques lotions pourront être utiles pour calmer le sentiment de chaleur qui existe chez beaucoup de malades.

De tous les moyens employés pour empêcher la réapparition de l'herpès, les bains sulfureux paraissent être celui qui a donné le plus de succès.

LUPUS OU ESTHIOMÈNE DE LA VULVE[1]

On a donné le nom de lupus ou d'esthiomène de la vulve (Huguier) à une affection à manifestations variables, se pro-

---

[1] Esthiomène de εσθιειν manger, ronger.

duisant sous forme d'ulcérations ou d'hypertrophie de certains points de la région vulvo-anale.

Anatomie pathologique. — L'aspect à l'œil nu des parties atteintes d'esthiomène diffère selon la variété qu'on observe. Tantôt on voit des ulcérations s'étendant en surface, tantôt, au contraire, gagnant en profondeur, et entourées de tissus indurés, épaissis, souvent très augmentés de volume. Les tumeurs ainsi formées sont en général irrégulières, mamelonnées, colorées en rouge violacé.

Au point de vue histologique, des lésions de nature variable paraissent pouvoir donner lieu à des apparences cliniques à peu près identiques, et il est bien probable, d'après les recherches les plus récentes, qu'on a confondu sous le nom d'esthiomène des affections très différentes. Dans certains cas il y a des altérations comparables à celles qu'on a signalées dans l'éléphantiasis (Renaut) : infiltration du tissu conjonctif par des éléments embryonnaires, dilatation des vaisseaux lymphatiques[1]. On a également décrit, comme lésions du lupus, une infiltration des tissus par des amas de globules blancs (Volkmann, Debove)[2].

Dans d'autres cas, l'examen microscopique a permis de constater l'existence d'un épithéliome tubulé, chez des malades qui avaient présenté pendant leur vie les symptômes de l'esthiomène[3]. Comme on le voit, bien des points restent encore obscurs dans l'anatomie pathologique de cette affection.

Symptômes, marche. — On peut diviser l'esthiomène, au point de vue clinique, en deux espèces principales : 1° la forme ulcéreuse, et 2° la forme hypertrophique.

---

[1] Voyez à ce sujet un examen histologique, fait par Cornil, de pièces provenant d'une malade de Bernutz (*Archives de tocologie*, t. I, p. 412).

[2] *Société anatomique*, 1874, p. 237.

[3] Cornil, *Société anatomique*, 1874, p. 231.

1° *Forme ulcéreuse.* — La forme ulcéreuse présente elle-même plusieurs variétés.

Dans une première variété (esthyomène érythémateux), l'ulcération a une tendance à s'étendre en surface. Les tissus sont colorés en rouge sombre, comme dans le lupus de la face. C'est surtout dans les parties de la région vulvo-anale recouvertes de peau que cette variété se rencontre, contrairement à d'autres, comme nous le verrons plus loin. Souvent il se produit à la surface des parties envahies, des saillies mamelonnées, plus ou moins arrondies, ayant la même coloration que les tissus sur lesquels elles reposent *(esthyomène tuberculeux).*

Les dimensions de ces sortes de tubercules cutanés, quoique très inconstantes, ne dépassent guère celle d'une pièce d'un franc. Leur consistance est molle, et la peau qui entoure les points malades paraît absolument saine. Ces petites tumeurs peuvent se confondre par leurs bords et former ainsi des masses plus considérables qui se ramollissent et s'ulcèrent vers leurs parties centrales. L'ulcération ainsi produite est remarquable par ses bords irréguliers (ulcérations serpigineuses d'Huguier), taillés en biseau et obliquement, et non décolés et taillés à pic. Sa surface présente tantôt une teinte blafarde, tantôt une couleur violacée.

Un autre caractère curieux de ces lésions, c'est la facilité avec laquelle elles guérissent d'un côté pendant qu'elles s'étendent d'un autre, pour envahir de nouveau, au bout de quelque temps, les points où elles siégeaient d'abord.

Dans une autre variété (esthyomène perforant), ce sont les parties de la région vulvo-anale, recouvertes par la muqueuse ou qui s'en rapprochent le plus, qui sont ordinairement atteintes. Ici, l'ulcération, au lieu d'avoir une tendance à s'étendre superficiellement, amène au contraire une destruction profonde des tissus. Sa surface jaune grisâtre, ou

rouge violacé, est revêtue d'une mince pellicule. Autour
d'elle, les tissus s'hypertrophient et il faut souvent écarter les parties ainsi hypertrophiées pour apercevoir, profondément située, la solution de continuité. La destruction des
tissus progresse, quoique lentement, et donne lieu à des
pertes de substances d'une assez grande étendue. Les végétations qui se développent dans le voisinage des points ulcé-
rés ont une teinte luisante, une couleur violacée ou lilas,
qui les différencient des végétations d'une autre nature.

2° *Forme hypertrophique.* — Dans la forme hypertrophique ou éléphantiasique, l'augmentation de volume des

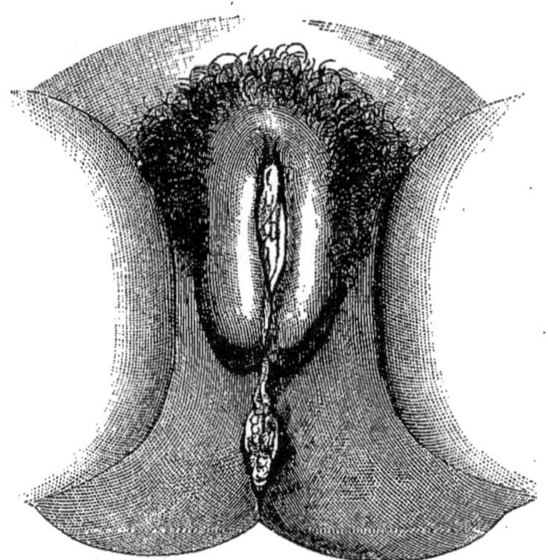

Fig. 29. — Esthiomène perforant et hypertrophique de la vulve et de la région anale
(d'après Huguier).

tissus prend des proportions considérables (fig. 29). Ce
sont, le plus souvent, les petites lèvres, le capuchon du
clitoris, sur lesquels porte l'hypertrophie. Ces régions
peuvent atteindre jusqu'à quatre et cinq fois leurs dimensions normales.

Les parties ainsi augmentées de volume sont rouges, ten-

dues, présentant la consistance d'un œdème dur. Leur face
interne est glabre, polie, luisante ; leur face externe comme
chagrinée. Dans les cas datant déjà d'assez longtemps,
il se produit à la surface des régions ainsi atteintes, des
végétations arrondies, mamillaires (fig. 50), semblables
à celles que nous avons signalées dans les formes précédentes.

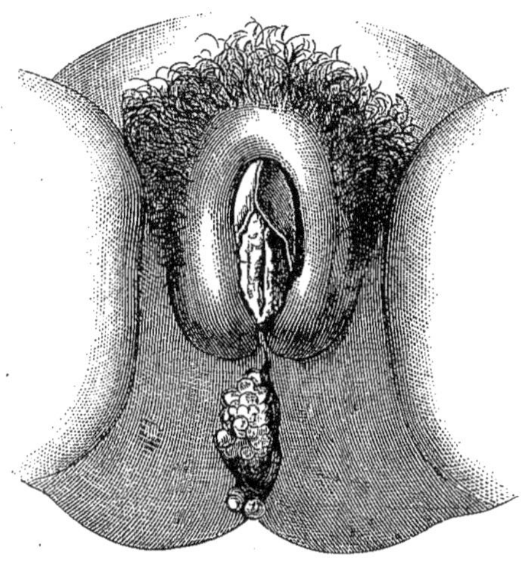

Fig, 50. — Dessin de la même maladie fait vingt-deux jours après le premier.

(Les grandes lèvres, déjà moins volumineuses, laissent voir l'état des nymphes et du prépuce du clitoris (d'après Huguier.)

Les variétés de l'esthiomène que nous venons de décrire
peuvent se rencontrer isolées et indépendamment l'une de
l'autre. Dans bien des cas, elles se montrent conjointement,
et nous avons affaire alors à une série de formes intermédiaires ou mixtes.

Le liquide sécrété par les ulcérations consiste plutôt en
une espèce de sérosité qu'en un véritable pus.

Les malades n'accusent pas de grandes souffrances. C'est
plus souvent d'un sentiment de gêne, surtout causé par l'aug-

mentation de volume des parties, ou d'un certain degré de chaleur, de cuisson, que d'une douleur véritable, dont on les entend se plaindre.

Diagnostic. — Les formes ulcéreuses peuvent être confondues avec un chancre phagédénique. L'ulcération chancreuse présente un fond grisâtre, pultacé, différent du fond rouge violacé de celle de l'esthiomène. Le chancre phagédénique a une marche promptement envahissante et ses bords sont entourés de tissu sain. L'autre, au contraire, a une marche lente, le tissu qui l'entoure est épaissi et forme comme un bourrelet d'un rouge sombre.

La différence de coloration sera encore un signe important du diagnostic entre l'esthiomène et une syphilide tuberculeuse.

En effet, les lésions syphilitiques siègent sur un fond d'un rouge cuivré, dont la teinte est bien différente de la couleur violacée que nous avons si souvent signalée dans le lupus vulvaire.

Le diagnostic de l'esthiomène et du cancer présente des difficultés d'autant plus grandes, que certaines formes d'épithéliomes tubulés, comme nous l'avons vu à propos de l'anatomie pathologique, peuvent revêtir une marche clinique à peu près identique. Et évidemment les affections qui sont histologiquement des épithéliomes, doivent être rangés dans la grande famille clinique des cancers[1]. Cependant les formes les plus ordinaires de ces dernières affections pourront être distinguées du lupus de la vulve, par leur marche généralement plus prompte, par la nature de l'écoulement, plus abondant, plus sanieux et plus fétide dans l'un que dans l'autre. Les ganglions lymphatiques

---

[1] Nous reviendrons plus longuement sur ce point quand nous traiterons du cancer de l'utérus.

sont plus développés dans le cancer. Enfin, tandis que l'esthiomène ne donne lieu, dans le plus grand nombre des cas, qu'à une douleur nulle ou peu intense plutôt comparable à une sensation de cuisson, les lésions cancéreuses entraînent presque toujours à leur suite un cortège de souffrances vives, de douleurs lancinantes.

L'éléphantiasis, qui présente tant de ressemblance avec certaines formes de l'esthiomène, en diffère cependant sur quelques points.

Les parties hypertrophiées, dans l'éléphantiasis, n'ont que peu de tendance à s'ulcérer, et si une ulcération se produit sous l'influence d'un traumatisme ou d'un frottement, celle-ci ne possédera pas la propriété envahissante et destructive qui caractérise le lupus. En outre, les tissus hypertrophiés de l'éléphantiasis sont rarement indurés. S'ils le sont, c'est par îlots, d'une façon irrégulière et bien différente de ce que l'on observe dans toute l'étendue des points envahis par l'esthiomène. Les ganglions inguinaux toujours très augmentés de volume dans l'éléphantiasis quelquefois même au début, subissent peu de changements ou restent normaux dans le lupus vulvaire.

Pronostic. — Le pronostic de l'esthiomène est toujours grave. La forme perforante peut amener des pertes de substances suffisantes pour détruire des organes importants et pour entraîner la mort.

La durée de cette affection se prolonge pendant plusieurs années, jusqu'à huit et dix ans. C'est souvent par propagation du côté de l'intestin, ou par une péritonite, qu'elle amène une terminaison funeste.

Etiologie. — L'esthiomène est une affection rare, qui ne se rencontre guère que chez l'adulte. C'est entre vingt et trente ans qu'elle paraît avoir son maximun de fréquence.

C'est surtout chez des femmes scrofuleuses qu'elle a

été observée, quoiqu'on l'ait aussi vue apparaître en dehors de tout antécédent de ce genre, La plupart des auteurs la considèrent comme tout à fait indépendante de la syphilis. La grossesse et l'accouchement n'ont aucune influence sur son développement.

Dans un certain nombre de cas, on a constaté longtemps avant son apparition, de l'aménorrhée, des troubles de la menstruation qui redevint régulière après la guérison des accidents du côté de la vulve[1].

Traitement. — Le traitement diffère selon la forme de la maladie. Dans la variété ulcéreuse, il faut chercher à arrêter les progrès de l'ulcération. Pour atteindre ce but on a proposé la cautérisation profonde. Ce mode de traitement n'est applicable que dans les cas ou la lésion est peu étendue. On a employé, pour cet usage, la pâte au chlorure de zinc, ou la potasse caustique et c'est à cette dernière que nous donnons la préférence.

L'acide nitrique fumant[2], les solutions de nitrate d'argent[3] ont aussi leurs partisans. On a employé également des injections hypodermiques d'acide phénique, autour des points envahis. Des cas de guérison ont été observés à la suite de l'emploi quotidien d'une solution d'hydrate de chloral à 5/100.

Si l'ulcération a pénétré à une certaine profondeur, les caustiques énergiques ne feraient qu'augmenter la perte de substance. Il faut alors avoir recours aux cautérisations superficielles avec la teinture d'iode. Des pansements répétés

---

[1] Hildebrandt, *loc. cit.*, p. 27.

[2] Pour employer l'acide nitrique fumant, il faut soumettre les malades à l'anesthésie chloroformique, porter ensuite sur la surface des points malades de l'ouate imbibée d'acide que l'on maintient pendant quelques minutes seulement. Les douleurs consécutives seront calmées au moyen de fomentations froides. Du reste ces douleurs ne durent que peu de temps.

[3] Pansements avec de l'ouate trempée dans une solution de nitrate d'argent à 1/150.

avec la poudre d'iodoforme ont également donné quelques succès [1].

Dans l'esthiomène éléphantiasique, il y aura souvent lieu de pratiquer l'ablation des parties hypertrophiées, comme le conseille Huguier.

M. Chéron a préconisé la pédiculisation des tumeurs (au moyen d'un instrument particulier; *forcipresseur à lames parallèles*), suivie de l'excision [2]. On a enfin essayé de les détruire au moyen de l'électroponcture. A ces modes de traitements locaux il faut toujours associer les modificateurs généraux. On ajoutera à une bonne hygiène et à une nourriture substantielle, l'usage de l'huile de foie de morue, de l'iodure de potassium, ou de l'iodure de fer. Nous croyons préférable, au lieu de réunir ces deux dernières substances, de donner séparément l'iodure de potassium et le fer. On peut également administrer l'iode sous forme de teinture [3].

Les eaux sulfureuses, les bains de mer, seront également indiqués dans le traitement de l'esthiomène.

ÉLÉPHANTIASIS DE LA VULVE

On désigne sous le nom d'éléphantiasis [4], un épaississement, une hypertrophie des téguments localisée sur différents points du corps. Cette affection, rare dans nos pays, envahit de préférence les membres inférieurs et les organes génitaux, la verge, le scrotum chez l'homme, les grandes lèvres, le clitoris chez la femme.

---

[1] Siredey, *Société médicale des hôpitaux*, séance du 22 juillet 1876.

[2] *Gaz. des hôpitaux*, 1876, p. 626.

[3] 5 gouttes de teinture d'iode deux fois par jour au moment du repas, dans de l'eau de riz.

[4] *Éléphantiasis des Arabes*, des anciens auteurs, qu'il ne faut pas confondre avec ce qui a été décrit sous le nom d'*Éléphantiasis des Grecs*.

Anatomie pathologique. — Les portions des téguments atteintes d'éléphantiasis sont pauvres en vaisseaux sanguins. Leur surface est brunâtre, rugueuse, inégale, couverte de végétations irrégulières. La peau fendillée, sillonnée en tout sens par de nombreuses crevasses, présente quelquefois des ulcérations superficielles. Celles-ci guérissent facilement, mais laissent à leur place des cicatrices indurées, calleuses.

Quoique les grandes lèvres soient le plus souvent atteintes, l'affection ne reste pas toujours bornée à cette portion des organes génitaux et envahit par ordre de fréquence, le clitoris, les petites lèvres, le périnée. Les grandes lèvres hypertrophiées forment des masses volumineuses, dépassant les dimensions d'une tête d'adulte. On les voit pendre jusqu'au milieu des cuisses, et atteindre le poids de 8 et 10 kilogrammes[1]. Les tumeurs ainsi constituées adhèrent par une large base aux tissus voisins, et ce sont ces formes diffuses qu'on a le plus souvent l'occasion d'observer.

Quelquefois, cependant, les tumeurs se pédiculisent et prennent l'aspect de véritables polypes pendant à la vulve. Tantôt l'hypertrophie porte principalement sur le tissu cellulaire sous-cutané. Cette couche conjonctive, pauvre en vaisseaux, est imprégnée de liquide. Si l'on pratique une incision de ces tissus, on voit s'écouler par la plaie un liquide jaunâtre, spontanément coagulable, qui n'est autre que de la lymphe. La peau peut ne pas participer à l'hypertrophie, alors on n'y observe qu'un changement de coloration; elle devient pigmentée, brunâtre. Ou bien elle prend part à l'hyperplasie tégumentaire et devient rugueuse, ses papilles s'hypertrophient et donnent lieu à de véritables condylomes. La surface des tumeurs se divise en lobes

----

[1] Dans un cas de Bourguet (d'Aix), la tumeur extirpée pesait 8 kil. 700 gr.

et lobules, eux-mêmes recouverts de productions verruqueuses.

A l'examen histologique on observe trois formes principales [1] :

1° Dans la première, tout le derme hypertrophié revient à un état embryonnaire. Au milieu de ce tissu transformé, se produisent de vastes lacunes lymphatiques, comparables à celles qu'on rencontre dans les lymphangiomes.

2° Dans une seconde forme, qui succède souvent à des œdèmes répétés, l'engorgement des tissus s'étend sur une vaste surface. Il y a stagnation de la lymphe dans les capillaires, les troncs et les espaces lymphatiques. C'est surtout dans ces cas que les ganglions eux-mêmes sont atteints et subissent la transformation fibreuse.

3° La troisième variété est surtout remarquable par l'accroissement énorme de l'épaisseur du derme. Il existe ici une prolifération abondante des divers éléments constituants du derme, fibres conjonctives, fibres élastiques, fibres musculaires lisses. Comme dans les deux premières, on constate également dans celle-ci une dilatation notable des lymphatiques. On a aussi signalé l'oblitération des lymphatiques par prolifération endothéliale [2].

Quelques pathologistes ont fait jouer à la stagnation de la lymphe et à son abondance plus grande, un rôle important dans la pathogénie de l'éléphantiasis, comme pouvant amener par elle-même une hyperplasie des éléments qu'elle baigne. On a vu, dans certains cas, se produire des vésicules à la surface des tumeurs éléphantiasiques.

En résumé, quelle que soit la forme que l'on observe, la lésion anatomique constante et qui domine toutes les autres, c'est la dilatation des lymphatiques.

[1] *Manuel d'histologie pathologique,* de Cornil et Ranvier, 1876, p. 1191.
[2] Hildebrandt, *loc. cit.,* p. 50.

Symptômes, marche. — On a décrit dans l'éléphantiasis deux formes cliniques différentes. Une forme aiguë et une forme chronique. La première s'observe surtout dans les pays chauds, et c'est dans ces cas qu'on a signalé les lésions des ganglions lymphatiques précédant les premières manifestations de l'affection éléphantiasique. En Europe, c'est à peu près toujours la forme chronique qui se présente à notre observation.

L'éléphantiasis passe souvent inaperçu dans ses premières périodes. Tant que les tumeurs sont d'un petit volume, les malades n'accusent aucune souffrance ou bien quelques troubles de la miction.

Un peu de gêne dans la marche et dans les mouvements des membres inférieurs sont les premiers signes qui appellent leur attention. Déjà dans cette période incidieuse du début, les rapprochements sexuels deviennent douloureux. A mesure que le volume de la tumeur augmente, celle-ci gêne la marche par son poids, par les tiraillements qu'elle exerce sur les parties voisines. Les mouvements deviennent de plus en plus difficiles. Les malades maigrissent, perdent leurs forces et finissent par succomber dans le marasme. Plus souvent la mort est due aux progrès de la phthisie pulmonaire ; dans quelques cas, au développement d'une péritonite. La marche de l'éléphantiasis est généralement lente et la maladie peut durer des années avant de porter atteinte à la santé générale.

Dans beaucoup de cas, on observe une sécrétion abondante à la surface des tumeurs. Les liquides ainsi produits irritent les parties voisines et amènent des inflammations, des excoriations souvent douloureuses. En outre, la stagnation des liquides cause leur putréfaction et leur fait contracter une odeur repoussante.

La menstruation est souvent troublée. C'est surtout l'aménorrhée que l'on observe. Il n'en faudrait pas conclure que ce soit là une cause absolue de stérilité, car il existe un certain nombre d'observations de femmes devenues enceintes, quoique atteintes d'éléphantiasis.

Chez quelques malades la tumeur se développe à la base de l'orifice uréthral.

On peut voir alors, presque dès le début de la maladie, l'urèthre entraîné en bas ne plus remplir son rôle physiologique; d'où une incontinence d'urine, qui présente tous les inconvénients et les accidents d'une fistule vésicale.

Les tumeurs éléphantiasiques ont peu de tendance à s'ulcérer spontanément. Quand elles s'ulcèrent, c'est presque toujours consécutivement à un traumatisme ou à des frottements. Les pertes de substance sont toujours superficielles et manifestent une grande tendance vers la guérison. Ce n'est que dans les périodes terminales, lorsque les malades tombent dans le marasme, qu'on voit les ulcérations révêtir un mauvais caractère.

Étiologie. — Rare dans nos climats, c'est surtout dans les pays méridionaux que l'éléphantiasis existe à l'état endémique. C'est en Égypte, au Brésil, aux Antilles, chèz certaines peuplades de l'Afrique, qu'on l'a le plus souvent observée. Les inflammations chroniques de la peau peuvent en être le point de départ.

L'érysipèle, l'eczéma, la syphilis, ont été invoqués dans certains cas, quoique cette influence soit généralement moins évidente pour l'éléphantiasis de la vulve que pour celui des membres. Un traumatisme a pu également être la cause occasionnelle de la maladie et l'hypertrophie tégumentaire a débuté, d'après quelques observations, immédiatement après le traumatisme[1].

Ni la grossesse, ni l'accouchement ne paraissent avoir

[1] Beigel, *loc. cit.*, t. II, p. 725.

d'influence sur le développement et la marche de cette affection. Si, chez la femme gravide, les tumeurs peuvent prendre un accroissement plus considérable, à la suite de l'accouchement elles reviennent ordinairement à leurs dimensions premières. La tendance à la résorption qui s'observe après l'accouchement et qui nous est démontrée par la disparition de certains néoplasmes, par la cicatrisation rapide des plaies et des ulcérations surtout du côté des organes génitaux, cette activité de la propriété de résorption, disons-nous, ne semble pas s'étendre jusqu'aux tumeurs éléphantiasiques. En général, elles s'accroissent pendant la grossesse. On a, au contraire, cité des cas où elles avaient diminué de volume sous cette même influence. La phlegmasia alba dolens, l'hématome, les varices vulvaires, toutes affections qui compliquent souvent la gestation, ont paru être sans importance, relativement à l'étiologie de l'affection qui nous occupe.

Au moment de la période menstruelle, les tumeurs éléphantiasiques deviennent ordinairement plus grosses, plus tendues et souvent douloureuses. L'âge paraît avoir une certaine influence sur leur développement. On a cité des cas rares d'éléphantiasis congénitale. Mais, en somme, elle est exceptionnelle pendant l'enfance et la vieillesse, et se montre avec son plus grand degré de fréquence entre vingt et trente ans; du moins c'est ce qui ressort de la statistique publiée par Mayer[1].

D'énormes tumeurs éléphantiasiques ont été observées chez des jeunes filles à peine âgées de 17 ou 18 ans[2].

Diagnostic. — Le diagnostic est en général facile. Cepen-

---

[1] Louis Mayer, *Die Elephantiasis Vulvæ, Beiträge z. Geb. u. gynäk*, t. I, p. 303. Cet auteur a trouvé sur 37 cas analysés par lui, 4 avant 13 ans, 4 de 18 à 20, 18 de 20 à 30, 8 de 30 à 40, 3 de 42 à 58.

[2] Cas de Kiwisch et Scanzoni. Scanzoni, *loc. cit.*, p. 507. — Bourguet. *Gaz. des hôpit.*, 1867, p. 556.

dant, la forme végétante pourrait être confondue avec un amas d'excroissances simples, de condylomes de la vulve. L'état des tissus sur lesquels reposent les tumeurs permet de différencier les deux affections. Dans les cas de condylomes, les tissus sous-jacents ont leur consistance normale et ne présentent pas d'hypertrophie. Dans l'éléphantiasis, au contraire, ils sont toujours atteints au-dessous et dans l'intervalle des points tuméfiés.

Nous avons vu, à propos de l'esthiomène, que certaines formes de cette dernière affection pouvaient ressembler à l'éléphantiasis ulcérée. Comme nous l'avons dit, les ulcérations de l'esthiomène sont plus profondes, ont une tendance envahissante en surface ou en profondeur, contrairement à celles de l'éléphantiasis qui sont disposées à se limiter et à guérir spontanément.

Des éruptions confluantes de furoncles ne seront pas confondues avec l'éléphantiasis. Le furoncle s'abcède de dedans au dehors et produit des plaies circonscrites et profondes. L'ulcération éléphantiasique est toujours superficielle, ne s'ulcère que lentement et surtout dans des périodes avancées de la maladie.

Pronostic. — Le pronostic de l'éléphantiasis vulvaire n'est pas extrêmement grave. Quoique quelques cas soient suivis, à la longue, d'une terminaison funeste, la guérison est très fréquente, si le traitement est bien dirigé. On a vu, après une opération, les malades guéries au bout de quelques jours. Les récidives paraissent rares après l'extirpation des parties envahies. Tous les auteurs ne sont cependant pas d'accord sur ce point, et Scanzoni émet une opinion inverse[1].

Traitement. — Les divers modes de traitement proposés pour l'éléphantiasis des membres ne sont pas applicables

---

[1] Scanzoni, *loc. cit.*, p. 508.

quand l'affection siège à la vulve. C'est ainsi que la ligature artérielle, la compression continue, ne peuvent guère trouver leurs indications dans l'éléphantiasis vulvaire. Les scarifications répétées sur les parties malades n'ont pas donné de succès. C'est en vain qu'on a eu recours aux modificateurs généraux, dits fondants, tels que le mercure et l'iodure de potassium.

Le traitement chirurgical est le seul sur lequel on ait le droit de compter, et ses résultats sont le plus souvent heureux.

Quand les tumeurs sont volumineuses, deux indications se présentent. D'abord enlever la tumeur; ensuite remédier à la perte de substance tégumentaire au moyen d'une opération autoplastique.

Pour en pratiquer l'ablation, nous avons à choisir entre plusieurs procédés. La ligature, la ligature suivie d'excision, l'excision par le bistouri, le galvanocautère, le thermocautère, l'écraseur ou l'anse galvanocaustique, ont été tour à tour mises en usage. Enfin, dans ces dernières années, on a appliqué à certains cas d'éléphantiasis la ligature élastique.

La ligature seule doit être absolument rejetée. Associée à l'excision, elle est indiquée dans les cas de tumeur pédiculée. Pour celles à large base, l'écraseur présente des dangers. Son action est alors difficile à limiter, et on a vu enlever par ce moyen, conjointement à la tumeur, une partie de la vessie[1]. Aussi devra-t-on lui préférer, ou l'instrument tranchant, en liant à mesure les vaisseaux qui se présentent, ou mieux encore le couteau galvanique ou le thermocautère, dont le grand avantage, si l'instrument n'est pas chauffé au delà du rouge, consiste à éviter les hémorrhagies.

---

[1] Cas de Bourguet, *loc. cit.*

TUMEURS DE LA VULVE

Kystes de la vulve [1].

La plupart des kystes de la vulve ont leur origine dans la glande vulvo-vaginale, ou dans son conduit excréteur, comme nous l'avons déjà vu. Il en existe cependant d'autres, tout à fait indépendants de la glande de Bartholin. Ces kystes, dont les bulletins de la Société anatomique possèdent plusieurs exemples, ne présentent pas d'indications particulières, nous renverrons pour leur traitement à ce que nous avons dit des kystes glandulaires [2].

Végétations de la vulve.

On rencontre souvent, sur les divers points de la vulve, des excroissances, des végétations, dont le nombre, la forme et les dimensions varient d'une façon notable.

Anatomie pathologique. — Parmi ces végétations, les unes sont pédiculées, les autres sessiles. Quelques-unes sont arrondies, divisées par de nombreuses anfractuosités en lobes et lobules, d'autres fois aplaties et dentelées sur leurs bords. Ces diverses apparences ont valu à ces néoplasmes les dénominations vulgaires de poireau, choux-fleur, crête de coq. Tantôt isolées et séparées les unes des autres, elles peuvent dans d'autres cas se rapprocher, se réunir et arriver à former des masses assez considérables pour atteindre les dimensions d'une tête d'adulte [3]. Elles présentent alors une grande ressemblance avec certaines

---

[1] Voyez à ce sujet Klob. *Pathologische Anatomie der weiblichen Sexualorganen.* Wien, 1864, p. 464.

[2] Voyez p. 52.

[3] *Schroeder. Handbuch der Krankheiten der weiblichen Geschletsorgane.* Leipzig, 1875, p. 504.

tumeurs éléphantiasiques. Leur couleur passe du blanc rosé à un rouge intense, quelquefois même au rouge violacé qui leur donne une certaine similitude avec les tumeurs érectiles. On les observe sur tous les points de la vulve. Les grandes et les petites lèvres, le clitoris et son capuchon, l'orifice vaginal près des caroncules myrtiformes, le méat urinaire, peuvent être également envahis. On en rencontre assez fréquemment vers l'anus. La muqueuse vaginale et le col de l'utérus en présentent aussi, mais plus rarement que la vulve.

Toutes ces tumeurs, quelle que soit leur apparence macroscopique, rentrent dans la classe histologique des *papillomes*, constitués par des papilles hypertrophiées donnant naissance à des divisions secondaires.

Si on pratique une coupe de ces néoplasmes, chaque papille présente une structure à peu près identique. Au centre se trouvent les vaisseaux, entourés d'une faible quantité de tissu conjonctif qui les sépare du revêtement externe, formé de nombreuses couches de cellules épithéliales pavimenteuses.

Symptômes. — Pour peu que les végétations soient volumineuses, elles amènent de la gêne dans la marche. Les malades ont de la peine à s'asseoir. Quelquefois ces productions deviennent tellement sensibles, que le moindre frottement cause des douleurs insupportables. Elles donnent lieu à l'écoulement d'un liquide qui, dans certains cas, exhale une odeur repoussante.

Elles ne présentent aucune gravité par elles-mêmes ; on les a cependant accusées de pouvoir produire l'avortement. Celles qui se développent sous l'influence de la grossesse disparaissent spontanément après l'accouchement.

Étiologie. — Beaucoup de médecins ont cru pendant longtemps que les végétations vulvaires étaient la conséquence d'une affection spécifique. Il est certain que dans le plus grand nombre des cas elles succèdent à un chancre, à des syphilides, ou à une infection blennorrhagique. Mais il est bien démontré aussi, qu'elles peuvent se produire en dehors de toutes les influences que nous venons de citer. Nous n'en voudrions d'autre preuve, que la fréquence avec laquelle on les observe, pendant la grossesse, chez des femmes qui n'ont jamais été atteintes d'aucune affection contagieuse. C'est surtout sous l'influence de la gestation, qu'elles acquièrent ces proportions considérables, que nous avons signalées. Il faut, cependant, que les liquides irritants, possèdent certaines qualités particulières dont la nature nous est inconnue jusqu'à présent, car la vulve est continuellement baignée par des écoulements purulents, venant du col utérin par exemple, sans que l'on observe aucune production de ce genre.

La transmission par contact des papillomes vulvaires n'a pas été suffisamment démontrée. Sans vouloir nous prononcer sur une question en litige, qui demande de nouvelles recherches, quelques faits que nous avons observés tendraient à nous faire admettre la possibilité de la contagion pour certains de ces néoplasmes[1].

Traitement. — Deux méthodes de traitement s'offrent au médecin pour obtenir la disparition des végétations vulvaires, l'excision et la cautérisation. Chacun de ces moyens présente des indications différentes.

Si les végétations sont peu nombreuses et pédiculées, le mieux sera de les exciser avec des ciseaux courbes, et de toucher ensuite la plaie avec le crayon de nitrate d'argent. Si les tumeurs, formées par ces amas de papillomes, atteignaient une certaine dimension, l'excision au

---

[1] Voyez à ce sujet les expériences de Kranz, Peters et Güntz. *Berl. Klin. Wochenschr.*, 1876, et *Centralblatt f. méd.*, *Wissenschaften*, 1877, p. 48.

moyen des ciseaux, pourrait amener une hémorrhagie. Dans ces cas, on devrait avoir recours à l'écraseur, qui met à l'abri de l'hémorrhagie, surtout si l'on a soin d'opérer lentement (deux crans environ par minute).

Les cautérisations sont journellement employées pour la destruction de ces tumeurs. Celles obtenues au moyen du nitrate d'argent sont absolument illusoires et n'atteignent qu'une très-petite étendue de leur surface.

· La sabine et l'alun, très vantés autrefois, ne nous ont donné aucun résultat dans les quelques cas où nous les avons essayés.

Il faut nécessairement user d'acides énergiques, l'acide acétique cristallisable, l'acide chlorhydrique fumant. L'acide chromique, qui présente de si grands avantages pour les ulcérations du col utérin, a pour les applications à la vulve, l'inconvénient de causer une douleur assez vive.

Quant au reproche qu'on a adressé à l'acide chromique d'amener des accidents d'intoxication, nous avons bien de la peine à l'admettre, surtout quand le liquide caustique est appliqué sur une petite étendue[1]. Comme nous le verrons à propos de la métrite, l'acide chromique est journellement mis en usage par beaucoup de gynécologistes, sans que ceux-ci aient jamais eu à constater le plus léger signe d'intoxication.

Quel que soit l'acide que l'on choisisse, il faut toujours avoir grand soin de protéger contre son action les parties voisines de celles qu'on doit cautériser.

Le traitement des végétations vulvaires devra être très réservé chez les femmes enceintes. On sait, en effet, que, quel que soit le volume qu'elles atteignent, la guérisson spontanée est la règle, peu de temps après l'accouchement.

---

[1] Voyez Rousseau, *Thèse de Paris*, 1878.

On devra donc, en général, s'en tenir à des palliatifs, lotions fréquentes, soins excessifs de propreté. Dans quelques cas, on a obtenu des résultats encourageants par des badigeonnages répétés plusieurs fois par semaine avec la solution arsénicale de Fowler.

Tumeurs fibreuses de la vulve.

On a vu des tumeurs fibreuses se développer sur divers points de la région vulvo-périnéale. C'est, le plus souvent, dans les grandes lèvres qu'elles ont leur point de départ. Leur forme et leur dimension sont très variables. On a observé quelques cas de ces tumeurs pédiculées, de façon à simuler de véritables polypes. Nous avons eu l'occasion de faire l'examen histologique de deux de ces productions, qui nous avaient été confiées par MM. Duplay et Desprès[1]. Dans les deux cas, on avait à faire à des fibro-myomes, dans lesquels les deux principaux éléments, fibres musculaires et tissu conjonctif, étaient distribués à peu près à parties égales. Les faisceaux de fibres musculaires lisses, dirigés un peu en tout sens, ne présentaient pas de disposition régulière autour d'un ou plusieurs centres, comme on l'observe si souvent pour les fibro-myomes utérins.

Les fibro-myomes vulvaires n'offrent pas d'indications particulières. Tumeurs essentiellement bénignes, leur ablation ne sera pratiquée que, quand par leur siège ou leur volume, elles seront une cause de gêne ou de souffrance.

---

[1] Pièces *B.* 6 et *B.* 122 de la collection du laboratoire d'histologie du Collège de France.

Lipomes de la vulve.

Les lipomes de la région vulvaire peuvent atteindre des dimensions énormes et être confondus avec les fibro-myomes ou l'éléphantiasis. La différence de consistance permettra de ne pas prendre un fibro-myome pour un lipome. Un caractère commun à ces deux espèces de tumeurs et qui les ditingue de l'éléphantiasis, c'est leur mobilité et leur indépendance relative des tissus voisin, d'où la possibilité de les limiter, contrairement à ce que l'on observe dans l'éléphantiasis.

Les quelques cas cités de productions calcaires ou ossi-formes du clitoris [1] ne présentent pas grand intérêt clinique, et l'absence d'examen histologique empêche de connaître la nature de ces néoplasmes.

Cancer de la vulve.

Le cancer de la vulve est presque toujours consécutif à une affection du col utérin propagée jusqu'au vagin et à la vulve. Cependant, il existe des cas de cancer vulvaire primitif. D'après les statistiques de Virchow, Mayer, d'Espine, le rapport de fréquence entre la même affection développée primitivement à la vulve ou sur l'utérus serait de 1 sur 40. On a rencontré les différentes espèces de cancer, mais c'est l'épithéliome qui paraît se montrer le plus souvent dans cette région. Nous ne parlerons pas ici des caractères histologiques de ces diverses formes de tumeurs malignes, réunies sous la même dénomination clinique de *cancer*, nous réservant de revenir plus longuement sur cette intéressante question quand nous nous occuperons du cancer de l'utérus.

---

[1] Bartholin raconte l'histoire d'une prostituée vénitienne, dont le clitoris présentait une consistance osseuse, au point de blesser souvent les hommes qui avaient des rapports avec elle (Bartholin, *Hist. anat.*, cent. III, hist. 69).

Si la tumeur peut être enlevée dans toute son étendue et si elle n'a pas envahi le ganglions voisins, on doit en tenter l'ablation le plus tôt possible.

Varices de la vulve.

Anatomie pathologique. — Les varices de la vulve peuvent, surtout sous l'influence de la grossesse, acquérir un développement notable [1]. Les modifications subies par les veines sont les mêmes que dans n'importe quelle autre région, nous n'avons donc pas à nous en occuper ici et nous renvoyons aux traités généraux d'anatomie pathologique [2]. Quand il y a rupture et hémorrhagie, l'ouverture qui a donné issue au sang peut être tellement petite [3] qu'on ne puisse plus la constater à l'autopsie.

Symptômes, pronostic. — Les varices donnent souvent lieu à des démangeaisons. On les voit également s'accompagner d'œdème.

C'est surtout pendant la grossesse, que les varices vulvaires présentent de l'importance. Le moindre traumatisme peut en amener la rupture et causer une hémorrhagie grave et tellement abondante, qu'on a vu la mort des malades survenir en moins d'une heure. Lorsqu'une varice s'ouvre dans le tissu cellulaire de la grande lèvre, sans communication avec l'extérieur, il se forme un thrombus de la vulve, affection dont nous nous occuperons dans le chapitre suivant.

Outre les dangers immédiats causés par la rupture des veines variqueuses, celles-ci peuvent donner lieu, après l'accouchement, à de la phlébite, à des abcès des grandes lèvres, à des thromboses.

---

[1] Voyez le cas cité par Holden, *Immense vulval and vaginal varix, New-York med. record.*, 1868. — Anal., dans *Iahresbericht*, 1868, t. II, p. 607.

[2] Voyez Cornil et Ranvier, *loc. cit.*, p. 575.

[3] Cas de Hyde, *Transact. of the obst. Society of London*, 1870-1871.

Étiologie. — L'existence d'une tumeur du petit bassin, quelle que soit sa nature, peut être cause de varices vulvaires. Mais c'est surtout sous l'influence de la grossesse qu'on voit se développer cette affection, qui continue à subsister souvent, quoique avec des proportions moindres, après l'accouchement.

Traitement. — C'est principalement au traitement palliatif qu'on doit avoir recours dans les cas de varices vulvaires chez les femmes enceintes. Le point le plus important sera de protéger les parties malades contre tout traumatisme pouvant amener la rupture des veines variqueuses. On conseillera en outre la position étendue, afin de diminuer, le plus possible, la stagnation du sang dans les vaisseaux dilatés.

Dans le cas où une rupture aurait lieu, on doit placer les malades horizontalement, la tête basse, et opérer avec les doigts une compression continue jusqu'à ce que l'hémorrhagie ait cessé de se produire.

Hématome ou thrombus de la vulve.

On appelle hématome ou thrombus de la vulve, un épanchement de sang dans le tissu cellulaire sous-cutané, ou sous-muqueux, de la région vulvo-vaginale.

Anatomie pathologique. — Sous l'influence de cet épanchement sanguin, on observe dans les grandes lèvres ou le vagin, plus rarement au périnée, une tumeur arrondie, variant de la grosseur d'une pomme à celle d'une tête d'adulte. C'est pendant la grossesse que ces tumeurs ont le plus de tendance à devenir volumineuses. Deux raisons se réunissent pour amener ce résultat. D'un côté la vascularisation plus considérable, d'un autre, la laxité plus grande des tissus qui entrent dans la structure des organes génitaux. A l'état de vacuité, au contraire, les tissus offrent une plus grande résistance, se laissent moins facilement distendre, d'où le volume moindre des tumeurs sanguines dans ces conditions. L'état du sang épanché diffère selon l'époque à laquelle on l'examine. Si la maladie dure depuis un certain temps, les parties liquides sont résorbées, et il ne subsiste plus qu'un caillot solide enkysté.

Symptômes. — Le développement de la tumeur sanguine se fait selon deux types différents. Ou bien la tuméfaction se produit tout d'un coup, ou bien, au contraire, ce n'est qu'un certain temps après le début des accidents qu'elle commence à se former et augmente peu à peu de volume. Les malades accusent une douleur assez vive, d'autant plus vive que l'épanchement sanguin est plus considérable et se produit plus vite.

L'hémorrhagie peut être assez abondante pour entraîner un danger immédiat. Si la tumeur n'est pas très volumineuse la résorption est le cas le plus fréquent.

Les gros hématomes présentent une autre cause de gravité. La compression exercée sur les tissus ambiants peut en amener la gangrène. A la suite de ce sphacèle, une hémorrhagie secondaire est à craindre, ainsi que l'infection putride. L'ouverture spontanée a également lieu sans que la gangrène intervienne. Ces cas peuvent se terminer favorablement, comme le prouve un certain nombre d'observations [1].

L'inflammation de la tumeur a été quelquefois le point de départ d'un abcès ou d'un phlegmon.

Diagnostic. — La présence d'une tumeur de la région vulvaire s'étant développée subitement sous l'influence

[1] Bailly *Gazette de hôpitaux*, 1874, p. 683.

d'un traumatisme ou d'un accouchement, présentant une coloration bleuâtre de la peau ou de la muqueuse qui la recouvre, doit immédiatement donner l'idée d'un hématome. La consistance élastique, quelquefois même fluctuante, fixera encore mieux le diagnostic.

Pronostic. — Le pronostic de l'hématome vulvaire paraît être beaucoup moins grave qu'on ne l'avait cru pendant longtemps. Il résulte, en effet, des statistiques recueillies dans ces dernières années, que la majorité des cas se termine par la guérison. Ainsi, sur 120 observations rassemblées par Girard[1], il n'y a eu que 24 terminaisons fatales. La statistique de Winckel[2] est encore plus favorable, 6 morts sur 50 cas.

Le pronostic varie avec certaines conditions. Plus la tumeur est volumineuse, plus l'affection est grave. L'ouverture à l'extérieur de la collection sanguine rend le pronostic beaucoup plus fâcheux ; que l'ouverture ait lieu prématurément, ou à une période plus ou moins éloignée du début. Cependant, même dans ces circonstances, les malades peuvent guérir, le foyer bourgeonner et se cicatriser[3].

Si les tumeurs sont peu considérables, elles se résorbent le plus souvent. On en a vu disparaître ainsi, qui présentaient le volume du poing. Quand l'hématome se produit pendant le travail de l'accouchement, le pronostic est plus grave, que s'il se développe un certain temps après. C'est le second cas qui est, du reste, le plus fréquent[4].

Étiologie. — Nous avons vu que les varices de la vulve

---

[1] *Contribution à l'étude des thrombus de la vulve et du vagin*, Girard, thèse de Paris, 1874 ; Anal,, dans la *Revue des Sciences médicales*, t. V, p. 175.

[2] Cité par Schrœder, *Manuel d'accouchement*, trad. française, p. 714.

[3] Cas de Bailly, *loc. cit.*

[4] Girard, *loc. cit.*

pouvaient s'ouvrir dans l'épaisseur de la grande lèvre et donner lieu à un hématome. Mais ces conditions sont loin d'être nécessaires à sa production. Les dimensions et le nombre des vaisseaux qui existent normalement dans ces régions, chez les femmes enceintes, facilitent le développement de l'hématome, en l'absence de toute disposition variqueuse.

L'accouchement en est la cause la plus fréquente. Un traumatisme peut également amener cet accident, chez la femme à l'état de vacuité. On a même observé des thrombus vulvaires, résultant d'un effort violent, chez des femmes non enceintes. Ces derniers cas sont tout à fait exceptionnels[1].

Traitement. — L'hématome de la vulve, dans la plupart des cas, si son volume est peu considérable, doit être abandonné à lui-même, et toute intervention pourrait avoir le grave inconvénient d'en amener l'inflammation. Cependant si le thrombus est encore à la période de formation, et si ses dimensions continuent à s'accroître, on doit avoir recours aux applications froides, à la glace associée à une compression modérée. Si la tumeur est très développée, et que la peau soit menacée d'une rupture, on doit inciser. Plus on pourra attendre avant de pratiquer l'incision, et moins on sera exposé à voir se produire une hémorrhagie secondaire. Trois ou quatre jours après le début de l'affection sera l'époque le plus généralement indiquée pour intervenir. Après l'incision, on videra la cavité en retirant tous les caillots qu'elle contient et on employera des injections détersives avec une solution phéniquée. Les pansements seront faits avec de la charpie ou de l'ouate également phéniquées.

---

[1] Franque, Zwei Fälle von Thrombus labialis; *Memorabilien*, 1867. Analysé dans le *Jahresbericht*, 1867, t. II. p. 626.

Chancre simple de la vulve.

Anatomie pathologique. — L'évolution du chancre simple, ou chancre mou de certains auteurs, a pu être bien étudiée grâce à l'inoculation. Le lendemain de l'introduction du pus, on voit déjà se produire une aréole rouge sur le point inoculé. Peu à peu s'élève sur cette aréole une vésicule, prenant bientôt le caractère d'une pustule. Celle-ci se crève et, du troisième au quatrième jour, l'ulcération est constituée. Elle présente une forme arrondie, ses bords sont taillés à pic et décollés, c'est-à-dire s'avancent vers le centre sans adhérer aux tissus sous-jacents. Son fond est grisâtre ou jaunâtre et irrégulier. Les tissus sur lesquels elle repose sont mous, sans induration. Cependant sa base s'enflamme quelquefois et présente une certaine rénitence, comparable à ce que l'on observe autour d'un grand nombre d'ulcérations anciennes. La sensation qu'on perçoit dans ces cas, en saisissant les tissus entre le pouce et l'index, est très-différente de celle que donne le chancre syphilitique.

Le chancre mou peut siéger sur n'importe quel point de la vulve, la fourchette, l'entrée du vagin, les petites ou les grandes lèvres, le vestibule, le méat, quelquefois la marge de l'anus.

La lésion chancreuse est très rarement isolée. On en compte souvent 6, 8 sur une même malade. On en a même observé un nombre beaucoup plus considérable, jusqu'à 65 et 74 (Fournier).

L'état des ganglions est variable dans cette affection. Tantôt il n'y a aucun retentissement du côté de ces organes, tantôt, au contraire, on en rencontre un, rouge, enflammé et très augmenté de volume.

Symptômes, marche. — Sa sécrétion consiste en une véritable suppuration produisant un pus bien lié. L'engorgement ganglionnaire a une grande tendance vers la marche aiguë et suppure souvent, contrairement à ce qu'on observe dans le chancre infectant.

Le *phagédénisme* complique beaucoup plus fréquemment le chancre simple que le chancre syphilitique. On entend par phagédénisme, la propention à détruire les tissus voisins sur une grande étendue et dans un court espace de temps. Les accidents phagédéniques revêtent trois formes principales.

Tantôt la surface de l'ulcération se recouvre d'une couche grisâtre pultacée, d'une espèce de fausse membrane comparable à la pourriture d'hôpital. Dans d'autres cas, la gangrène des tissus s'étend très promptement de la surface ulcérée à toute la région voisine. C'est la variété qui marche le plus vite et qui offre par conséquent les dangers les plus grands.

Une troisième forme présente une disposition serpigineuse, c'est la moins grave de toutes.

Diagnostic. — Le chancre mou peut être confondu avec le chancre infectant, avec certaines syphilides, avec les lésions de la vulvite érosive, avec l'herpès. Les signes au moyen desquels nous pouvons le distinguer des manifestations syphilitiques seront exposés avec plus de profit, quand nous aurons décrit ces dernières.

L'érosion simple est plus superficielle, ses bords se continuent sans ligne de démarcation, jusqu'au fond de la perte de substance. En outre l'érosion disparaît le plus souvent en peu de jours, tandis que la durée de la lésion chancreuse est assez considérable.

Le diagnostic du chancre et de l'herpès est souvent embarrassant. Cependant les bords décollés, taillés à pic du premier, ne ressemblent pas à l'ulcération peu profonde et taillée en biseau, du second. L'herpès présente, en outre, un aspect particulier résultant de la fusion de plusieurs vésicules pour constituer une seule ulcération. De telle façon que le contour de la perte de substance est formé par une série de petits segments de circonférences, dont la juxtaposition a été désignée sous le nom de contour festonné ou polycyclique. Quoique l'herpès puisse avoir un retentissement ganglionnaire, le bubon aigu est beaucoup plus fréquent dans le chancre que dans l'herpès.

Si, malgré tous ces caractères différentiels, des doutes subsistaient encore, on pourrait avoir recours à l'inoculation. Cette tentative doit être réservée pour des cas exceptionnels, et si on s'y décide, il faut détruire la lésion inoculée au moyen de la cautérisation, aussitôt qu'on aura pu constater ses caractères.

Pronostic. — Le pronostic du chancre simple est en général bénin. C'est là un accident tout à fait local et qui n'infecte en rien l'organisme.

La seule gravité de l'affection est celle qui résulte du phagédénisme. Les complications phagédéniques peuvent, en effet, détériorer les tissus dans une étendue considérable et entraîner un véritable danger.

On ne connaît pas les causes qui donnent lieu au développement du phagédénisme. Cependant on a observé que c'était principalement sur certains terrains que se montraient ces accidents. Une mauvaise hygiène, une constitution délabrée, l'absence de tout soin de propreté, entrent pour une grande part dans leur production.

Traitement. — Le traitement du chancre simple doit être surtout local. Des pansements avec la charpie sèche ou additionnée d'une poudre inerte, telle que l'oxyde de zinc ou le sous-nitrate de bismuth, suffiront en général pour en amener la cicatrisation. On y associera des lotions avec le vin aromatique ou une solution phéniquée. Si les douleurs sont vives, on ajoutera l'extrait d'opium au liquide employé, à la dose de 1/50 environ.

Le fer et le quinquina à l'intérieur seront indiqués, surtout si l'ulcération commence à prendre un mauvais aspect, une couleur blafarde.

Quand le chancre se complique de phagédénisme, on doit chercher à arrêter les progrès du mal et à transformer la surface ulcérée. Pour cela, on aura recours aux cautérisations, soit avec le fer rouge, soit avec la potasse, si la région le permet. Quel que soit le caustique employé, il faut dépasser les limites de la lésion en largeur et en profondeur. Les applications d'emplâtre de Vigo *cum mercurio* ont donné de bons résultats entre les mains de plusieurs médecins[1]. L'iodoforme présente de grands avantages dans le traitement du chancre compliqué ou non de phagédénisme. Cette substance, en effet, calme les douleurs et facilite la cicatrisation. Nous avons eu plusieurs fois l'occasion d'en constater les heureux effets.

Chancre infectant de la vulve.

Anatomie pathologique. — Le chancre syphilitique peut se développer sur tous les points de la vulve. Cependant, certaines régions sont beaucoup plus souvent atteintes que d'autres[2].

Ce sont les grandes lèvres qui portent ordinairement l'accident initial de la syphilis.

[1] A. Guérin, *loc. cit.*, p. 35.

[2] Dans la statistique de M. Fournier, sur 249 chancres, 114 siégeaient sur les grandes lèvres, 55 sur les petites lèvres, 38 à la fourchette, 10 à la région clitoridienne, 9 à l'entrée du vagin, 7 au méat urinaire, 2 à la commissure supérieure de la vulve, enfin 13 sur le col de l'utérus et 1 sur le vagin (*Leçons sur la Syphilis étudiée plus particulièrement chez la femme,* par A. Fournier, 1873, p. 69).

Celui-ci se présente, le plus fréquemment, sous la forme d'une érosion supportée par une nodosité circonscrite et indurée. Son aspect est très variable. Tantôt arrondi, circulaire, il est, dans d'autres cas, ovalaire ou plus ou moins allongé.

Ses dimensions sont généralement celles d'une pièce de 20 ou de 50 centimes. Ce n'est qu'exceptionnellement qu'il est réduit au diamètre d'une lentille, ou qu'il atteint les proportions d'une grosse amande.

Sa couleur est d'un rouge uniforme ou grise au centre et rouge vif sur les bords, très-rarement jaunâtre ou piquetée de brun. Sous l'influence de la grossesse il revêt cette teinte violacée qui est commune à tous les organes génitaux de la femme pendant la gestation.

Le chancre syphilitique présente plutôt les caractères d'une érosion que d'une ulcération. Ses bords sont au même niveau, ou plus élevés que les tissus sur lesquels il repose. Sa surface est lisse et unie. Quelquefois la partie centrale se déprime, se creuse d'une petite cavité peu profonde, et constitue ainsi ce que l'on désigne sous le nom de chancre à *forme ulcéreuse*.

L'accident initial de la syphilis est en général solitaire; il est cependant quelquefois multiple, principalement chez la femme[1].

Symptômes. — Les manifestations qui accompagnent le chancre syphilitique ne sont nullement en rapport avec la gravité de la maladie elle-même, considérée dans son ensemble et dans son avenir. Lésion presque toujours indolente, ne donnant lieu qu'à une sécrétion peu abondante de sérosité plutôt que de pus, il n'est pas surprenant qu'elle

---

[1] Sur 203 cas, M. Fournier a rencontré 134 fois une lésion unique, 52 fois double, quelques cas de 2 ou 3 et un seulement de 6 chancres. Fournier, *loc. cit.*, p. 75.

passe si souvent inaperçue. Il n'y a de douleur que s'il existe des complications inflammatoires, ce qui est rare.

L'induration du chancre infectant existe aussi bien chez la femme que chez l'homme. Seulement, chez la femme, elle est quelquefois plus difficile à percevoir, impossible même dans certaines circonstances; à cause du point où la lésion est située. Ce caractère n'est cependant pas nécessaire et on le voit faire défaut dans un trentième des cas environ. Souvent l'induration s'étend assez loin et il faut alors beaucoup de soin et d'attention pour arriver à la percevoir.

C'est surtout dans les formes désignées sous le nom d'indurations parcheminées ou foliacées, qu'on doit avoir recours à cette recherche un peu minutieuse. Il faut pour cela saisir entre le pouce et l'index les téguments à une certaine distance de la lésion, et parallèlement à sa surface. On sent alors comme une feuille de parchemin ou de papier interposée aux deux doigts explorateurs, d'où l'expression de *parcheminée* ou *foliacée* appliquée à ce genre d'induration.

Peu de temps après l'apparition de l'accident initial, vers la fin du premier ou le commencement du deuxième septenaire, on constate un engorgement des ganglions où se rendent les vaisseaux lymphatiques de la région atteinte. Aussi, sont-ce ceux de la région inguinale qui sont malades, quand le chancre siége sur les organes génitaux externes. Les caractères de cette altération ont une importance capitale pour le diagnostic, comme nous le verrons plus loin. Rarement bornée à un ou deux ganglions, l'induration se montre sur un assez grand nombre d'entre eux, formant ainsi une série de petites tumeurs mobiles, roulant sous le doigt que l'on désigne sous le nom de *pléiade-ganglionnaire*.

L'hypertrophie qu'ils subissent n'est jamais très considérable et ne dépasse guère le double ou le triple de leur volume normal. Les tissus qui les entourent ne sont nullement altérés. La tumeur qu'ils forment est indolente et ne présente aucune tendance à se terminer par suppuration. Chez des sujets tout spécialement prédisposés, on peut voir des ganglions suppurer à la suite d'un chancre infectant. Mais encore, dans ces cas qui se rencontrent dans la proportion d'un à deux pour cent, surtout chez les sujets scrofuleux, le bubon une fois ouvert guérit avec facilité, ce qui le distingue de celui du chancre simple.

Complications. — Les complications les plus fréquemment observées, sont l'*inflammation* et l'*œdème*.

Quand le chancre s'enflamme, il devient douloureux. En même temps sa surface prend un aspect rouge livide ou noirâtre. Ou bien on y observe des points ecchymotiques, quelquefois des points gangréneux.

L'œdème des tissus environnants est un accident que l'on rencontre assez fréquemment. Souvent il attire l'attention des malades, beaucoup plus que le chancre lui-même qu'elles considèrent comme une écorchure sans importance. L'œdème, dans quelques cas rares, acquiert une dureté particulière qui lui donne une consistance scléreuse.

Ces deux complications ne présentent ordinairement aucune gravité. Le repos, quelques bains ou fomentations émollientes, suffiront, presque toujours, pour les faire disparaître.

Le phagédénisme n'accompagne qu'exceptionnellement les accidents syphilitiques de la femme.

Marche. — L'évolution du chancre nous est montrée dans tous ses détails, par l'étude de ce qui se produit après l'inoculation artificielle.

Ce n'est qu'un temps assez long après l'introduction du virus (de 25 à 26 jours en moyenne), qu'on voit apparaître les premiers vestiges de la lésion. C'est d'abord une papulle, une petite saillie rougeâtre, se transformant bientôt en une érosion superficielle. Celle-ci augmente peu à peu de volume, on perçoit à sa base un certain degré de rénitence, et elle aboutit à la formation d'un tubercule plat à base indurée.

Après être restée un certain temps stationnaire, la lésion commence à se cicatriser par ses bords et bientôt ne consiste plus qu'en une plaque d'un brun rougeâtre reposant sur des tissus épaissis. Cette induration elle-même, s'efface assez vite, sans laisser aucune trace, au moins dans la majorité des cas.

Les choses se passent de même pour le chancre contracté dans des rapprochements sexuels, que pour celui produit expérimentalement. Nous voyons également une période d'incubation dont la durée, quoique variable, est ordinairement de plusieurs semaines. Il disparaît après un temps plus ou moins long, sans donner lieu à aucune cicatrice indélébile. Les cas où on l'a vu guérir en quinze jours doivent être considérés comme exceptionnels.

Diagnostic. — Les difficultés que présente le diagnostic du chancre varient avec la période à laquelle on l'observe. Quand il est tout à fait au début, le diagnostic est souvent impossible et exposerait aux plus grands mécomptes si on voulait le poser d'une façon certaine. Quand il a atteint tout son développement, il est en général facile à reconnaître. Mais on voit manquer quelquefois un ou plusieurs de ses caractères, si bien que l'évolution ultérieure seule permet d'affirmer la nature de la lésion.

Le *chancre à forme érosive* peut être confondu avec une érosion simple, ou avec l'herpès.

En effet, surtout chez la femme, il se présente avec des apparences tellement bénignes, qu'on le prend facilement pour une écorchure banale résultant d'un traumatisme quelconque, de frottements produits par les rapprochements sexuels.

Dans les érosions simples, on ne rencontre pas d'engorgement ganglionnaire comme dans l'accident syphilitique, si celui-ci a atteint le deuxième septénnaire. En outre, il est presque toujours possible de percevoir pour ce dernier un certain degré d'induration, en y apportant les précautions que nous avons indiquées ; rien de pareil pour l'érosion simple.

Il faut cependant faire une restriction. Si les excoriations ont été cautérisées, elles présentent quelquefois une légère rénitence simulant l'induration. En outre, les ganglions peuvent aussi se tuméfier à la suite de cautérisations. Ces modifications ne tarderont pas à disparaître dans les cas de lésions banales. Au contraire, sous l'influence de la syphilis, elles s'accentueront de plus en plus, à mesure que l'accident initial arrivera à sa période d'état.

La vulvite érosive, fréquente chez les enfants, a donné lieu à des erreurs d'interprétation, dont on comprend toute l'importance au point de vue médico-légal. Aussi ne peut-on prendre trop de précautions avant d'affirmer l'existence de la syphilis, d'après les caractères d'une seule manifestation locale.

Le diagnostic de l'herpès et du chancre syphilitique peut présenter de grandes difficultés. Ce n'est pas la forme vésiculeuse disséminée qui est facile à confondre, mais les éruptions confluantes aboutissant à de larges érosions. L'affection herpétique donne également lieu, dans certaines circonstances, à des ulcérations uniques et creuses entamant le derme, ou assez étendues en surface.

L'herpès cause, presque toujours, ou avant ou au début
de son apparition, des démangeaisons, une sensation de
chaleur, de cuisson dans les régions qu'il occupe. Le chancre,
au contraire, est remarquable par son indolence et l'absence
de tout prurit. Dans l'herpès, les ganglions ne sont pas
atteints, ou s'ils le sont, c'est sur un ou deux seulement
que l'on observe une augmentation de volume et un léger degré de sensibilité, caractères bien différents de ceux
que présente la pléiade ganglionnaire indolente de la syphilis.

Sur les plaques d'herpès enflammées, il existe à la base
une certaine rénitence distincte de l'induration comme cartilagineuse ou parcheminée du chancre. Un des caractères
différenciels les plus importants réside dans l'aspect que
présentent les bords des deux lésions. Dans l'une, la plaie
est régulière, son contour bien dessiné et plus ou moins
arrondi. Dans l'autre, au contraire, il est formé par une
série de petites dépressions semi-circulaires, de segments
de circonférence accolés les uns aux autres et limitant par
leur réunion la perte de substance. Cette disposition fes-
tonnée des bords de l'ulcération herpétique nous sera souvent d'un grand secours pour établir un diagnostic.

L'évolution ultérieure de la maladie achèvera de nous
éclairer, dans les cas embarrassants. Au bout de peu de
jours, en général, les lésions de l'herpès auront disparu,
tandis que les caractères de l'accident spécifique s'accentueront de plus en plus.

L'inoculation peut encore être invoquée comme caractère
différentiel. Nous répéterons ici ce que nous avons déjà
dit, à propos du chancre simple, c'est que l'inoculation ne
doit être employée qu'à titre d'exception et avec la plus
grande prudence.

La forme ulcéreuse du chancre infectant pourrait être confondue avec le chancre simple. L'importance du diagnostic est ici primordiale. Tandis que l'un constitue une affection tout à fait locale ne réclamant qu'un traitement également local, l'accident syphilitique est l'indice d'une infection générale, dont les conséquences graves pourront se manifester jusqu'à dix, vingt, trente ans plus tard. En outre, la syphilis entraîne des indications thérapeutiques dont peut dépendre l'avenir des malades.

Une série de caractères nous permettront, le plus souvent, de différencier les deux espèces. D'abord le nombre des lésions. Celle de la syphilis, ordinairement unique, ne dépasse jamais un chiffre assez restreint. L'autre, au contraire, est presque toujours multiple, et on en compte dix, quinze et jusqu'à plus de soixante sur le même sujet.

Ensuite leur physionomie diffère également dans les deux cas. La lésion syphilitique, même dans sa forme ulcéreuse, ne présente pas cette cavité profonde, fortement excavée du chancre simple. Le fond de l'ulcération est inégal, anfractueux, d'une teinte jaunâtre, pour ce dernier; pour l'autre, il est lisse, uni, d'un rouge foncé uniforme, ou gris vers le centre et rouge sur ses bords. Ceux-ci, taillés à pic, décollés dans un cas, sont saillants ou se continuent avec les tissus ambiants dans l'autre. Même dans sa forme ulcéreuse, le chancre infectant présente surtout les caractères d'une érosion; sa sécrétion, peu abondante, consiste en de la sérosité plutôt qu'en un véritable pus. Le chancre mou revêt l'aspect d'une ulcération, sa suppuration, constituée par du pus épais, bien lié, est souvent assez notable.

L'état des tissus situés à la base de la lésion doit être recherché avec soin. La sensation de résistance œdémateuse fournie par le chancre simple enflammé ne sera pas confondue avec l'induration de l'accident syphilitique.

Les ganglions se comportent d'une façon très différente, selon celle des deux affections à laquelle nous avons affaire. Dans l'une, ils sont nombreux, indolents, peu augmentés de volume, ne tendant pas à la suppuration. C'est l'inverse que nous observons dans l'ulcère non infectant, où ils sont quelquefois absolument indemnes. Ou bien, s'ils sont atteints, c'est au nombre d'un ou deux seulement. Leur volume est très augmenté, le tissu qui les environne participe à l'inflammation, et le résultat final sera, le plus souvent, un bubon suppuré long et difficile à cicatriser.

L'inoculation, si on y avait recours, donnerait des résultats inverses. L'un n'étant pas inoculable au sujet qui en est porteur; l'autre pouvant s'inoculer indéfiniment sur la même malade.

Un autre signe pourrait nous fournir des renseignements précieux, c'est la durée du temps écoulé entre le rapport suspect et le développement de la lésion. Malheureusement, dans la pratique, c'est là un moyen rarement possible à utiliser, sauf dans quelques circonstances exceptionnelles. L'ulcération chancreuse simple n'a pas de période d'incubation et se montre au bout de peu de jours. Tandis que le temps qui s'écoule entre le moment de l'introduction du virus syphilitique et les premières manifestations de la maladie qu'il engendre, est toujours assez long.

Malgré tous les caractères différentiels que nous venons de passer en revue, il ne faut pas oublier que ce diagnostic, surtout chez la femme, est exposé à de nombreuses causes d'erreur. Il sera prudent, avant d'affirmer la nature d'un accident de ce genre, d'attendre les manifestations générales qui ne tardent pas à suivre dans les cas de syphilis.

Il est une dernière question que nous ne pouvons pas

passer sous silence à propos du diagnostic, c'est la coïncidence possible de plusieurs affections sur le même sujet.

L'herpès, en premier lieu, accompagne souvent les affections vénériennes quelque soit leur nature.

On peut également voir se développer sur une même malade les deux espèces de chancres. Il n'est pas rare de rencontrer des femmes qui possèdent en même temps, des chancres infectants et non infectants, une uréthrite, une vaginite blennorrhagiques. Ces cas ont une grande importance relativement aux questions théoriques ayant trait aux maladies vénériennes. On comprend combien l'association de lésions diverses sur un même malade a dû causer d'erreurs d'interprétation. Dans ces circonstances, un observateur attentif arrivera le plus souvent à faire la part de ce qui revient en particulier à chacune d'elles.

La différence dans la durée de la période d'incubation doit avoir donné lieu à bien des confusions. En effet, on soigne une femme atteinte de chancres mous; ceux-ci guérissent et on perd la malade de vue. Quelques mois plus tard, existent chez elle les signes de la syphilis confirmée. On sera tenté de conclure, en pareille circonstance, que c'est le chancre simple qui en a été la première manifestation. Tandis qu'il est très possible que l'accident syphilitique n'ait apparu qu'après la guérison des ulcérations chancreuses simples et se soit développé à l'insu du médecin. Des observations très probantes de faits de ce genre ont été consignées dans les annales de la science. De même, on a vu un chancre simple venir se greffer sur un chancre induré et en modifier complètement l'aspect.

On a décrit sous le nom de *chancre mixte*, des lésions qui, quoique présentant l'apparence du chancre simple, donnaient lieu à des accidents généraux consécutifs. Il est, en effet, des cas où l'accident spécifique est dépourvu de plusieurs de ses caractères et pourrait induire en erreur. Nous répéterons à ce propos ce que nous disions plus haut; c'est que le diagnostic de la syphilis, dans beaucoup de cas, ne doit pas s'affirmer sur la simple inspection de la lésion initiale.

Pronostic. — Le pronostic doit être considéré à deux points de vue différents. Au point de vue de la lésion elle-même, et au point de vue de l'affection générale dont elle est la manifestation.

Le chancre syphilitique, comme lésion locale, ne présente aucune espèce de gravité. Il guérit spontanément dans un temps plus ou moins long, sans laisser ordinairement aucune trace de son passage. Nous avons dit que ses diverses complications sont également sans importance et que le phagédénisme ne s'y observe que d'une façon tout à fait exceptionnelle.

Mais il est la première manifestation d'une maladie générale dont la durée est indéfinie, et qui, bénigne dans sa première période, l'est souvent aussi dans la seconde, et devient surtout grave dans la troisième, par les accidents qu'elle amène, principalement du côté des viscères et du système nerveux central. On a avancé que, d'après l'évolution de l'accident initial, il était possible de prévoir le plus ou moins de gravité future de la syphilis. On a invoqué la période de la maladie chez le sujet qui avait été cause de la contagion. On a dit que la syphilis résultant d'un accident secondaire était moins sérieuse que celle qui provenait d'une lésion primitive. L'observation de tous les jours vient démentir cette idée théorique. On voit souvent une syphilis contractée au contact d'une plaque muqueuse présenter des symptômes plus inquiétants que celle qui provient d'un chancre.

Il en est de même de la longueur plus ou moins grande

de l'incubation, dont on ne peut tirer aucune conclusion relativement au pronostic. Celui-ci dépend surtout de l'état général du sujet. C'est là principalement une affaire de terrain, et on aura bien plus de chances d'observer une syphilis maligne chez les individus débilités, usés par les excès, la misère, une mauvaise hygiène, que chez ceux qui présentent tous les attributs d'une santé forte et vigoureuse.

L'âge du sujet a aussi une importance. Aux deux extrêmes de la vie, chez les enfants et les vieillards, les manifestations de la syphilis sont souvent graves, surtout chez ces derniers.

Enfin, il y a des cas où la cause de la malignité nous échappe complètement.

Traitement. — Nous ne nous occuperons ici que du traitement du chancre lui-même, renvoyant ce qui est relatif au traitement antisyphilitique général, après l'étude des syphilides vulvaires. Beaucoup d'auteurs ont conseillé de détruire la lésion primitive *in situ*, croyant ainsi débarrasser le malade des accidents consécutifs. Il est bien prouvé aujourd'hui que l'économie tout entière est envahie quand le chancre se manifeste, et que sa destruction serait par conséquent absolument illusoire et sans aucun avantage.

Ce que nous avons vu de la marche de la lésion et de sa tendance à la cicatrisation spontanée nous indique que le traitement doit consister surtout en des moyens hygiéniques et des soins de propreté. Les excès de tout genre, les marches forcées, les veilles seront soigneusement évités. Les malades devront également s'abstenir de l'ingestion de substances excitantes, telles que le café, l'alcool.

On pourra conseiller des lotions avec la liqueur de Labarraque, ou le vin aromatique coupé d'eau ; saupoudrer ensuite la surface avec une poudre absorbante, telle que l'oxyde de zinc.

S'il présentait des signes d'inflammation, on aurait recours à des lotions émollientes avec de l'eau de guimauve, avec une solution légèrement opiacée. Le repos et des bains quotidiens seront très utiles dans ce cas.

Lorsqu'on constatera de la douleur et un commencement de phénomènes inflammatoires, on fera des pansements avec une pommade au calomel, ou du cérat opiacé. Les corps gras, nuisibles au chancre simple, donnent au contraire de bons résultats dans le traitement du chancre syphilitique (Fournier).

Autrefois, la cautérisation au moyen du crayon de nitrate d'argent était d'une pratique usuelle. C'est là un mauvais procédé, auquel on ne doit avoir recours que dans des circonstances exceptionnelles. La cautérisation ne peut être que nuisible, sauf dans les cas où la surface de l'ulcération prend un mauvais aspect, un aspect couenneux. On aura également recours au nitrate d'argent, si celle-ci bourgeonne trop, afin d'activer la cicatrisation et de réprimer l'exubérance des bourgeons charnus.

Syphilides de la vulve.

A la suite du chancre infectant, il est bien rare qu'il ne se développe pas quelques accidents du côté des muqueuses. Parmi ces muqueuses, celle de la vulve est une des plus fréquemment atteintes.

Ces lésions vulvaires, désignées sous la dénomination générale de plaques muqueuses, présentent des caractères différents selon les cas. Aussi est-ce avec raison, croyons-nous, que quelques auteurs assimilant les syphilides muqueuses et cutanées, les ont séparées en un certain nombre de groupes, de familles, selon les caractères qu'elles présentent.

Nous diviserons les syphilides vulvaires en : 1° érosives ; 2° papuleuses ; 3° ulcéreuses[1].

Anatomie pathologique. — La *forme érosive* est constituée par des érosions superficielles, plates, de niveau avec les tissus voisins. Ces érosions ne possèdent aucun caractère macroscopique qui leur soit propre. Leur surface rougeâtre n'est représentée que par le derme dénudé.

La *forme papuleuse*, la plus fréquente à la région vulvaire, diffère de la précédente en ce que l'élément éruptif fait saillie sur les tissus ambiants. La papule ainsi produite ne tarde pas à s'ulcérer[2] ; son sommet est aplati, plus souvent circulaire qu'ovale ou allongé. La surface de ce plateau ulcéré, tantôt lisse, tantôt chagrinée, revêt une coloration uniforme d'un rouge sombre, quelquefois pointillé de blanc. D'autres fois elle se recouvre d'un enduit jaunâtre, comparable à ce qu'on observe dans l'impétigo. Si on étudie la structure histologique de ces petites tumeurs, on voit qu'elles sont constituées par les papilles du derme hypertrophiées et infiltrées d'éléments embryonnaires ; l'épithélium de la surface ayant disparu.

Dans certaines formes, le derme, les glandes, le tissu adipeux, présentent également des altérations, sur lesquelles M. Cornil a tout récemment appelé de nouveau l'attention[3].

Les papules ont le plus souvent les dimensions d'une lentille, d'une pièce de 20 ou de 30 centimes. Tantôt on n'en compte qu'une ou deux ; tantôt, au contraire, elles sont tel-

---

[1] M. Fournier admet quatre groupes principaux : 1° les Syphilides érosives ; 2° les Syphilides papulo-érosives ; 3° les Syphilides papulo-hypertrophiques ; 4° les Syphilides ulcéreuses.

[2] C'est alors la forme papulo-érosive de Fournier.

[3] *Société de Biologie*, séance du 22 juin 1878.

lement nombreuses, qu'en se réunissant par leurs bords elles forment des plaques de 5 ou 6 centimètres d'étendue[1]. Sous l'influence de mauvaises conditions hygiéniques, on voit ces productions s'hypertrophier de plus en plus et proliférer en tout sens pour donner lieu à ces masses végétantes qui finissent par envahir toute la région[2].

Les syphilides se rencontrent sur tous les points de la vulve.

On les observe également sur les régions périvulvaires, les plis génito-cruraux, le périnée, la face interne des cuisses. Fréquemment, la face externe des grandes lèvres présente des éruptions croûteuses et squameuses que leur revêtement cutané explique très bien, tandis que leur face interne est atteinte de syphilides muqueuses. Les deux lésions sont identiques et ne diffèrent que par les conditions résultant de leur situation.

La troisième espèce, ou *forme ulcéreuse*, est très-distincte de celles dont nous nous sommes occupés jusqu'ici. Elle consiste en une ou plusieurs ulcérations, entamant assez profondément le derme muqueux, sans présenter de caractères qui leur soit absolument propres. Leurs dimensions, leur forme, leur couleur, sont très variables. Cependant elles revêtent assez souvent un aspect cerclé, en croissant ou demi-lune, qui permet de les reconnaître. Elles se produisent d'emblée, sans aucune altération ou épaississement préalable des tissus qui les supportent ; ce qui les différencie des formes papuleuses ulcérées. Distinction assez importante, comme nous le verrons bientôt, relativement au pronostic et aux indications thérapeutiques.

Dans le voisinage des parties atteintes de syphilides, on

---

[1] C'est ce que l'on a désigné sous le nom de *syphilides en nappe*.

[2] C'est la forme papulo-hypertrophiques de Fournier. Eléphantiasique d'autres auteurs.

rencontre d'autres lésions, telles que l'érythème, l'inter-trigo. Il n'est pas rare de voir se développer des phlegmons circonscrits, de véritables abcès.

L'œdème envahit souvent les grandes lèvres et donne quelquefois à la vulve les formes les plus bizarres et les plus variées. Les ganglions correspondants hypertrophiés ne suppurent pas, à moins de complications. On observe également des lymphangites secondaires. Celles-ci, comme l'engorgement ganglionnaire qui les accompagne, se font remarquer par leur indolence.

Il ne faudrait pas attacher une trop grande importance à la différenciation des divers types anatomiques que nous venons de décrire. Les deux premières variétés surtout, passent souvent de l'une à l'autre et se trouvent associées sur un même sujet. La forme ulcéreuse est plus caracté-ristique et se rencontre plus fréquemment isolée.

Symptômes. — Quelle que soit l'espèce à laquelle nous ayons affaire, il existe un caractère qui leur est commun à toutes, c'est l'absence de douleur. Les syphilides non irritées sont indolentes, et quand sous l'influence des frottements, du manque de soins, elles viennent à s'enflammer, les malades se plaignent plutôt de démangeaisons, d'un certain sentiment de gêne.

Les formes érosives sécrètent une sérosité jaunâtre et non du pus bien lié. Dans les variétés papuleuses con-fluentes, le liquide sécrété en assez grande abondance exhale une odeur fade, qui devient quelquefois d'une féti-dité repoussante. Les syphilides non traitées guérissent dif-ficilement et peuvent persister pendant longtemps. Mais sous l'influence d'un traitement bien dirigé, on les voit s'effacer avec une promptitude souvent surprenante. Même dans les formes hypertrophiques, la lésion spécifique elle-même est indolente, mais elle amène des inflammations de voisinage qui peuvent causer des souffrances vives aux malades, rendre les mouvements et surtout la marche difficiles.

La syphilide ulcéreuse, moins fréquente que les autres, sécrète un véritable pus. On l'observe à une période plus avancée de la maladie, et elle présente une plus grande résistance à nos moyens thérapeutiques.

Diagnostic. — Les deux formes qui peuvent donner lieu à des difficultés de diagnostic sont les formes érosives et ulcéreuses. L'érosion syphilitique ne possède aucun signe qui lui soit propre et qui la différencie d'avec une érosion simple. Le peu d'importance apparente de la lésion peut parfaitement la faire prendre pour une écorchure. Néanmoins quelques caractères permettent de la distinguer, au moins dans un certain nombre de cas. L'érosion syphilitique est indolente, arrondie, souvent multiple, sa sécrétion est séreuse ou séropurulente et très peu abondante. Au contraire, l'érosion inflammatoire sécrète du pus en certaine quantité. En outre elle est presque toujours solitaire, de forme irrégulière, et plus ou moins douloureuse. L'herpès se distinguera également par le prurit qui l'accompagne, avant ou au début de l'éruption. Son bord festonné diffère du contour ordinairement net et régulier des syphilides.

La forme ulcéreuse peut être confondue avec des scrofulides ou des chancres simples. La syphilide a une tendance à revêtir une apparence circinée, en croissant ou en demi-lune. Ce caractère manque quelquefois, et il faut avouer qu'alors l'ulcération syphilitique n'a aucun signe qui la distingue, en tant que lésion. Les scrofulides, assez rares à la vulve, sont plus creuses que les syphilides. Elles résistent au traitement spécifique, et il est rare qu'on ne trouve pas sur quelqu'autre point du corps d'autres traces de la diathèse strumeuse. Mais il peut y avoir une coïncidence des deux maladies, c'est-à-dire, la vérole chez une scrofuleuse. Alors les ulcérations offrent des caractères dépendant de ce mélange.'

Le chancre mou est plus creux, plus souvent multiple que la syphilide ulcéreuse. Cependant le dignostic présente quelquefois des difficultés insurmontables. L'inoculation lèverait les doutes. Le chancre mou étant autoinoculable, et les lésions syphilitiques ne l'étant pas.

Pronostic. — En tant que lésions locales, les syphilides muqueuses sont des affections essentiellement bénignes. Même ces énormes tumeurs en nappe, déformant complètement la vulve, ne résistent guère au traitement général. La forme ulcéreuse est un peu plus rebelle et plus longue à guérir. Les diverses formes de syphilides muqueuses sont remarquables par leur tendance à récidiver.

Pendant longtemps Ricord avait soutenu que le chancre seul était transmissible, et que les accidents secondaires ne l'étaient pas. Personne ne conteste plus aujourd'hui le caractère éminemment contagieux des accidents secondaires. Nous pourrions même ajouter, que ce sont les syphilides, et en particulier les syphilides muqueuses, qui sont le plus souvent l'agent de transmission. Le peu d'étendue des lésions augmente encore la possibilité de les méconnaître.

Étiologie. — Les syphilides muqueuses sont des manifestations secondaires de la maladie. Elles se développent spontanément et ne peuvent pas s'inoculer sur le sujet qui en est porteur. On a invoqué contre cette assertion un fait d'observation assez fréquent, que les plaques muqueuses étaient souvent symétriques, correspondant exactement l'une à l'autre sur deux surfaces opposées. Dans ces cas ce n'est pas une autoinoculation, comme pour le chancre simple, mais le résultat de l'irritation locale, qui facilite sur ce point l'apparition de la lésion.

Les syphilides érosives et papuleuses suivent souvent d'assez près le développement du chancre. Les formes ulcéreuses se montrent plus tardivement, à une époque avancée de la période secondaire.

La variété papuleuse est celle que l'on observe le plus fréquemment dans la région vulvaire. Chez les malades qui ne se soignent pas, elle atteint des proportions que l'on ne rencontre presque jamais chez les femmes soumises aux règles d'une bonne hygiène. La forme ulcéreuse est moins commune que les deux autres.

Traitement. — La cautérisation des syphilides vulvaires, avec le crayon de nitrate d'argent est fréquemment employée. On a trop abusé de cette pratique, au moins pour les syphilides érosives et papuleuses. Ces deux formes, comme nous l'avons vu, guérissent avec la plus grande facilité sous l'influence de la médication générale.

Le traitement local consistera en des bains, des lotions fréquentes avec un liquide détersif, solution phéniquée, ou liqueur de Labarraque étendue[1]. Les pansements seront faits au moyen d'une poudre inerte, l'oxyde de zinc, le sous-nitrate de bismuth, maintenu avec des tampons d'ouate. L'excision des parties hypertrophiées n'est jamais indiquée, puisqu'on obtient la guérison, sans l'intervention chirurgicale, même lorsque les syphilides réunies en masse forment des tumeurs d'un assez gros volume.

Les variétés ulcéreuses, plus rebelles à l'action thérapeutique, demandent un traitement un peu différent des autres. Ici on pourra recourir au nitrate d'argent, soit au moyen du crayon, soit, ce qui vaut mieux, au moyen de

---

[1] Eau . . . . 250 grammes.
    Liqueur de Labarraque   60   —

pansements renouvelés trois fois par jour, avec de la charpie trempée dans une solution de nitrate d'argent au 100e ou au 60e. On a employé contre les syphilides muqueuses un grand nombre de topiques dont l'action a été tour à tour vantée, la teinture d'iode, le perchlorure de fer, l'iodoforme. Ce dernier sera surtout utile dans les formes ulcéreuses, ou chez les sujets scrofuleux.

Le traitement général de la syphilis est basé sur l'emploi de deux médicaments, le mercure, et l'iodure de potassium. Nous ne pouvons pas discuter ici les faits qui plaident en faveur du mercure et les arguments invoqués et mis en relief par ses nombreux détracteurs.

Nous renvoyons ceux qui voudraient étudier plus en détail cette question, à la thèse de M. Hallopeau qui résume d'une façon très intéressante ce qui a été dit à ce sujet [1].

Il résulte des recherches les plus récentes, venant confirmer l'expérience des anciens, que le mercure est le meilleur des médicaments connus pour combattre la syphilis, surtout dans ses premières périodes. Aussi conseillons-nous d'y avoir recours dès qu'on sera certain de son diagnostic.

Quelle est la forme sous laquelle on doit employer le mercure?

L'agent thérapeutique peut pénétrer dans l'économie par les voies digestives, ou par la peau au moyen des frictions ou des injections hypodermiques.

Dans les cas ordinaires et de moyenne intensité, l'introduction du médicament par les voies digestives est plus commode et plus souvent utilisée. Les composés de mercure les plus divers ont été conseillés. C'est en général le protoiodure que nous employons de préférence.

[1] Hallopeau, *Du mercure, action physiologique et thérapeutique.* Paris, 1878. Thèse d'agrégation.

Quelque soit du reste le sel de mercure que l'on administre, on devra toujours surveiller avec soin l'état de la bouche et des organes digestifs. Le protoiodure de mercure doit être donné sous la forme pilulaire[1], à la dose de 5 à 15 centigrammes par jour. Au delà de 15 centigrammes on s'expose à voir survenir la salivation. L'usage du chlorate de potasse en gargarisme et en potion aura une action utile contre la stomatite.

Après avoir soumis la malade, pendant deux mois, à une dose quotidienne de 5 ou 10 centigr. de protoiodure, on lui fera cesser son traitement pendant quelques semaines, puis reprendre pendant une période d'une égale durée, suivie d'un repos un peu plus prolongé. Les alternatives de traitement et de repos devront ainsi se continuer pendant une année au moins. Après les premiers mois, il faut donner simultanément le mercure et l'iodure de potassium[2].

Ce dernier médicament doit être employé seul à la fin du traitement et les doses peuvent être portées jusqu'à 3 et 4 grammes par jour.

La méthode des frictions est surtout indiquée dans les cas graves ; c'est le plus actif de tous les moyens[3].

---

[1]
  Chlorhydrate de morphine . . . . 0,05 centigr.
  Protoiodure d'hydrargyre . . . . 1 gramme.
  Extrait de quinquina . . . . 5 —
  Poudre de quinquina . . . . Q. S.

Pour 40 pilules, dont on prendra de 2 à 4, rarement 6 par jour, de préférence avec les aliments.

[2] Si on donne en même temps l'iodure de potassium et le mercure également sous forme d'iodure, il faut mettre un certain temps entre l'administration des deux substances, pour éviter qu'il puisse se former dans l'estomac du bi-iodure de mercure, sel excessivement toxique. Le sirop de Gibert est une préparation commode quand on associe l'usage des deux médicaments.

[3] Si on emploie la méthode des frictions, il faut les prolonger pendant une demi-heure environ avec 2 à 6 grammes d'onguent mercuriel. Ces frictions, continuées pendant 12 à 15 jours, sont reprises après un égal temps de repos ; et le traitement devra se terminer par l'usage prolongé de l'iodure de potassium.

La méthode hypodermique peut aussi présenter des indications particulières, chez des malades, par exemple, qui ne supportent pas le mercure à l'intérieur. Cependant, avant d'entrer dans la pratique usuelle, elle devra subir des modifications, à cause des accidents locaux, douleur, phlegmons, gangrènes, qu'elle amène assez souvent [1].

Outre le traitement spécifique, il faudra appeler à son aide les principaux moyens hygiéniques et thérapeutiques qui pourront agir favorablement sur la santé générale. C'est ainsi que le quinquina, le fer, l'huile de foie de morue trouveront leurs indications. Les eaux sulfureuses sont également un adjuvant utile et qui ne doit pas être négligé, surtout quand l'affection est déjà ancienne.

Quand un malade a été atteint de syphilis, peut-on lui assurer après un traitement régulier et suffisamment prolongé qu'il est à l'abri de nouvelles manifestations de la maladie? Il est impossible de répondre affirmativement à cette question, puisqu'on a vu se produire de nouveaux accidents, 10, 20, 30 et même 40 ans après la disparition des premières lésions.

On peut dire cependant, que, bien soignée, la vérole guérit le plus souvent [2].

---

[1] Voici la formule que nous conseillons si on avait recours aux injections hypodermiques :

Bichlorure d'hydrargyre.	0,10 centigr.
Chlorure d'ammonium	0,10 —
Chlorhydrate de morphine.	0,05 —
Eau distillée.	40 grammes.
Glycérine (pure)	10 —

Chaque seringue d'un gramme contient 2 milligrammes environ de sublimé. On doit commencer par deux injections (4 milligr.) par jour et augmenter peu à peu jusqu'à 10 milligrammes. On a même poussé la dose jusqu'à 25 milligrammes par jour. Il est impossible de rien fixer de précis à cet égard, c'est au médecin à juger de la façon dont le médicament est supporté.

[2] Dans la plupart des traités de gynécologie, on laisse de côté ce qui est relatif à la syphilis. Cependant nous avons pensé être utile au lecteur en

DE L'URÉTHRITE

On désigne sous le nom d'uréthrite, l'inflammation de la membrane muqueuse qui tapisse l'urèthre.

Anatomie pathologique. — Le méat urinaire, à l'état normal, chez la femme, est constitué par une petite fente ou ouverture circulaire, dont les bords font peu saillie sur les tissus voisins. Sa couleur est d'un rose pâle, comme la muqueuse environnante. Chez les femmes atteintes d'uréthrite, le méat est saillant, turgescent, souvent entre ouvert. Sa couleur d'un rouge vif, dans les cas récents, devient rouge livide, violacé, quand la maladie dure depuis longtemps. La muqueuse peut s'hypertrophier et faire hernie à l'orifice uréthral de façon à simuler un polype. Les glands qui entourent l'urèthre sont la plupart du temps malades.

L'inflammation s'étend quelquefois, jusqu'au tissus conjonctifs sous-muqueux.

Les abcès des parois ont été rarement observés dans l'uréthrite de la femme, quoiqu'on en ait cité quelques exemples[1].

Moins fréquemment chez la femme que chez l'homme, le processus inflammatoire envahit la muqueuse vésicale. Le plus souvent les lésions sont localisées à la partie antérieure de l'urèthre.

Symptômes. — L'uréthrite de la femme est loin de présenter les phénomènes douloureux que l'on observe chez l'homme. Le peu de longueur et la dilatabilité extrême de

décrivant chez la femme, les principaux caractères de cette affection qui joue un si grand rôle dans la pathologie des organes génitaux.

Dans cet ordre d'idées, nous avons peut-être un peu dépassé le cadre des lésions vulvaires pour toucher à des considérations plus générales ; celles-ci nous ayant paru nécessaires, surtout en ce qui concerne le traitement.

[1] Winckel, *Die Krankheiten der Weiblichen Harnröhre und Blase*, Stuttgart, 1877, p. 47.

l'urèthre féminin, rendent parfaitement compte de cette différence dans les deux sexes. Pendant les phases tout à fait aiguës, les malades se plaignent d'un peu de cuisson en urinant, d'un certain degré de ténesme vésical si l'affection a gagné le col de la vessie. Souvent aussi, surtout à une période plus avancée, elles n'accusent aucune sensation douloureuse.

L'examen des organes permettra de constater les caractères que nous avons énumérés à propos de l'anatomie pathologique. Le liquide qui s'écoule par le méat, d'abord mucopurulent, devient de plus en plus nettement purulent, verdâtre ou jaunâtre, quelquefois strié de sang. Les glandes qui avoisinent l'orifice uréthral peuvent laisser également sourdre quelques gouttelettes de pus. Pour constater l'existence et la nature de l'écoulement, surtout si celui-ci n'est pas très abondant, il faut avoir recours à certaines précautions. Après avoir soigneusement nettoyé la vulve et le vestibule, le doigt introduit dans le vagin et porté sur sa paroi antérieure sera ramené en pressant de bas en haut et d'avant en arrière.

Par cette manœuvre, répétée deux ou trois fois s'il est nécessaire, on amènera à l'orifice uréthral le liquide contenu dans toute la longueur du canal. En même temps dans les cas de date ancienne, on perçoit une induration, un épaississement dans toute son étendue.

Complications. — L'arthrite blennorhagique se rencontre aussi bien chez la femme que chez l'homme. Elle paraît peut-être au premier abord moins fréquente chez la femme. Mais cette différence tient à une série de causes qui pourraient nous induire en erreur, si nous voulions comparer le rapport des deux affections dans les deux sexes.

D'abord la blennorhagie est beaucoup plus rare chez la femme. En outre, elle se manifeste par des symptômes moins apparents et les douleurs qu'elle amène sont peu intenses, elle passe donc plus souvent iuaperçue. En tenant compte de ces conditions, le rapport entre l'arthrite et la blennorrhagie ne paraît pas se modifier selon le sexe.

Les auteurs qui ont décrit une ovarite blennorrhagique auront été portés à admettre cette complication chez la femme, à cause de la fréquence de l'orchite blennorrhagique chez l'homme. Nous aurons souvent l'occasion de signaler les idées erronées qui ont fait exagérer les analogies pathologiques du testicule et de l'ovaire. Les cas d'ovarite blennorrhagique qui ont été scientifiquement démontrés, c'est-à-dire suivis d'autopsie, étaient des cas de pelvipéritonite où l'ovaire, s'il était atteint, ne l'était que secondairement. La pelvipéritonite consécutive à la blennorhagie se rencontre plutôt quand la maladie s'est propagée au vagin et à l'utérus, que quand c'est surtout l'urèthre qui est malade. Nous reviendrons plus longuement sur ces faits, à propos des lésions du péritoine pelvien, mais nous pouvons dire, qu'aujourd'hui, l'existence de l'ovarite blennorrhagique n'est nullement démontrée.

Diagnostic. — Le diagnostic de l'uréthrite, dans sa période d'acuité, n'est en général pas difficile. Dans les cas anciens, l'affection se cantonne quelquefois dans les glandes uréthrales ou périuréthrales et peut être parfaite ment méconnue. C'est ainsi que des femmes, saines en apparence, font contracter des blennorrhagies dont on ne peut trouver la cause. Il faut alors examiner les malades avant qu'elles se soient lavées et surtout un certain temps après la miction. Il n'est pas rare alors, en prenant les précautions que nous avons indiquées (page 117), d'arriver à découvrir une gouttelette de pus qui explique la contagion. Nous avons observé plusieurs fois des sujets chez lesquels il n'existait plus d'autres traces de blennorrhagie que la suppuration de deux ou trois glandes périuréthrales ; la vulve, l'urèthre et le vagin étant parfaitement revenus à l'état normal.

Le pus s'écoulant par l'urèthre peut provenir d'un chancre. Le doigt en pressant sur le canal reconnaîtra à une rénitence particulière le point où siège le chancre. Si c'est dans la partie antérieure, en écartant légèrement les bords du méat, le regard plongera assez profondément pour reconnaître les caractères de la lésion. Les douleurs uréthrales, indépendantes de toute altération appréciable, s'observent souvent, comme complication des affections utérines.

Un examen attentif ne permettra pas de confondre ces manifestations douloureuses, avec celles qui proviendraient d'une inflammation de la muqueuse.

La nature de la maladie est importante à déterminer. Mais l'uréthrite, surtout dans le sexe féminin, est tellement rare en dehors de la blennorrhagie, que son existence suffit presque toujours à indiquer son origine.

L'herpès intracanaliculaire donne lieu, chez l'homme, à un écoulement purulent, qui simule à s'y méprendre une blennorrhagie au début. Ce petit accident disparaît spontanément au bout de peu de jours, et peut présenter des difficultés très grandes de diagnostic. L'apparition d'une éruption herpétique sur d'autres points des organes génitaux ne nous éclaire pas complètement, car on sait combien souvent l'herpès accompagne la blennhorrhagie.

Nous n'avons jamais eu l'occasion d'observer, chez la femme, ces poussées d'herpès intracanaliculaires, dont l'existence est probable, cependant, chez elle comme chez l'homme.

Pronostic. — Le pronostic de l'uréthrite féminine est ordinairement très bénin, et l'affection guérit en peu de

temps sous l'influence du traitement de la vaginite blennorrhagique qui l'accompagne le plus souvent. Dans certains cas, si la maladie a passé à l'état chronique, elle
oppose au contraire une grande résistance à nos moyens
thérapeutiques et peut persister des mois et des années.

Il n'est plus besoin de discuter aujourd'hui la question
si longtemps débattue de l'identité de la blennorrhagie et
de la syphilis. Et si des médecins, dont quelques-uns d'une
grande valeur, conservent encore les anciennes idées sur
l'origine commune des deux maladies, nous sommes en
droit de dire que leur nombre diminue tous les jours devant
l'évidence des faits observés.

Étiologie. — L'uréthrite est simple ou virulente. L'uréthrite simple peut être amenée par un traumatisme, par le
cathétérisme, par le passage d'urines altérées consécutivement à une cystite. Dans les fièvres éruptives, variole,
scarlatine, rougeole, on observe quelquefois un catarrhe de
l'urèthre qui ne présente dans ces cas qu'une importance
tout à fait secondaire, relativement à celle de la maladie
générale.

En dehors de ces quelques circonstances, l'uréthrite
est presque toujours l'indice d'une infection blennorrhagique et s'accompagne de vaginite de même nature. Il est
même rare que ce soit l'uréthrite qui se montre la première. C'est presque toujours ultérieurement et par propagation que celle-ci se développe. Quand on l'observe isolément, c'est parce que la vaginite guérie, la blennorrhagie
s'est localisée dans l'urèthre ou son voisinage où elle persiste souvent beaucoup plus longtemps, comme nous l'avons
déjà signalé.

L'existence de l'uréthrite est donc d'un intérêt primordial
dans le diagnostic de l'origine et de la nature des écoulements provenant de la vulve, du vagin ou de l'utérus.

Traitement. — L'emploi des balsamiques, copahu, cubèbe, si utile dans l'uréthrite de l'homme, est loin de présenter les mêmes avantages chez la femme. D'après M. Gosselin, ce ne serait que dans les deux ou trois premiers mois, qu'on pourrait retirer quelque avantage de ces médicaments. Passé cette période, ils n'auraient plus aucune action sur l'uréthrite féminine[1].

Plusieurs causes ont été proposées pour expliquer cette différence d'action suivant le sexe. M. Guérin a invoqué la direction des glandes uréthrales qui, chez la femme, regardent le méat, tandis que, chez l'homme, leur direction est le plus souvent inverse. Disposition qui, pour la première, empêcherait le contact de l'urine chargée du principe médicamenteux avec le revêtement glandulaire. Quoiqu'il en soit de cette hypothèse, le fait du peu d'influence qu'exercent les balsamiques sur la blennorrhagie de la femme n'en reste pas moins bien positif.

Le plus souvent des bains et des pansements avec le coaltar ou avec une solution phéniquée suffisent pour faire disparaître l'uréthrite. Dans les cas rebelles, on aura recours aux injections astringentes avec le tannin, le sulfate de zinc, le sous-acétate de plomb, ou encore mieux avec une solution de nitrate d'argent (5 centigrammes de sel pour 30 grammes d'eau distillée).

Si les glandes périuréthrales sont atteintes, il faudra injecter, au moyen d'une seringue à canule très fine, quelques gouttes de la solution dans la cavité glandulaire. Si la maladie résiste à ces différents moyens, on peut introduire dans toute la longueur de l'urèthre un crayon de nitrate d'argent qu'on laissera pendant quelques secondes en contact avec la muqueuse. Ce moyen a l'inconvénient d'être

---

[1] Gosselin, *Cliniques de la Charité*, t. II, p. 294.

assez douloureux et d'amener de la dysurie, qu'un bain et

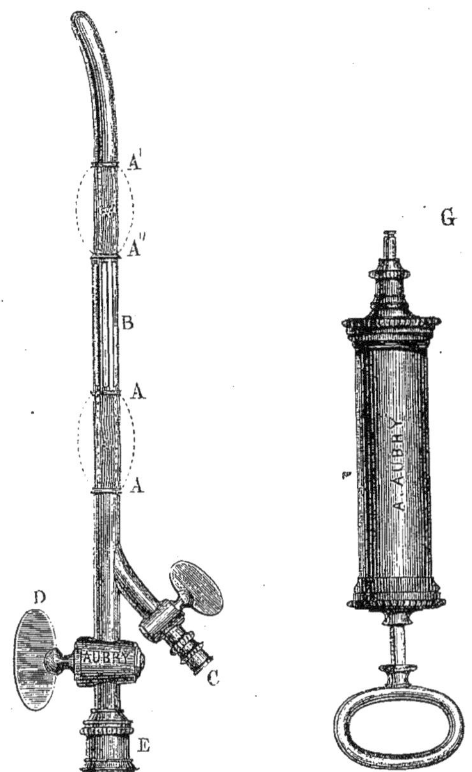

Fig. 31. — Sonde de M. Martin pour la cautérisation de l'urèthre.

A. A. A′. A″. Vessies de caoutchouc destinées à fermer l'urèthre à ses deux extrémités. — B. Partie perforée pour permettre l'issue de l'injection dans l'urèthre. — C. Orifice sur lequel on peut adapter la seringue, destinée à distendre les vessies de caoutchouc. — D. Robinet pour fermer le tube. — E. Orifice par lequel on pratique l'injection. — G. Seringue.

quelques applications froides feront facilement disparaître[1].
On peut également placer dans l'urèthre des bougies astrin-

---

[1] On a conseillé des injections intrauréthrales avec des appareils spéciaux dont nous donnons ici la figure (fig. 31). Au moyen de deux vessies de caoutchouc et d'une sonde à double courant on arrive à circonscrire les points de la muqueuse devant être en contact avec le liquide injecté et celui-ci ne peut pas pénétrer dans la vessie.

gentes qui, en se dissolvant sur place, constituent une autre forme de médication topique[1].

Malgré tous ces traitements, il y a des cas d'uréthrite chronique rebelles qui durent un temps considérable sans être modifiés par aucun médicament.

TUMEURS DE L'URÈTHRE

On observe sur l'urèthre de la femme des espèces de tumeurs très variables, souvent confondues les unes avec les autres. D'où l'obscurité que l'on rencontre si fréquemment dans la symptomatologie et le pronostic de ces affections. Parmi ces tumeurs, les unes sont essentiellement bénignes, telles que les hypertrophies ou les prolapsus de la muqueuse, les polypes papillaires ou muqueux, les tumeurs sanguines, les fibromes ou fibro-myomes. D'autres ont, dans cette région, la gravité qu'elles présentent partout et qui tient à leur nature même, telles que certains sarcomes et les diverses formes du cancer, épithéliome, carcinome.

Hyperthrophie de la muqueuse uréthrale.

L'hypertrophie de la muqueuse porte sur tous ses éléments. Commençant le plus souvent par le bord postérieur du méat, la tumeur a, au début, la forme d'un croissant. Peu à peu elle envahit tout le pourtour de l'orifice et arrive à constituer ainsi un mamelon saillant, perforé à son centre, pouvant acquérir les dimensions de l'extrémité du petit doigt[2].

[1]
Gomme adragant. . . . . 4 grammes.
Tannin 1   —
Sous-nitrate de bismuth . . . . Q. S.
Pour une bougie uréthrale de 5 centimètres de long.

[2] Verneuil, *Société de Biologie,* 1855, p. 125.

Ce mamelon, d'une couleur rouge vif, quelquefois framboisée, présente des saillies qui peuvent se pédiculiser et donner lieu à de petits polypes.

On a comparé, avec raison, la forme de ces tumeurs à celle du col de l'utérus. Dans un cas que nous avons eu l'occasion d'examiner, le microscope nous a montré que tous les éléments constituants de la muqueuse uréthrale étaient hypertrophiés. Principalement les glandes à épithélium cylindrique que l'on y observe à l'état normal[1].

Prolapsus de la muqueuse uréthrale.

La tumeur formée par le prolapsus de la muqueuse est due à un renversement de cette membrane, analogue à ce qui se passe dans la chute du rectum.

Cette tumeur sessile, régulièrement circulaire, tantôt lisse, tantôt sillonnée de plis, est percée à son centre d'un orifice arrondi par où pénètre la sonde.

Polypes papillaires de l'urèthre.

La structure des polypes papillaires de l'urèthre a été étudiée depuis longtemps[2]. Au début, ces tumeurs ne sont constituées que par de simples granulations, isolées ou multiples, d'un rouge vif ou violacé. Leur volume augmente peu à peu, sans dépasser, en général, les dimensions d'une lentille. Formées de papilles hypertrophiées, et recouvertes d'un épithélium pavimenteux, ces petites tumeurs sont de véritables *papillomes*. Leur vascularisation est très considérable; caractère commun, du reste, à tous les néoplasmes uréthraux de la femme.

---

[1] Cas de M. Terrier, *Préparation du laboratoire d'histologie du Collège de France*, inscrite au n° A, p. 122.

[2] Verneuil, *Société de Biologie, loc. cit*, p. 123.

Polypes muqueux de l'urèthre.

Les polypes muqueux de l'urèthre offrent une grande ressemblance de structure avec l'hypertrophie de la muqueuse. Si bien, qu'à en juger par les cas que nous avons étudiés, nous serions disposés à les considérer comme deux variétés d'une même affection. Les glandes qui concourent pour une si grande part à la formation de ces tumeurs peuvent s'oblitérer à leur orifice, et donner ainsi naissance aux kystes par rétention que l'on a signalés dans cette région.

C'est probablement un cas de ce genre qui a été décrit et figuré par Beigel[1] sous le nom de myxo-adénome de l'urèthre.

Fibromes et fibromyomes de l'urèthre.

Les fibromes et les fibromyomes ont été observés dans la région uréthrale de la femme, quoique d'une façon assez exceptionnelle. Quelques-unes de ces tumeurs avaient atteint jusqu'aux dimensions d'un œuf.

Tumeurs vasculaires de l'urèthre.

Les néoplasmes vasculaires de l'urèthre sont souvent uniquement constitués par des dilatations veineuses, véritables hémorrhoïdes uréthrales. Ils se présentent sous l'aspect de tumeurs violacées, bleuâtres, tendues et résistantes.

On a également rencontré dans cette région des variétés d'*angiomes*[2], qu'il ne faut pas confondre avec les tumeurs hémorrhoïdales.

Tantôt sessiles, tantôt pédiculées, ces productions varient

[1] Beigel, *loc. cit.*, t. II, p. 656.
[2] Winckel, *loc. cit.*, p. 54.

de la grosseur d'un pois à celle d'une noisette, et possèdent tous les caractères histologiques des angiomes, que nous n'avons pas à décrire ici.

On a cité des cas de varices uréthrales rompues, sans communication avec l'extérieur, ayant donné lieu à un hématome de l'urèthre.

Sarcomes de l'urèthre.

Le sarcome uréthral est assez rare. Beigel en a décrit un cas dont il a donné les dessins macroscopiques et histologiques, où la tumeur implantée sur le bord inférieur du canal offrait les dimensions d'une grosse noix[1].

Cancer de l'urèthre.

Le cancer de l'urèthre peut se présenter sous diverses formes histologiques. C'est à l'épithéliome qu'on peut rapporter le plus grand nombre des cas observés.

Le cancer uréthral est presque toujours secondaire. Ayant son point de départ du côté de l'utérus, il se propage ensuite jusqu'à l'orifice vulvaire. On a cependant publié quelques observations de cancer périuréthral primitif.

Symptômes des tumeurs uréthrales. — *L'hypertrophie* et le *prolapsus de la muqueuse uréthrale* ne sont pas douloureux tant que la surface des tissus est intacte. Il n'en est plus de même quand il se produit des excoriations, ce que l'on observe le plus souvent au bout d'un certain temps.

Les *polypes muqueux*, généralement uniques, sont également indolents par eux-mêmes et ne deviennent douloureux que quand leur revêtement est détruit sur un ou plusieurs points.

L'opinion des auteurs varie beaucoup relativement au degré de sensibilité des *polypes papillaires.*

[1] Beigel, *loc. cit.*, t. II, p. 655.

Tandis que certains chirurgiens (Verneuil, Guérin) les décrivent comme douloureux, d'autres (Winkel) les considèrent comme indolents. Il résulte de la comparaison des diverses observations, que beaucoup de ces tumeurs, quoique ayant en apparence la même structure, se comportent d'une façon différente quand à leur degré de sensibilité, et peuvent être très douloureuses sans présenter aucune lésion de leur surface.

Le plus souvent les polypes papillaires font saillie à l'orifice uréthral. D'autres fois il faut écarter les bords du canal pour les apercevoir. En tout cas, ils s'insèrent rarement à une distance du méat dépassant quelques millimètres.

Les *hémorrhoïdes uréthrales* ne sont pas très rares chez la femme. Quand elles sont peu développées et que leur surface est intacte, elles ne donnent lieu à aucune manifestation morbide. Mais parvenues à un certain degré, elles commencent à s'ulcérer, et c'est alors que se manifestent ces douleurs souvent si pénibles sur lesquelles M. Richet a spécialement appelé l'attention [1]. Dans ces cas. ce n'est pas à l'orifice même que siège la douleur, mais plutôt à une distance d'un centimètre du méat.

Il existe sur ce point un rétrécissement et une induration du canal, se prolongeant plus ou moins loin; induration qu'on constate facilement avec le doigt introduit dans le vagin et ramené d'arrière en avant, en comprimant la paroi antérieure de bas en haut contre l'arcade pubienne. Les malades se plaignent au moment de la miction, de douleurs qui se prolongent pendant huit ou dix minutes.

Il existe quelques symptômes communs à toutes les tumeurs uréthrales, quelle que soit leur nature. La dou-

---

[1] *Gazette des hôpitaux*, 1872, p. 805.

leur, comme nous l'avons vu, ne se produit pour les unes que s'il y a dénudation épithéliale, tandis que d'autres causent des souffrances vives malgré une surface de revêtement tout à fait indemne.

Les mêmes formes sont, tantôt douloureuses, tantôt indolentes, sans qu'on puisse expliquer la cause de cette différence.

C'est souvent dans les rapports sexuels que se manifestent les premiers troubles de la sensibilité. Outre les souffrances aiguës qui s'observent quelquefois, les malades accusent une sensation de tiraillement ou de prurit vulvaire. La douleur augmente sous l'influence de la marche et au moment de la période menstruelle.

Dans certaines circonstances, il se développe dans le voisinage de la lésion, une hyperesthésie vulvaire qui empêche les malades de s'asseoir.

Un certain degré de vaginisme, complication fréquente des tumeurs uréthrales, met obstacle aux rapprochements sexuels. On observe en outre, souvent, un léger écoulement de sang.

Les troubles de la miction sont très variables. Chez certaines femmes, ce sera de la cuisson, chez d'autres une gêne et une difficulté dans l'émission de l'urine, qui peuvent conduire à la rétention complète et aux accidents qui en dérivent. D'autres, au contraire, sont atteintes d'incontinence ou n'urinent que par regorgement.

Il n'en est pas moins vrai qu'un grand nombre de ces néoplasmes sont tellement indolents et amènent si peu de gêne, qu'ils passent inaperçus pendant de longues années.

Diagnostic des tumeurs de l'urèthre. — Le diagnostic des tumeurs de l'urèthre doit porter sur deux points : 1° y a-t-il une tumeur uréthrale? 2° quelle est sa nature? Si elle fait saillie au méat, la première partie du diagnostic sera fixée par la simple inspection. Mais si elle est située plus profondément, il faut avoir recours à d'autres procédés. Le doigt introduit dans le vagin reconnaîtra le siége exact de la douleur et souvent percevra la tumeur elle-même.

Le cathéter après avoir pénétré dans l'urèthre sera arrêté à une distance plus ou moins grande du méat par la présence du néoplasme. On pourra, au moyen de la sonde, différencier une tumeur de l'urèthre d'un corps étranger, d'un calcul vésical, qui présentent quelques-uns des mêmes symptômes. Dans les cas douteux on aurait recours à la dilatation.

Il existe quelquefois, chez la femme comme chez l'homme, une contracture douloureuse de l'urèthre indépendante d'une tumeur et d'un calcul. Un examen attentif suffira pour distinguer cette affection de celles auxquelles elle pourrait ressembler[1].

La nature de la lésion est en générala ssez facile à reconnaître. Dans l'hypertrophie simple, comme dans le prolapsus, l'ouverture uréthrale est située à son centre.

La tumeur hypertrophique est irréductible. C'est l'inverse que l'on observe pour le prolapsus. Ce dernier peut cependant devenir également irréductible, et est alors difficile à distinguer de l'hypertrophie. La confusion, dans ce cas, ne présente aucun inconvénient, les deux lésions indiquant le même pronostic et le même traitement.

Tandis que l'urèthre est situé au centre de la tumeur dans l'hypertrophie et le prolapsus, dans les autres formes c'est la tumeur qui est située dans le canal et entourée par le méat.

---

[1] Voyez à ce sujet une intéressante observation du docteur Reliquet, *Annales de Gynécologie*, 1874, t. I, p. 287.

Les productions hémorrhoïdales sont irrégulières, violacées, compressibles. Elles éprouvent des alternatives de turgescence et d'affaissement. Elles augmentent de volume après la marche ou au moment de la période menstruelle. Quant aux néoplasmes de mauvaise nature, ils se présentent là avec tous les caractères qu'on leur connaît dans les autres régions.

Pronostic des tumeurs de l'urèthre. — Le pronostic des tumeurs de l'urèthre doit être considéré au point de vue de leur siège et de leur nature.

Toutes les variétés peuvent amener des accidents par l'obstacle qu'elles apportent à l'émission de l'urine. Cependant elles donnent rarement lieu aux phénomènes graves de la rétention.

Une grande tendance à la récidive est un caractère très habituel de la plupart des néoplasmes uréthraux. Les douleurs vives et presque continues, éprouvées par certaines malades, portent quelquefois atteinte à la santé générale et sont l'origine de troubles variés.

L'obstacle apporté aux rapprochements sexuels, devenus douloureux, est une cause de stérilité.

Outre les dangers et les inconvénients inhérents aux tumeurs de l'urèthre en général, chacune d'elles, par sa nature même, présente des caractères de bénignité ou de malignité sur lesquels nous n'avons pas à nous étendre, leur siège dans cette région n'influençant en rien ces propriétés.

On a cité quelques cas de tumeurs bénignes de l'urèthre ayant guéri spontanément; des faits de ce genre sont tout à fait exceptionnels.

Étiologie des tumeurs de l'urèthre. — Les auteurs varient beaucoup relativement à l'époque de la vie de la femme où les tumeurs uréthrales auraient leur maximum de fréquence.

Pour les uns, ce serait surtout dans la jeunesse[1]. Pour d'autres, au contraire, après la ménopause, vers l'âge de cinquante ans[2].

Elles sont assez fréquentes chez les enfants, et nous en avons observé nous-même plusieurs cas chez des petites filles de six à sept ans. Du reste, en comparant les statistiques, il est facile de se convaincre que certaines variétés peuvent se rencontrer à tout âge.

On a fait jouer un grand rôle à la blennorrhagie dans l'étiologie de ces tumeurs. En exceptant les papillomes du méat, sur la production desquels l'uréthrite a une influence incontestable, son importance nous paraît avoir été exagérée par certains gynécologistes. On comprendrait difficilement, si leur opinion était exacte, pourquoi les tumeurs uréthrales seraient si rares chez l'homme, qui contracte cependant l'uréthrite virulente bien plus fréquemment que la femme.

La grossesse a une action sur le développement des végétations hémorrhoïdales de l'urèthre, comme sur celui de toutes les tumeurs hémorrhoïdales. M. Richet attache une grande importance étiologique à l'habitude que les rapports sociaux imposent aux femmes de garder longtemps leurs urines. Cet auteur invoque également, comme cause occasionnelle la situation normale de l'utérus en antéversion, situation qui gênerait la circulation en retour du système vasculaire de l'urèthre.

Avant de terminer ce qui a trait à l'étiologie, nous devons faire remarquer que dans beaucoup d'observations on ne peut pas se rendre compte de la nature histologique du néoplasme auquel on avait affaire, ce qui jette encore une certaine obscurité sur l'histoire de ces affections.

[1] A. Guérin, *loc. cit.*, p. 385.
[2] Blot, *Gazette des hôpitaux*, 1871, p. 514.

Traitement des tumeurs de l'urèthre. — Selon la situation, le volume et l'état sessile ou pédiculé de la tumeur, on doit avoir recours à des méthodes différentes de traitement. Si les polypes sont petits, à leur période de début, plutôt à l'état de granulations que de véritables polypes, on les détruira facilement à l'aide de cautérisations avec le crayon de nitrate d'argent, ou mieux avec l'acide chromique ou l'acide phénique cristallisé, en ayant bien soin de protéger les tissus ambiants contre l'action du caustique.

On a également conseillé, pour les tumeurs d'un petit volume, l'application de poudres astringentes en amenant la dessiccation[1]. Cette méthode, très employée il y a un certain nombre d'années, est à peu près abandonnée aujourd'hui. Nous en dirons autant de la ligature simple.

Pour les tumeurs nettement pédiculées et faisant saillie hors du méat, la torsion, au moyen d'une pince à polypes, peut suffire dans bien des cas. L'excision suivie de la cautérisation constitue un moyen de traitement souvent mis en usage. Si la tumeur est plus grosse, on aura recours au constricteur de Maisonneuve (fig. 32), à la pince de Wilde (fig. 33) ou à l'anse galvanocaustique.

Il ne faut jamais oublier, quand il s'agit des tumeurs de cette région, la facilité avec laquelle elles récidivent.

A la suite de l'excision, on voit se produire une hémorrhagie que l'on arrête le plus souvent par la cautérisation de la plaie. Si l'hémorrhagie continuait malgré ce moyen, on y obvierait en comprimant l'urèthre contre le pubis avec le doigt introduit dans le vagin, ou encore en plaçant une grosse sonde dans le canal uréthral.

---

[1]   Poudre de sabine et sulfate de cuivre. . . ãã P. E.
ou bien
        Poudre de sabine et alun . . . . ãã P. E.

M. Richet préconise, contre les tumeurs hémorrhoïdales, la dilatation au moyen du dilatateur préputial de Thibault et l'excision d'un lambeau de la muqueuse.

Comme traitement général de cette sorte d'affection, les

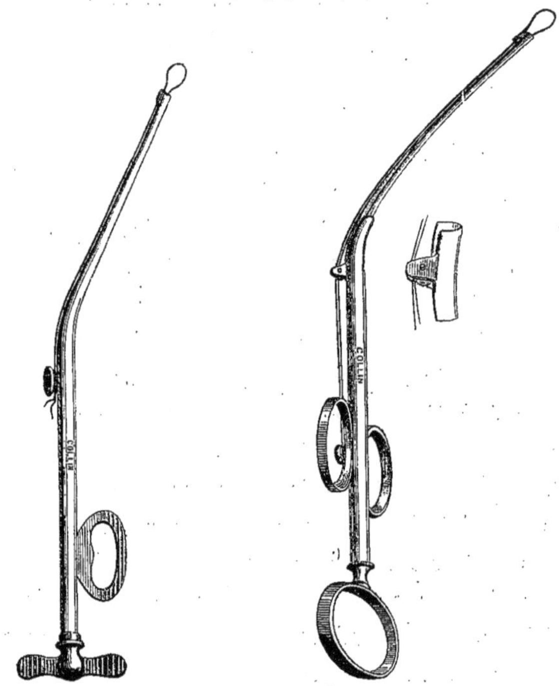

Fig. 52. — Petit constricteur de Maisonneuve.   Fig. 53. — Pince de Wilde.

bains prolongés seront un utile adjuvant. Contre l'élément douloureux, on pourra introduire des suppositoires narcotiques.

Tant au point de vue du diagnostic qu'au point de vue thérapeutique, il est souvent nécessaire d'obtenir une dilatation du canal, suffisante pour laisser pénétrer le doigt jusque dans la vessie. Cette opération, tentée déjà par les chirurgiens du seizième siècle, n'est guère entrée dans la

pratique ordinaire que depuis un petit nombre d'années[1].
La dilatation peut se faire lentement par l'introduction de
l'éponge préparée, de la laminaria, ou de bougies d'un calibre de plus en plus grand.

Ou bien elle peut être faite brusquement pendant le sommeil anesthésique, et c'est là le procédé le plus souvent
employé.

Simon conseille d'introduire une série de spéculums uréthraux de plus en plus gros.

Arrivée à un certain degré, la distention tendrait à déchirer l'ouverture du méat. C'est là le point le plus résistant et
le plus étroit en même temps de tout le canal uréthral.
Aussi est-il préférable de pratiquer sur ce bord tendu trois
ou quatre incisions d'un demi-centimètre environ de profondeur, après lesquelles la dilatation s'opère avec la plus
grande facilité. On peut ainsi obtenir un orifice de 25 à
30 millimètres de diamètre sans avoir d'accidents à redouter[2]. La prudence conseille de ne pas aller au delà, au moins
dans la dilatation brusque. Car on a vu des femmes atteintes d'atrésie vulvaire chez lesquelles, à la suite de tentatives répétées pour pratiquer le coït, l'élargissement de
l'urèthre s'était produit lentement et d'une façon suffisante
pour permettre les rapprochements sexuels par cette voie.

Le seul inconvénient qu'on aurait à redouter comme conséquence de cette opération serait l'incontinence d'urine.
Cet accident est rare, et quand il se produit, sa durée ne
se prolonge pas au delà de quelques jours. Dans cinquante
cas recueillis dans le service de Simon, on n'a pas observé
un seul fait d'incontinence d'urine persistante[3].

---

[1] Sur cette question, voyez le travail d'Hergott de Nancy, *Annales de Gynécologie*, 1876, t. V, p. 3.

[2] Longuet, *Annales de Gynécologie*, t. I, p. 216.

[3] Voyez Hergott, *loc. cit.*, p. 5.

La dilatation nous offre donc un précieux moyen, aussi bien au point de vue du diagnostic que du traitement des affections de l'urèthre et de la vessie chez la femme.

ANATOMIE NORMALE DU VAGIN

Le vagin est un conduit fibro-musculaire qui s'étend de la vulve à l'utérus. La direction de son axe, oblique de haut en bas et d'arrière en avant, forme avec l'axe de l'utérus un angle très ouvert [1].

On a souvent décrit le vagin comme un tube légèrement recourbé. Il résulte cependant de l'étude des coupes pratiquées sur des cadavres congelés, que sa direction est plutôt rectiligne. Du reste, sa forme, sa longueur, ses dimensions varient considérablement selon les sujets et selon les conditions physiologiques.

Excepté à ses deux extrémités, le vagin représente une cavité virtuelle dont les parois aplaties sont immédiatement en contact l'une avec l'autre.

Il est facile de s'en assurer en examinant une coupe transversale de cet organe. On a ainsi, chez la femme adulte, une figure représentant deux lignes parallèles latérales, réunies par une fente transversale curviligne, à concavité dirigée en arrière (fig. 34). Chez l'enfant, la figure ainsi obtenue présente plutôt une apparence radiée.

Il résulte de cette disposition que les liquides ne pénètrent dans la cavité vaginale qu'à la condition que celle-ci soit préalablement dilatée. Le contact des deux parois a également une importance pratique relativement aux pansements et aux divers traitements que l'on aurait à leur appliquer.

[1] Voyez figure 49, page 228.

Le vagin présente à étudier, au point de vue de ses rapports, deux extrémités et quatre parois : une antérieure, une postérieure et deux latérales. Son extrémité inférieure est incomplétement fermée à l'état normal et chez la femme vierge, par l'hymen, dont nous avons décrit les différentes variétés à propos de l'anatomie de la vulve[1]. L'extrémité

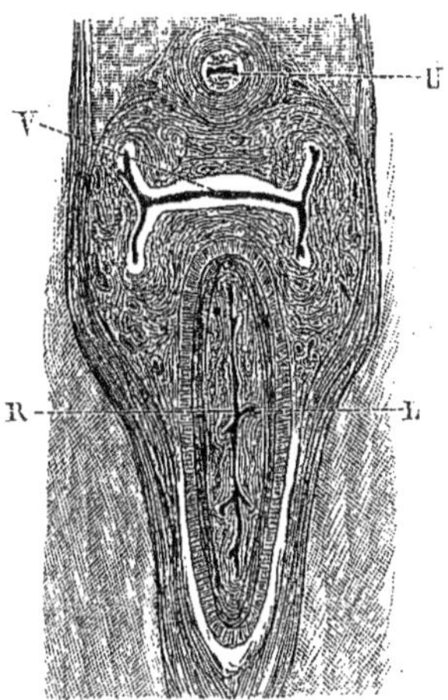

Fig. 34. — Coupe transversale du vagin.

U. Urèthre. — V. Vagin. — R. Rectum. — L. Muscle releveur de l'anus.

vulvaire représente le point le plus étroit et le moins dilatable. Elle est entourée par deux muscles constricteurs. Le plus externe, ou constricteur de la vulve, est séparé du plus interne par le bulbe, véritable organe érectile.

Le constricteur interne est formé en partie de muscles lisses et en partie de muscles striés, ces derniers devenant plus nombreux en se rapprochant de l'orifice vulvaire. Les fibres lisses, qui entrent pour la plus grande part dans la structure de sa partie supérieure, se continuent avec les fibres circulaires du vagin et avec celles des liga-

[1] Voyez page 27.

ments larges. L'orifice vulvo-vaginal est donc muni d'un double anneau musculaire, dont chacun peut se contracter indépendamment de son congénère[1].

Vers leur extrémité supérieure, les parois se recourbent de dehors en dedans, pour venir embrasser le col de l'utérus, de façon que la muqueuse vaginale se continue directement avec celle qui revêt la surface externe du museau de tanche.

Les replis ainsi formés par la réflection du vagin venant s'insérer sur le col utérin portent le nom de *culs-de-sac vaginaux*. On les divise en antérieur, postérieur et latéraux.

On ne rencontre à la partie profonde aucun anneau élastique comparable à celui qui existe à l'extrémité vulvaire. L'extrémité vaginale supérieure présente, chez beaucoup de femmes, un certain degré de rétrécissement. Au contraire, chez d'autres, et principalement après des rapprochements sexuels fréquemment répétés, cette portion se dilate et devient assez vaste pour former en arrière du col utérin une espèce de poche copulatrice. (Fausses routes vaginales de Pajot[2].)

Les parois du vagin sont très-extensibles, ce dont il est facile de s'assurer par la quantité de charpie nécessaire pour pratiquer un tamponnement convenable. C'est avec raison que, dans ses leçons, M. Pajot insiste tout particulièrement sur cette disposition.

La paroi antérieure est en rapport avec la vessie sur une étendue de 2 à 5 centimètres. La mince couche de tissus qui sépare les deux cavités, ou cloison vésico-vaginale, ne dépasse pas 3 millimètres d'épaisseur environ.

---

[1] Le muscle releveur de l'anus a aussi une action sur le rétrécissement de la partie moyenne du vagin, comme nous le verrons à propos du vaginisme.

[2] *Bulletin général de thérapeutique*. 1874.

L'urèthre est également en rapport avec la partie inférieure de la paroi antérieure du vagin. D'où la facilité que l'on a d'explorer par cette voie l'urèthre et une partie de la vessie.

La paroi postérieure est en rapport avec le rectum; elle en est séparée par un espace triangulaire, à sommet supérieur, dont la base, mesurée par la distance qui sépare la fourchette de l'anus, a de 20 à 25 millimètres.

Le tissu conjonctif lâche qui entre dans la structure de cet espace triangulaire, ou cloison recto-vaginale, permet facilement le glissement l'un sur l'autre des deux organes, vagin et rectum. Les rapports de la paroi postérieure avec le péritoine sont de la plus haute importance clinique. La partie supérieure de cette paroi qui constitue le cul-de-sac vaginal postérieur est recouverte par la séreuse dans une étendue de 12 à 15 millimètres.

Les parois latérales sont en rapport, en haut, avec l'aponévrose périnéale moyenne, le muscle releveur de l'anus qui y prend quelques insertions, et la partie inférieure des ligaments larges ; en bas, avec le constricteur de la vulve, le bulbe et les racines du clitoris.

Ces parois sont cotoyées par les artères vaginales et par un grand nombre de vaisseaux veineux d'un très gros calibre. En avant et en arrière les veines sont moins nombreuses et d'un plus petit volume.

La longueur du vagin varie suivant une série de causes sur lesquelles nous reviendrons plus en détail quand nous nous occuperons du prolapsus utérin. Cette longueur n'est pas la même, selon les différents points observés. Tandis que le cul-de-sac postérieur mesure de 7 à 8 centimètres à partir de l'orifice vulvaire, le cul-de-sac antérieur n'a que 6 à 6 centimètres 1/2. Ce sont là les dimensions moyennes chez la femme adulte à l'état normal.

La muqueuse qui tapisse le vagin se continue en haut avec celle du col de l'utérus, en bas avec celle de la vulve. Elle est sillonnée de replis longitudinaux plus abondants en avant, qui constituent les *colonnes du vagin*. Plusieurs de ces replis se réunissent à la partie inférieure pour former à quelques millimètres au-dessus du méat un petit tubercule sur lequel nous avons déjà appelé l'attention[1].

Outre les plis longitudinaux, il existe également, sur la muqueuse vaginale, des plis transversaux. Il résulte du croisement de ces divers sillons une figure plus ou moins régulière située vers l'extrémité vulvaire, que l'on a appelée *lyre du vagin*.

Histologie. — Si l'on étudie une coupe transversale de cet organe, on voit qu'il se compose de trois couches principales. Une externe conjonctive, une moyenne musculaire et une interne muqueuse. La couche externe est formée par du tissu conjonctif lâche, remarquable par sa richesse en éléments élastiques.

On a décrit dans la portion musculaire plusieurs couches secondaires. Une interne, la plus épaisse, à direction longitudinale, une externe à direction circulaire et une moyenne intermédiaire aux deux autres, dont les faisceaux entrecroisés se relient à ceux des deux premières. Les fibres les plus internes envoient des prolongements dans le tissu sousmuqueux, et jusque dans les papilles de la muqueuse. Les faisceaux de fibres musculaires lisses qui entrent dans la structure du vagin sont séparés les uns des autres par de minces travées conjonctives et ne forment pas, par conséquent, un tout continu. Nous voyons du reste, pour le vagin comme pour l'utérus, qu'il n'y a pas de couches proprement

____

[1] Voyez page 13.

dites à direction déterminée et que les faisceux muasculaires longitudinaux, transversaux et obliques peuvent s'observer sur tous les points.

La muqueuse, hérissée de nombreuses papilles, diffère selon l'âge où on l'examine. Chez l'enfant nouveau-né, les papilles sont extrêmement développées et atteignent une longueur considérable. Au contraire, chez la femme adulte ayant eu des rapprochements sexuels, des accouchements, elles font une saillie peu accusée.

La muqueuse vaginale est munie d'un épais revêtement d'épithélium pavimenteux stratifié. On a beaucoup discuté sur l'existence des glandes dans son épaisseur.

La présence du liquide, qui lubréfie ses parois, avait fait admettre par beaucoup d'auteurs, que ce produit à réaction acide provenait d'une sécrétion glandulaire. Cependant, quand il s'est agi de démontrer la situation de ces glandes, le résultat des recherches histologiques a toujours été négatif. Dans toutes les coupes que nous avons examinées, aussi bien chez l'enfant que chez l'adulte, il nous a été impossible de constater la présence des glandes, d'accord en cela avec la plupart des anatomistes contemporains. Il n'y a d'organes glandulaires que vers l'extrémité inférieure, au voisinage de la vulve. Le liquide vaginal serait donc un produit d'exsudation et de desquamation épithéliale de la surface de la muqueuse.

La richesse nerveuse du vagin varie selon les points que l'on observe. Très grande vers l'orifice vulvaire, vers l'hymen ou les caroncules myrtiformes, elle diminue dans les parties moyennes et supérieures de ce conduit. On a signalé sur le trajet des nerfs la présence de nombreuses cellules ganglionnaires. On rencontre également dans cette région une grande abondance de vaisseaux lymphatiques.

PHYSIOLOGIE DU VAGIN

Le vagin a un double rôle physiologique. Premièrement il donne passage au flux menstruel et aux divers liquides qui peuvent s'écouler de la cavité utérine. En outre, son importance est grande dans les phénomènes de la parturition. Mais son rôle principal est relatif aux rapprochements sexuels. C'est le véritable organe copulateur femelle.

Le liquide qui lubréfie ses parois est un liquide blanchâtre, laiteux ou cailleboté. Il se compose de sérosité tenant en suspension des éléments figurés. Selon que les composants liquides ou solides dominent, l'aspect présenté par ce produit complexe pourra subir certaines variations. Pour peu que les éléments figurés soient nombreux, il revêt une couleur plus ou moins teintée de jaune.

Quand on introduit le spéculum, l'extrémité de l'instrument, en raclant les parois vaginales, amasse une certaine quantité de ce liquide opaque qui se rassemble au fond du canal, quelquefois en assez grande abondance, et pourrait faire croire à un état pathologique, si l'on n'était pas prévenu de ce fait absolument normal.

DÉVELOPPEMENT DU VAGIN

Le vagin se développe aux dépens de la partie inférieure des canaux de Müller. D'abord isolés l'un de l'autre, ceux-ci se soudent entre eux comme les canons d'un fusil double. Plus tard la cloison qui les sépare se résorbe pour aboutir à la formation d'un canal unique.

C'est à la partie supérieure de l'organe que commence cette fusion des deux canaux de Müller. Pour ce qui a trait à leur communication avec l'extérieur par l'intermédiaire du sinus uro-génital ou de la vulve, nous renvoyons à ce que nous avons déjà dit relativement à l'embryologie de la région vulvaire[1].

Le mode de développement du vagin uniquement aux dépens des canaux de Müller n'est pas admis par tous les auteurs[2]. Plusieurs gynécologistes partagent encore l'opinion qu'il se développe simultanément par trois points séparés. Pour eux, la partie supérieure proviendrait des canaux de Müller, la partie inférieure dépendrait de l'excavation vulvaire, la partie moyenne résultant d'un travail de résorption accompli dans le tissu embryonnaire qui sépare les deux segments supérieur et inférieur.

Cette hypothèse ne nous paraît pas en rapport avec les faits observés de vagins doubles qui accompagnent si souvent les utérus doubles. Ou bien il faudrait admettre que le travail de résorption se produit en même temps sur deux points séparés et symétriques de la masse embryonnaire[3].

Dans cette théorie, on fait commencer le vagin au-dessous de l'hymen, contrairement à ce que nous admettons, qu'il se termine inférieurement au niveau de cette membrane. On voit que, sur ce dernier point, il n'y a pas de différence entre les deux théories, mais seulement une diversité d'interprétation au sujet d'une division anatomique arbitraire.

En somme, il nous semble que l'opinion d'après laquelle le vagin provient en totalité des canaux de Müller est beau-

---

[1] Voyez page 31.

[2] On trouve la preuve de cette incertitude dans la discussion qui a eu lieu à ce sujet au Congrès des médecins et naturalistes allemands. Voyez *Centralblatt für Gynäkologie*, 1878, p. 503.

[3] Delaunay, *Sur le cloisonnement transversal du vagin*, thèse, Paris, 1877, p. 34.

coup plus conforme à ce que nous apprend l'anatomie comparée, aussi bien que l'étude des arrêts de développement de cet organe.

ANOMALIES DU VAGIN

Le développement du vagin aux dépens de la partie inférieure des canaux de Müller, d'abord largement séparés l'un de l'autre, puis accolés et séparés seulement par une cloison, puis enfin réunis en un conduit unique par la résorption de cette cloison, nous donne l'explication de toutes les anomalies qu'on observe dans la structure de ce canal. Si [un des deux tubes de Müller se développe seul, l'autre étant frappé d'arrêt, nous avons le vagin unilatéral. Si les deux sont arrêtés de bonne heure dans leur évolution, nous avons l'absence de vagin ou le vagin rudimentaire. Si la cloison persiste dans toute son étendue, il en résulte un vagin complètement cloisonné. Si elle persiste dans certains points seulement, nous aurons un cloisonnement incomplet.

Selon que l'étendue des tissus unissants sera plus ou moins considérable, nous verrons se produire un vagin incomplètement cloisonné longitudinalement, si la cloison persiste sur une longueur assez grande ; transversalement cloisonné, au contraire, si la couche de tissu unissant est mince.

En outre, des arrêts de développement partiels sur un ou plusieurs points amèneront une série de combinaisons qu'il serait trop long de passer en revue, mais qu'on s'expliquera très-bien, grâce aux notions d'embryogénie que nous avons résumées ci-dessus.

On a proposé des divisions de ces anomalies, différentes

selon les auteurs. M. Lefort[1] a admis la classification adoptée par Nélaton. C'est, à peu de chose près, celle que nous
emploierons, car on peut y faire rentrer tous les cas connus
jusqu'à ce jour.

Nous diviserons donc ces anomalies en cinq classes principales :

1° L'absence du vagin, ou vagin rudimentaire ;
2° Les ouvertures anormales du vagin ;
3° Les vagins à cloisons transversales ;
4° Les vagins à cloisons longitudinales ;
5° L'étroitesse du vagin.

1° L'absence du vagin est difficile à distinguer du développement rudimentaire, ce qui n'a, du reste, aucune importance au point de vue pratique.

Cette anomalie coïncide le plus souvent avec une semblable du côté de l'utérus. On trouve, dans ces cas, à la
place du vagin, un cordon fibreux continu, ou fibreux à sa
partie inférieure, creusé d'une cavité dans sa partie supérieure. La portion fibreuse peut aussi être située entre deux
cavités se terminant en cul-de-sac plus ou moins oblique.
Dans deux cas décrits par Scanzoni[2] comme arrêts de développement, on avait très probablement affaire à une persistance du canal uro-génital ; l'ouverture inférieure donnant
à peine passage à une sonde de femme qui pénétrait à 11
et 12 centimètres de profondeur.

2° C'est également à une persistance de ce canal, vestige de la période embryonnaire[3], qu'on doit rapporter
la plupart des observations d'ouvertures anormales du
vagin.

___

[1] Lefort, *Vices de conformation de la vulve et du vagin*, thèse d'agrégation, 1863.
[2] *Loc. cit.*, p. 413.
[3] Voyez page 35.

3° Le cloisonnement transversal est dû à une imperforation de l'hymen, ou à une membrane en forme de diaphragme, située plus ou moins haut dans le canal vaginal. Le siège de la membrane obturatrice a une signification primordiale au point de vue de la différence d'origine. La membrane dépendant de l'hymen est située à l'extrémité inférieure du vagin [1]. La cloison résultant de la persistance, sur un point, de la division longitudinale embryonnaire est toujours placée plus ou moins au-dessus de cette extrémité. C'est ordinairement à l'union des deux tiers inférieurs avec le tiers supérieur que l'on rencontre cette sorte d'obstacle, c'est-à-dire à 4 ou 5 centimètres de l'orifice vulvaire.

Ces cloisons sont en général uniques; on en a cependant observé jusqu'à trois et quatre sur la même malade [2].

Tantôt complètes, tantôt incomplètes, ces divisions transversales ont une épaisseur variable en rapport avec leur structure. Les membranes minces sont uniquement constituées par du tissu conjonctif. Dans celles qui sont plus épaisses (5 à 6 millimètres), on trouve, en outre, un certain nombre de fibres musculaires lisses. Pour les membranes incomplètes, l'orifice qui fait communiquer les deux cavités est situé, soit à la partie centrale, soit latéralement. La forme et les dimensions de ces ouvertures sont des plus variables. Une cloison complète peut devenir incomplète sous l'influence d'une série de causes. C'est là un mode de guérison spontanée relative.

4° Les vagins doubles, c'est-à-dire séparés par une cloison longitudinale complète, s'accompagnent le plus souvent d'une division semblable de l'utérus. Il existe ordinaire-

---

[1] Voyez, à ce sujet, *Arch. für Gyn.*, t. X, p. 514, et Puech, *Annales de Gynécologie*, 1878, t. IX, p. 134.
[2] Delaunay, *loc. cit.*, p. 20.

ment, dans ces cas, deux hymens, un pour chaque vagin. Les deux conduits ne sont pas toujours parallèles, le gauche étant situé sur un plan plus antérieur que le droit.

Les cloisons longitudinales, comme les transversales, peuvent être complètes ou incomplètes. Dans les dédoublements partiels, les conduits présentent un diamètre égal, ou au contraire sont plus développés d'un côté que de l'autre.

La partie inférieure du vagin peut être double, son extrémité supérieure étant unique; ce qui est le plus en rapport avec la marche du développement. L'inverse s'observe également, et on a vu, avec un utérus double, la partie supérieure du vagin présenter cette même disposition, tandis que l'inférieure s'était fusionnée. La cloison peut être interrompue en un ou plusieurs points. D'où résultent des ouvertures faisant communiquer les deux conduits.

Dans les cas d'utérus unicorne et de vagin double, la moitié du vagin, correspondant à la partie de l'utérus non développée, reste à l'état rudimentaire. Ou bien avec l'utérus unicorne coexiste un vagin unilatéral.

5° L'étroitesse du vagin peut résulter de cette disposition unilatérale. Elle peut aussi être la conséquence d'un arrêt de développement, ayant atteint l'organe après la naissance. Aussi voyons-nous ces cas de vagin anormalement étroits, s'accompagner de l'état de l'utérus désigné sous le nom d'utérus fœtal ou infantile.

Symptômes. — Les accidents auxquels donnent lieu ces diverses anomalies varient avec le degré de l'arrêt de développement. Dans les cas de cloisonnement transversal, les symptômes diffèrent considérablement, selon que la cloison est complète ou incomplète. Une cloison transversale incomplète ne donne lieu en général à aucun trouble. A peine pourrait-elle constituer un obstacle aux rapprochements sexuels ou à l'expulsion du fœtus. On a cependant vu des cloisons incomplètes donner lieu à tous les phénomènes des oblitérations complètes.

Les symptômes se divisent en symptômes généraux et symptômes locaux. Les symptômes généraux ne se montrent guère qu'à l'époque de la puberté. Les cas où on a constaté l'existence, chez des enfants, d'une dilatation des organes génitaux consécutive à l'accumulation du mucus causée par une cloison vaginale, sont tout à fait exceptionnels [1]. Les troubles amenés par les cloisons transversales portent sur la fonction de menstruation, sur les rapprochements sexuels, sur la fécondation et les difficultés de l'accouchement ; ces dernières ne pouvant évidemment se produire que si le cloisonnement est partiel.

Au moment de la puberté, les femmes éprouvent toutes les manifestations physiologiques de la menstruation, excepté l'issue du sang par l'orifice vulvaire. Des douleurs de plus en plus vives reviennent à une époque régulière, forçant souvent les malades à s'aliter pendant plusieurs jours. Puis, surtout au début, tout rentre dans l'ordre jusqu'à la période suivante, où les douleurs reprennent avec une nouvelle intensité. L'attention des malades est souvent appelée par une rétention d'urine due à la compression de l'urèthre, sous l'influence de la tumeur que forme le vagin distendu.

La même cause amène, quoique moins souvent, une rétention des matières fécales.

Si on a affaire à un cas de vagin rudimentaire coïncidant presque toujours avec un utérus également rudimentaire, les symptômes généraux sont nuls, ou peu accusés. Des ovaires normaux peuvent exister avec un utérus et

---

[1] Breisky, *Archiv. für Gyn.*, t. II, p. 92.

un vagin rudimentaires, ce qui est tout à fait en rapport avec l'indépendance absolue du développement de ces divers organes.

L'étude des symptômes locaux nous donne des renseignements bien plus précis.

Dans les cas de vagin rudimentaire, on voit, en écartant les grandes lèvres, que l'orifice est oblitéré par un tissu dense ne cédant pas sous la pression du doigt. On n'observe, à l'exception de l'urèthre, aucune ouverture conduisant aux organes internes. Ou bien un enfoncement simple ou double se terminant en cul-de-sac à une distance très-rapprochée de la vulve.

Dans les cas de cloisonnement, on constate la présence d'une tumeur tendue, violacée, faisant saillie à la vulve et remontant dans le bassin quelquefois au-dessus de l'ombilic. Cette tumeur augmente de volume à chaque époque menstruelle.

Si la cloison transversale ne porte que sur un des conduits, dans les cas de vagin double, on observe les symptômes de l'hématomètre unilatérale. Nous reviendrons plus longuement sur cette question, quand nous nous occuperons de l'hématomètre en général, après avoir étudié les vices de conformation de l'utérus. Souvent l'obstacle siège au-dessus de l'hymen conservé et parfaitement normal. Dans ces cas, le toucher rectal, combiné à l'introduction d'une sonde par l'ouverture hyméniale, pourra suppléer au toucher vaginal, si par celui-ci on s'exposait à la déchirure de l'hymen. Nous renvoyons, sur ce sujet, à ce que nous avons dit des précautions à prendre quand on doit pratiquer le toucher vaginal chez une vierge [1].

Diagnostic. — Quand on a constaté l'existence d'une obli-

---

[1] Voyez page 4.

tération du conduit vulvo-vaginal, il s'agit de se rendre compte de son siège et de sa nature. L'épaisseur des tissus constituant la cloison est très-difficile, presque impossible même, à apprécier, s'il n'existe pas de tumeur sanguine qui la repousse et la distende. Dans le cas de tumeur sanguine, on doit introduire le pouce dans le vagin et l'index dans le rectum pour arriver à se rendre compte de l'épaisseur de la membrane interposée.

Si la longueur du canal était trop considérable, on aurait recours aux index des deux mains, introduits, l'un dans le vagin, l'autre dans le rectum.

Le degré de profondeur du vagin permet de préciser le siège de la cloison. S'il a conservé sa longueur normale, nous serons probablement en face d'une atrésie utérine. S'il est, au contraire, considérablement raccourci, ce sera une atrésie vaginale. La présence ou l'absence de l'hymen indiquera si c'est au vagin qu'on a affaire, ou à une persistance du sinus urogénital refoulé.

Le point où siège la cloison transversale différencie l'imperforation de l'hymen, du cloisonnement proprement dit. L'hymen imperforé est quelques fois repoussé et donne lieu ainsi à la présence d'un cul-de-sac plus ou moins profond qui pourrait en imposer et faire croire à un obstacle situé plus haut. Dans ces cas là, la présence des caroncules myrtiformes sera le signe certain d'un cloisonnement. Leur absence ne pouvant coexister qu'avec un refoulement de l'hymen ou la persistance du sinus urogénital.

Dans beaucoup d'observations, le silence gardé à ce sujet empêche de savoir à laquelle de ces anomalies on avait affaire.

Les difficultés de diagnostic, pour les cloisons incomplètes, présentent surtou t de l'importance chez lafemme à l'état gravide. Au moment de l'accouchement, on peut confondre une cloison transversale avec une absence de la portion vaginale du col, ou avec un col effacé par de nombreux accouchements. Si l'orifice de la membrane permet l'introduction du doigt, on sentira le col au delà de l'obstacle; un certain espace existant entre les deux. Si l'ouverture est très-étroite, le diagnostic peut être embarrassant. Cependant la membrane oblitérante est plus facile à refouler, moins résistante que le col de l'utérus. Sa surface lisse, égale, son aspect brillant, tendu, observé au moyen du spéculum, présentent une série de caractères différents de ceux du col utérin. La longueur du vagin nous fournira encore ici un moyen de diagnostic.

La sonde introduite dans l'urèthre et le doigt dans le rectum constituent également un procédé d'exploration qui ne devra pas être négligé.

Pronostic. — Le pronostic des anomalies vaginales varie selon les cas. Les vagins rudimentaires sont une cause absolue de stérilité, surtout par leur fréquente coïncidence avec un utérus rudimentaire.

Les cloisons transversales incomplètes sont d'un pronostic généralement favorable. Elles peuvent cependant causer un obstacle aux rapprochements sexuels et à la fécondation. Au moment de l'accouchement, souvent la déchirure de la membrane, quelle que soit sa nature, a lieu spontanément. Dans d'autres circonstances, la présence de ces brides réclame une intervention chirurgicale.

Les cloisons complètes, outre l'impuissance et la stérilité, entraînent encore avec elles des dangers considérables. La distension exagérée des organes génitaux peut amener des accidents mortels par le passage du sang dans la cavité péritonéale, le plus souvent à travers une rupture des trompes, ou par une hémorrhagie provenant de la déchirure des adhérences à la suite de la suppression brusque de cette distension. L'atrésie complète du vagin peut donc amener une terminaison funeste si on n'intervient pas. Et les opérations pratiquées en vue de remédier à ces mêmes dangers exposent également la vie des malades.

Étiologie. — Les cloisonnements du vagin sont congénitaux ou acquis. Les premières formes, de beaucoup les plus fréquentes, sont dues à un arrêt de développement survenu pendant la vie embryonnaire, d'un ou des deux canaux de Müller.

Les oblitérations acquises sont le plus souvent incomplètes et constituées uniquement par des brides d'épaisseur variable ; on en a vu, néanmoins, de complètes, quoique non congénitales.

C'est à la suite de fièvres graves, variole, rougeole, fièvre typhoïde, que s'établissent le plus souvent ces adhérences. Des brûlures, des traumatismes, des vaginites intenses, peuvent également donner lieu à ces productions. La gangrène du vagin, principalement sous l'influence de l'accouchement, a été aussi le point de départ de membranes oblitérantes.

Dans les cas de cloisonnement congénital, l'obstacle siège presque toujours plus bas que dans les cas où cet accident s'est produit après la naissance.

Traitement. — Les indications diffèrent, selon que l'utérus fonctionne ou non, selon qu'il y a ou non une tumeur. S'il n'y a pas de tumeur, l'opération présente des difficultés beaucoup plus grandes que dans le cas contraire. Aussi faudra-t-il, auparavant, chercher à s'assurer de l'existence de l'utérus et des ovaires. Si ceux-ci manquent, la seule utilité d'une intervention serait de faciliter les rapprochements sexuels ; car l'absence d'issue ne présente pas d'inconvénient s'il n'y a aucun produit à expulser.

Il n'en est plus de même si l'utérus fonctionne; dans cette dernière hypothèse, en l'absence d'un traitement chirurgical, la vie est sérieusement compromise.

Si l'obstacle à l'écoulement des menstrues ne consiste qu'en une simple membrane, une incision longitudinale ou cruciale suffit dans le plus grand nombre des cas.

Mais si les tissus interposés sont épais et qu'il faille s'y frayer un chemin pour constituer le vagin, l'opération devient beaucoup plus laborieuse, et l'on a à craindre de blesser le rectum ou la vessie. En outre, même après une opération réussie, on est encore exposé aux rétrécissements secondaires.

Doit-on opérer en une seule fois, ou au moyen de ponctions successives, précédant l'incision?

D'après M. Gosselin, c'est la dimension de la tumeur qui doit décider le chirurgien à employer l'une ou l'autre de ces deux méthodes.

Si la tumeur est considérable et dépasse l'ombilic, on doit recourir à la méthode des ponctions successives, pour éviter par ce moyen la rupture des adhérences, qui pourrait être amenée par une distension trop brusque.

Au contraire, si l'on a affaire à une petite tumeur ne remontant pas jusqu'à l'ombilic, l'ouverture immédiate serait indiquée. L'incision devra être large, de façon à pouvoir pratiquer des lavages réitérés de la poche.

La décomposition putride des restes de produits sanguins est, en effet, une cause fréquente de mort après l'opération[1].

Certains chirurgiens se sont, au contraire, élevés contre l'emploi des lavages et des injections, et il existe plusieurs observations où l'incision seule a amené la guérison.

---

[1] Voyez, à ce sujet, *Gazette des hôpitaux*, 1866, n° 50, 69, 71, 84 et 116.

Nous résumerons, en terminant ce chapitre, le manuel opératoire.

La vessie et le rectum préalablement vidés, la malade est placée dans la position de la taille. Au moyen du doigt de la main gauche introduit dans le rectum et d'un cathéter placé dans l'urèthre et maintenu par un aide, on dirigera ses manœuvres.

Dans un premier temps on fera une incision transversale, ou mieux légèrement courbe à concavité antérieure, à égale distance du rectum et de l'urèthre. On s'aidera ensuite des doigts plutôt que du bistouri, pour décoller les tissus, en ayant soin de se tenir toujours le plus près possible de la paroi rectale dont la lésion, ainsi que celle de la vessie, présente le plus grand écueil de l'opération.

Dans un deuxième temps, quand on sera arrivé sur la tumeur, on l'incisera largement. Après avoir débarrassé la poche du sang et des caillots qu'elle contient, on fera des injections détersives, et on aura soin de continuer pendant longtemps la dilatation, pour obvier aux rétrécissements secondaires qu'on observe fréquemment[1].

Le manuel opératoire variera nécessairement selon les cas.

M. Lefort a proposé l'emploi de l'électrolyse, continuée pendant un certain temps, pour arriver à creuser peu à peu un canal à travers les tissus[2].

Dans les cas de cloisons incomplètes, l'intervention sera indiquée s'il y a empêchement dans les rapports sexuels.

Chez les femmes enceintes il est préférable d'attendre pour agir les indications fournies pendant le travail; les

---

[1] Ce procédé opératoire était celui préconisé par Dolbeau et décrit dans la thèse d'un de ses élèves. Bonecaze, *Traitement chirurgical des imperforations congénitales du vagin*, thèse de Paris, 1872.

[2] Lefort, *Académie de médecine*, 1876. Anal. dans les *Archives de tocologie*, 1876, p. 747.

opérations pratiquées sur les organes génitaux exposant les malades aux dangers d'un avortement.

DE LA VAGINITE

Nous diviserons la vaginite en *aiguë* et *chronique*.

Vaginite aiguë.

Anatomie pathologique. — L'inflammation de la muqueuse peut n'envahir que le vagin, ou s'étendre à la vulve, à l'urèthre, aux glandes vulvo-vaginales, à la muqueuse utérine. La muqueuse vaginale est souvent atteinte dans toutes ses parties ; tandis que dans d'autres cas, les lésions sont localisées sur certains points, principalement les replis du canal vaginal.

Le revêtement muqueux est épaissi dans son ensemble et présente de petites saillies disséminées, de 1 à 3 millimètres de diamètre, qui lui donnent un aspect irrégulier et comme chagriné. Ces saillies, quelquefois assez confluentes pour recouvrir toute la surface, constituent alors un caractère particulier qui a fait donner à cette forme le nom de *vaginite granuleuse.*

Ces nombreuses éminences, de dimensions variables, sont dues à une hypertrophie des papilles normales.

On les avait attribuées autrefois à l'augmentation de volume des glandes, opinion dont il n'y a pas lieu de tenir compte, puisqu'il n'existe pas de glandes dans l'épaisseur de la muqueuse vaginale à l'état physiologique.

Sous l'influence de certaines causes et surtout de la puerpéralité, on voit se développer des *vaginites gangréneuses* pouvant entraîner de vastes pertes de substance.

On observe également des abcès dans le tissu sous-muqueux. L'inflammation, au lieu de se localiser et de se limiter à la production d'un abcès, peut s'étendre à tout le tissu conjonctif qui entoure le vagin. Ces *périvaginites phlegmoneuses* ou *disséquantes*, comme on les a appelées, envahissent peu à peu le tissu conjonctif du petit bassin et amènent des accidents assez graves pour compromettre la vie [1].

Les *fausses membranes diphthéritiques* s'observent sur la muqueuse vaginale aussi bien que sur d'autres. La gravité de la maladie générale enlève, dans ces cas, toute son importance à la lésion locale [2], qui n'en est qu'une des nombreuses manifestations.

Chez certaines femmes, au moment de la période menstruelle ou à la suite d'injections astringentes, on constate l'expulsion de lambeaux souvent assez étendus de la muqueuse du vagin, figurant même parfois un moule complet de tout le canal. Ces sortes de membranes ont été confondues avec celles qui proviennent de la cavité utérine. Un simple examen microscopique permettra de les différencier,

Leur structure, uniquement composée de grandes cellules d'épithélium pavimenteux, ne permet de les confondre avec aucun autre produit.

Quelques gynécologistes ont désigné cette desquamation en masse, sous le nom de *vaginite exfoliante.*

Symptômes. — Si on regarde la muqueuse vaginale dans les cas de vaginite aiguë, on constate qu'elle présente une rougeur des plus vives parsemée de nombreux points plus foncés et plus obscurs. Ces points représentent les papilles hypertrophiées ou granulations. L'épithélium ayant disparu

---

[1] Marconnet, *Archives de Virchow*, t. XXXIV, p. 2, et Minkiewitsch, *id.*, t. XLI, p. 437.

[2] Nous devons rappeler ici, que ce que les Allemands appellent inflammation diphthéritique ou croupale, n'a nullement la signification que nous donnons chez nous au mot *diphthérie.*

sur une plus ou moins grande étendue, la muqueuse saigne au moindre contact. On voit s'écouler par la vulve un liquide muco-purulent ou purulent, souvent mêlé de sang.

Cet écoulement verdâtre, tachant fortement le linge, contracte une odeur nauséabonde.

Dans les cas intenses, tout attouchement est douloureux, au point de rendre l'introduction du speculum impossible. Si le toucher peut être pratiqué, on sent les rugosités, les inégalités formées par les nombreuses granulations de la muqueuse. Les malades se plaignent d'un sentiment de constriction, de chaleur, de prurit, dans la région vulvo-vaginale.

Ces sensations s'accompagnent, d'ordinaire, de tenesme vésical et anal, ou d'un certain degré de vaginisme.

On peut constater également des douleurs abdominales, surtout si la vaginite a amené de la métrite ou de la périmétrite, dont elle est quelquefois le point de départ, comme nous le verrons à propos de l'étiologie de ces affections.

Diagnostic. — On ne confondra pas le pus résultant d'une vaginite avec les écoulements de même nature provenant soit de l'utérus, soit d'un abcès ou d'une collection purulente ouverte dans le vagin.

La grande difficulté du diagnostic réside dans la nature de l'affection elle-même. A-t-on affaire à une vaginite blennorrhagique ou à une vaginite simple? Il n'y a aucun caractère certain qui permette de les différencier. La présence des parasites, et principalement du *trichomonas vaginalis* dans les liquides acides qui baignent le vagin, considérée par quelques-uns comme spécifique, n'a donné jusqu'à ce jour aucun renseignement utile.

La coexistence de l'uréthrite avec la vaginite rendra très-probable l'origine blennorrhagique de l'affection[1].

[1] Gosselin, *loc. cit*, t. II, p. 248, et A. Guérin, *loc. cit.*, p. 283.

Pronostic. — La vaginite aiguë, simple ou blennorrhagique, soumise à un traitement convenable, disparaît ordinairement dans l'espace de trois à quatre semaines. Elle peut passer à l'état chronique et sa durée se prolonge alors au delà de cette époque.

La propagation du côté de la cavité utérine, et surtout les accidents qu'elle amène quelquefois du côté du péritoine, peuvent rendre son pronostic grave.

A la suite des inflammations intenses de la muqueuse vaginale, on a vu se produire des adhérences, des brides unissant les deux parois, pouvant même être cause d'une occlusion complète.

Étiologie. — La vaginite aiguë est le plus souvent spécifique et dûe au contact d'un liquide virulent. Nous n'avons pas à revenir ici sur ce que nous avons dit relativement aux anciennes doctrines, qui faisaient considérer la blennorrhagie comme pouvant être le point de départ de la syphilis[1].

La vaginite aiguë a également une origine inflammatoire simple, dans les cas de traumatisme, d'introduction de corps étrangers dans le vagin.

Les exanthèmes fébriles, rougeole, scarlatine, la fièvre typhoïde, s'accompagnent souvent de vaginite ou de vulvo-vaginite.

La vulvite occasionnée, chez les enfants, par la présence des oxyures peut se propager de proche en proche et se transformer en vulvo-vaginite.

L'impression du froid, surtout pendant l'époque menstruelle, a été accusée d'avoir amené le développement de cette affection.

La forme granuleuse est assez fréquente chez les femmes

---

[1] Voyez page 120.

enceintes. Mais elle ne leur est pas spéciale, comme quelques auteurs l'ont avancé, et on rencontre la vaginite granuleuse de nature blennorrhagique chez des femmes vierges d'enfants et à l'état de vacuité.

Traitement. — Dans les premières périodes de la forme aiguë, le traitement consistera surtout en des boissons, des lotions, des injections tièdes et émollientes. Dès qu'on pourra pénétrer dans le vagin sans causer trop de douleur, on devra introduire des tampons chargés de substances médicamenteuses. Le coaltar saponiné, ou une solution d'acide phénique à 1/300, nous a donné de bons résultats. On peut aussi avoir recours aux badigeonnages de la muqueuse avec une solution concentrée de nitrate d'argent 1/30. Pour réussir avec ce dernier procédé, il faut avoir bien soin d'atteindre *toute la surface malade*, col de l'utérus, culs-de-sac et replis du vagin. Ce moyen, qui n'a que l'inconvénient d'être un peu douloureux, sera renouvelé tous les trois ou quatre jours.

Quel que soit le médicament employé, le séjour des tampons d'ouate ou de charpie possède le grand avantage d'isoler l'une de l'autre les parois du canal, ce qui facilite beaucoup la guérison.

Vaginite chronique (fleurs blanches, leucorrhée vaginale).

Nous réunissons dans un même chapitre, des affections considérées par beaucoup d'auteurs comme différentes l'une de l'autre. Nous nous étendrons davantage sur les causes qui nous ont engagé à agir ainsi, quand nous arriverons à l'histoire de la métrite.

Anatomie pathologique. — La muqueuse, dans la vaginite chronique, ne présente plus cette couleur rouge intense que nous lui avons vue dans la forme aiguë, mais revêt une coloration violacée, livide. Sa surface est atteinte, par places, d'excoriations de dimension et de profondeur variables. Elle présente également des granulations, siégeant le plus souvent sur la paroi antérieure.

A la suite de la vaginite chronique, il se produit quelquefois un ramollissement de la muqueuse ou du tissu conjonctif sous-muqueux qui peut amener un prolapsus du vagin. Tantôt c'est seulement la paroi antérieure qui constitue le prolapsus, tantôt toute la muqueuse herniée vient former un bourrelet circulaire à l'orifice vulvaire.

Symptômes. — Le principal symptôme de la vaginite chronique consiste dans la nature et l'abondance de l'écoulement. A l'état normal le vagin est lubrifié par un liquide que les auteurs décrivent comme transparent. Mais ce liquide transparent est tout à fait exceptionnel ; et, même chez des femmes bien portantes, il présente un aspect plus ou moins louche, plus ou moins coloré en jaune.

Les liquides produits par le vagin diffèrent de ceux qui proviennent de l'utérus, par leur absence de viscosité et leur apparence caillebotée.

Leur quantité peut prendre des proportions telles, qu'elle devienne une cause de gêne pour les malades et de dégoût pour ceux qui ont avec elles des rapprochements sexuels.

Quant à l'action que ces écoulements exercent sur la santé générale, on doit établir une grande différence entre les leucorrhées de provenance vaginale et celles fournies par la muqueuse utérine. Les premières peuvent atteindre une très-grande abondance, sans que la santé des femmes paraisse s'en ressentir.

Il n'en est pas de même pour les leucorrhées utérines, dont le retentissement sur l'organisme ne tarde pas à se manifester.

Dans la vaginite chronique, les caractères de l'écoulement sont très-variables. Tantôt à peine coloré, il empèse le linge ou le tache en blanc faiblement teinté de jaune. D'autres fois plus ou moins purulent, il se rapproche de la couleur verte qu'on observe dans les cas aigus.

Les douleurs vagues, éprouvées par les malades, sont, le plus souvent, sous la dépendance de l'affection dont l'écoulement vaginal n'est qu'un épiphénomène.

Si la forme chronique a succédé à la forme aiguë, toutes les manifestations de cette dernière disparaissent, sauf l'écoulement.

Diagnostic. — Quand une vaginite virulente cesse-t-elle de l'être? et toute espèce de vaginite ne peut-elle pas communiquer une uréthrite purulente? Voilà deux questions bien difficiles à résoudre et sur lesquelles les auteurs sont loin de s'entendre.

En général la blennorrhagie ne résulte que du contact avec le pus blennorrhagique. Dans bien des circonstances, une blennorrhagie ancienne, localisée aux conduits des glandes vulvo-vaginales ou aux glandules périuréthrales, ne donne pas fatalement lieu à des accidents. C'est ce qui explique pourquoi, au moment des règles ou sous l'influence d'excitations sexuelles répétées, la sécrétion, augmentant sur ces divers points, chasse à l'extérieur une goutelette de pus, qui dans d'autres circonstances n'aurait pas été expulsée. Il n'est pas impossible que sous l'influence de causes qui nous sont inconnues, un écoulement vaginal simple acquière des propriétés contagieuses.

Ces faits doivent être exceptionnels, et nous avons souvent constaté, après tant d'autres gynécologistes, que des écoulements muco-purulents abondants, des liquides sanieux provenant d'un cancer du col chez la femme, n'avaient aucune influence sur l'urèthre du mari. Il y a aussi des observations très-curieuses, montrant une espèce d'accoutumance. Une femme ne communiquant rien à l'homme avec lequel elle a des rapports habituels, donnant au contraire la blennorrhagie à celui qu'elle voit pour la première fois. Ces questions de contagiosité sont encore bien obscures, et on ne doit pas s'en étonner, en considérant les causes d'erreurs auxquelles on est forcément exposé ainsi que les difficultés qui entourent ce genre de recherches.

En somme, le meilleur signe de la vaginite spécifique, c'est l'uréthrite concomitante. Quand celle-ci fait défaut, il est presque impossible de se prononcer sur la nature de l'affection.

Pronostic. — La vaginite chronique est quelquefois très-rebelle. Il ne faut pas oublier que celle qui succède à une blennorhagie aiguë, peut se localiser dans les culs-de-sac, dans le col utérin, l'urèthre et les canaux des glandes de Bartholin. D'où le danger des formes latentes, au point de vue de la contagion. Ces inflammations prédisposent à la longue au prolapsus vaginal.

Étiologie. — La vaginite chronique succède souvent à la forme aiguë. Dans beaucoup de circonstances, cependant, cette affection se développe peu à peu et sans avoir été précédée par une période d'acuité. Toutes les causes énumérées comme amenant la vaginite aiguë, peuvent également être invoquées, dans la forme chronique; l'abus du coït, le séjour d'un pessaire, l'introduction de corps étrangers.

Très-souvent elle est symptomatique d'une autre affection. C'est ainsi qu'elle accompagne les divers degrés de la métrite, les néoplasmes de l'utérus, les tumeurs de l'ovaire, du rectum, de la vessie, et tout ce qui entrave la circulation du petit bassin. La grossesse entraîne fréquemment avec elle un certain degré de vaginite, qui peut, comme nous l'avons vu, subir des exacerbations et revêtir la forme aiguë.

La chlorose et la scrofule s'observent souvent chez les femmes atteintes d'écoulements vaginaux chroniques. Chez les enfants, et surtout chez les enfants scrofuleux, la vulvo-vaginite chronique, se rencontre avec un assez grand degré de fréquence.

Cette même affection n'est pas rare chez les femmes ayant dépassé la ménopause et coïncide parfois avec une atrophie sénile de l'utérus.

On a invoqué pour expliquer ces vaginites des vieilles femmes, la disposition béante de l'orifice vulvaire qui n'opposerait ainsi aucun obstacle à la pénétration des poussières et de l'air froid.

Nous avons dit également, que, surtout chez les vieilles femmes, les exanthèmes vulvaires peuvent se propager à la muqueuse vaginale [1].

Traitement. — Le traitement de la vaginite chronique devra être en même temps local et général. Comme traitement local, les tampons imbibés de coaltar auront une action moins efficace dans les cas de date ancienne, sauf pour les blennorrhagies aiguës passées à l'état chronique.

Les astringents seront ici employés de préférence ; le tannin, l'alun, le sulfate de zinc, mais surtout le premier des trois [2].

---

[1] Voyez p. 62.

[2] Nous employons souvent les formules suivantes :

Tampons d'ouate ou de charpie imbibés d'une de ces solutions.

SOLUTIONS.

Acide phénique cristallisé. . . . . 15 centigr.
Alcool. . . . . Q. S. pour dissoudre ;

ajoutez :

Tannin . . . . 4 grammes.
Glycérine 30

ou

On peut aussi avoir recours aux injections avec les mêmes substances plus ou moins diluées, mais celles-ci sont bien loin de présenter les avantages des pansements

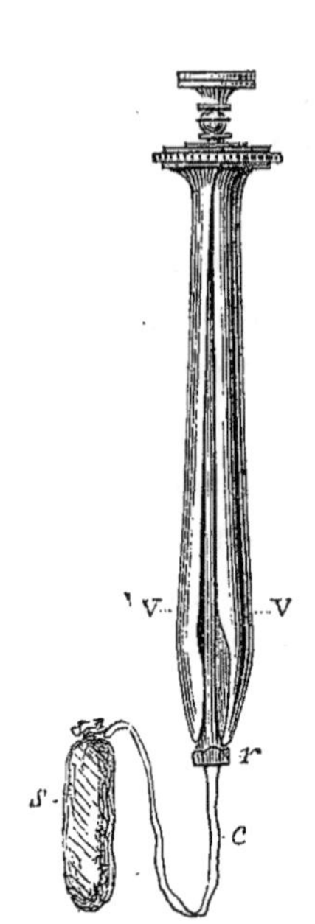

Fig. 55. — Porte topique de Delisle.

V. V'. Valves. — s. Tampon. — c. Fil servant à retirer le tampon.

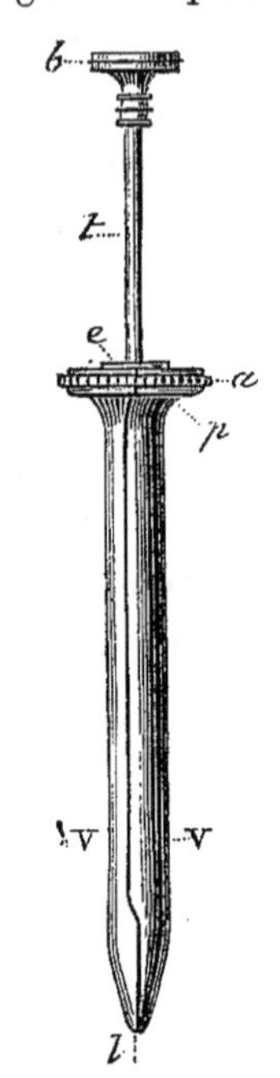

Fig. 56. — Porte topique de Delisle.

b. Bouton sur lequel on presse pour faire glisser la tige du piston t. — a. Anneau de caoutchouc entourant le pavillon p, et servant à maintenir les valves au contact l'une de l'autre. — c. Bouchon fermant l'ouverture du pavillon p, et dans lequel glisse la tige du piston.

répétés. Elles pourront être faites, conjointement et dans l'intervalle des pansements, avec des eaux alcalines.

Comme traitement général, le fer associé aux amers, le quinquina, seront indiqués chez les femmes chlorotiques

    Acide phénique cristallisé . . . .   0,50 centigr,
    Alcool . . . .   5 grammes.
    Eau   100   —
    Tannin   10   —

ou anémiques. L'huile de foie de morue, l'iode, les bains sulfureux, devront en être la base chez les sujets entachés de scrofule.

Enfin l'hydrothérapie, soit simple, soit avec des eaux minéralisées, doit être considérée dans ces cas-ci, ainsi que dans la plupart des maladies des femmes, comme un excellent moyen reconstituant.

TUMEURS DU VAGIN

Kystes du vagin.

Les kystes du vagin constituent une affection assez rare et peu ou mal connue jusqu'à présent, quoique les quelques travaux publiés sur cette question dans ces dernières années, aient jeté un certain jour sur leurs différentes variétés.

Anatomie pathologique. — L'opinion que les kystes du vagin étaient dûs à une rétention glandulaire a été généralement admise par la plupart des auteurs (Huguier,

POMMADE.

Alun. . . . . 5 grammes.

triturez avec

Glycérine ou eau. . . . . Q. S.
Axonge. . . . . 50 grammes.

SUPPOSITOIRES.

Tannin . . . . 0,50 centigr.
Beurre de Cacao. . . . . 4 grammes.

Quelques malades éprouvent des difficultés à introduire elles-mêmes les tampons. On obviera à cet inconvénient au moyen de divers instruments (fig 35 et 36) tels que ceux de Delisle ou de Barnes.

On a préconisé contre la vaginite, des bougies médicamenteuses composée d'une enveloppe soluble et contenant une poudre astringente. Ce mode de pansement peut donner de bons résultats.

Guérin), et soutenue encore il y a peu de temps par Preuschen [1].

Huguier avait même divisé les kystes en superficiels ou
profonds, selon l'espèce de glande qui leur donnait naissance.

Il y a une objection primordiale à opposer à cette
théorie ; c'est, qu'excepté vers l'orifice vulvaire, la muqueuse
du vagin ne possède pas de glandes, ainsi que cela résulte
des observations de Kölliker, de Frey, de Robin, de Pouchet,
et de toutes celles que nous avons faites nous-même. Aussi
a-t-on généralement abandonné l'idée de l'origine glandulaire de ces kystes [2].

Nous les diviserons en *superficiels* et *profonds*.

Kystes superficiels.

Les kystes superficiels de la muqueuse vaginale varient de
la grosseur d'une lentille à celle d'une noisette. Leur surface est polie, lisse et brillante. Les uns adhèrent par une
large base aux tissus sous-jacents, d'autres sont plus ou
moins pédiculés donnant lieu à des sortes de polypes.

Leur paroi est mince et transparente, leur contenu consiste en un liquide plus ou moins filant, généralement incolore.

Ces kystes seraient dûs à deux modes de formation différents. Ou bien ils résulteraient du soulèvement des couches
superficielles de l'épithélium, ou bien ce serait de petits
myxomes [3]. Nous n'avons jamais eu l'occasion d'étudier ces
formes superficielles.

Quand ils siègent à la partie inférieure au voisinage de

---

[1] Preuschen, *Die Cysten der Vagina, Centralblatt für med.*, 1871, p. 773.
[2] Eustache, *Mémoire sur les Kystes du vagin.* (*Archives de tocologie*, 1878,
p. 191.)
[3] Eustache, *loc. cit.*, p. 207.

la vulve, rien ne s'oppose à ce qu'on admette leur origine glandulaire. Huguier dit en avoir souvent rencontré auprès de l'urèthre. Dans ces dernier cas, il ne s'agissait plus de kystes vaginaux, mais plutôt de kystes vulvaires. Puisque, pour nous, c'est l'hymen ou les caroncules myrtiformes, qui limitent inférieurement le vagin.

Winckel en a décrit une variété qu'il a observée uniquement chez les femmes enceintes[1]. Il existerait, dans ces cas, une production de nombreux kystes agglomérés et saillants sur la muqueuse épaissie.

Ceux-ci se rencontrent le plus souvent dans la partie supérieure du conduit vaginal. Situés très-superficiellement, ils tranchent par leur coloration grise sur le ton rouge vif de la muqueuse ambiante. Leur volume ne dépasse guère celui d'un grain de chenevis ou d'un pois.

Le liquide qu'ils contiennent est plus séreux, moins filant que celui des kystes ordinaires. On en a vu également dont le contenu était gazeux, et qui s'affaissaient si on les piquait, en produisant le bruit caractéristique de l'air s'échappant par un petit pertuis (Winckel). Les points où ils siégeaient étaient recouverts d'une couche mucopurulente très-épaisse. C'est donc là une sorte de vaginite kystique des femmes enceintes.

Kystes profonds.

Les kystes profonds ont été mieux étudiés que les précédents, au moins comme structure anatomique. Ils sont situés au-dessous de la muqueuse dont ils sont tout à fait indépendants et même séparés par une épaisse couche de tissus, comme on pourra en juger par l'examen de la figure 57

---

[1] Winckel, *Ueber die Cysten der Scheide, insbesondere eine bei Schwangerern vorkommende Colpohyperplasia cystica.* (*Archiv. für Gyn.* 1871, t. II, p. 383).

dessinée à la chambre claire, d'après une de nos préparations.

Ils sont ordinairement placés à une certaine distance de l'orifice vulvaire (4 ou 5 centimètres), plus souvent dans la paroi antérieure [1].

La plupart du temps, ces kystes sont uniques, (82 pour 100.)

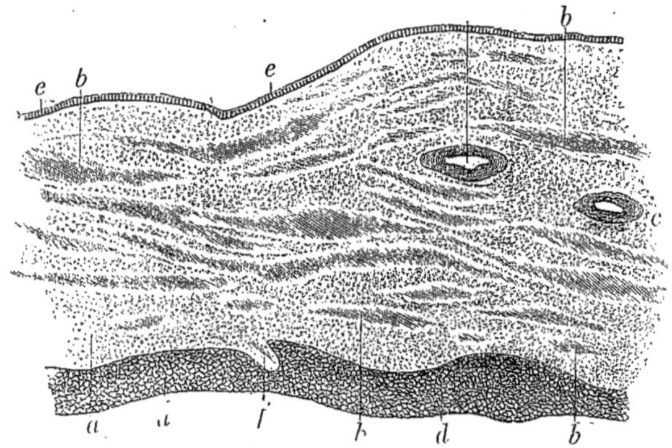

Fig. 37. — Coupe de la paroi antérieure d'un kyste du vagin (grossissement de 40 diam

a. paroi vaginale principalement formée de tissu conjonctif et séparant la surface du vagin de la cavité kystique. — *b*. Faisceaux de fibres musculaires lisses coupés en différents sens. — *c*. Coupe transversale de vaisseaux. — *d*. Revêtement du vagin formé de plusieurs couches d'épithélium pavimenteux. — *e*. Revêtement de la paroi kystique constitué par une seule couche d'épithéliun cylindrique aplati. — *f*. Papille coupée longitudinalement.

Les observations où il en existait deux ou plusieurs sont beaucoup plus rares, et on en a cité au maximum cinq dans un même vagin (Kiwisch).

Leurs parois sont beaucoup plus épaisses que celles des kystes superficiels.

Leur contenu est très-variable. Tantôt clair, muqueux, filant, il présente, dans d'autres cas, une coloration brunâtre, couleur chocolat.

La cavité kystique est revêtue d'une couche d'épithélium cylindrique aplati (fig. 37, e) que l'imprégnation d'argent nous a permis de bien étudier.

[1] Dans les 50 cas réunis par Winckel, 19 fois ils étaient situés en avant 14 fois en arrière, 5 fois seulement sur les parois latérales.

Les kystes profonds atteignent des proportions bien plus considérables que les superficiels. On en a vu qui présentaient les dimensions d'une noix, d'un œuf de poule, d'une poire, d'une orange[1].

L'origine de ces kystes profonds est encore assez obscure. L'hypothèse de leur point de départ glandulaire ne résiste pas à un examen attentif des faits.

Pour quelques auteurs, ils résulteraient d'une formation comparable à celle des bourses séreuses accidentelles (Verneuil). Mais dans les bourses séreuses, il existe un revêtement endothélial composé de grosses cellules plates très-différentes de l'épithélium qui tapissait ceux que nous avons observés.

On a admis qu'ils pouvaient se produire dans les canaux de Gartner, restes du canal de Wolf qui persistent jusqu'à l'âge adulte chez certaines espèces animales.

Cette origine, quoique possible dans certains cas, n'a jamais été démontrée, et a contre elle la rareté des kystes vaginaux situés sur les parties latérales (2 1/2 pour 100) ; en outre, la persistance des canaux de Gartner est un fait exceptionnel chez la femme adulte.

Les collections sanguines développées dans les parois vaginales (hématomes) peuvent également, selon quelques anatomistes, être le point de départ de formations kystiques.

Enfin on a observé dans le vagin, des kystes multiloculaires revêtus de formes épithéliales diverses, et présentant des saillies, des bourgeonnements comparables à ce qu'on voit sur certains kystes de l'ovaire[2]. La présence de l'épi-

---

[1] Beigel, *loc. cit.*, t. II, p. 599. Hörder a cité un cas de kyste du vagin de la grosseur du poing, à développement rapide. (*Arch. f. Gyn.*, t. IX, p. 324).

[2] *Zusammengesetzte Cyste der Scheide.* (Kaltenbach, *Arch. f. Gyn.*, 1873, t. V, p. 138.)

thélium vibratile sur la surface de quelques-unes de ces tumeurs augmente encore la similitude [1].

Symptômes. — Les kystes du vagin ont ordinairement une marche lente et passent souvent inaperçus. Huguier en cite un cas, où la tumeur kystique avait duré dix-sept ans sans amener d'accidents.

Les symptômes subjectifs sont quelquefois nuls.

Dans d'autres circonstances, les kystes entrainent à leur suite une grande gêne pour les malades, voire même de véritables souffrances. C'est tantôt une sensation de pesanteur dans la région périnéale, des douleurs et des tiraillements lombaires comparables à ce que l'on observe dans le prolapsus utérin; tantôt des troubles de la miction, une difficulté très-grande ou une impossibilité apportée aux rapprochements sexuels, qui sont accusés par les malades. L'inflammation de la muqueuse dans le voisinage des kystes entraîne un écoulement blanchâtre ou verdâtre comme dans la vaginite aiguë.

L'examen au spéculum, principalement au moyen du speculum univalve de Sims, permettra d'apprécier les caractères de la tumeur.

Celle-ci ne dépasse pas l'orifice vulvaire; ou bien, par son accroissement successif, elle vient faire saillie à la vulve. Elle est indolente, régulière, molle, fluctuante, ordinairement sessile, plus rarement pédiculée, au moins pour les kystes profonds. La muqueuse qui la recouvre a conservé son aspect normal, et n'adhère pas à la tumeur, qui est elle-même mobile sur les tissus sous-jacents.

Dans des cas rares, la muqueuse s'enflamme au niveau de la tuméfaction, surtout si deux kystes sont situés en face l'un de l'autre, sur les parois opposées du vagin [2],

---

[1] Preuschen, *loc, cit.*, p. 774.
[2] Observation d'Eustache, *loc. cit.*, p. 195.

d'où résultent des frottements. A la suite de ces inflammations, le kyste peut s'abcéder, et guérir ainsi spontanément. Le plus souvent, cependant, le liquide se reproduit,
ou il persiste une ouverture fistuleuse laissant écouler un
pus plus ou moins fétide. Chez beaucoup de malades, les
phénomènes morbides presentent une exacerbation au moment de la période menstruelle.

Diagnostic. — On ne confondra pas les kystes du vagin,
avec ceux qui se développent dans la glande vulvo-vaginale
ou dans son canal excréteur, et que nous avons déjà étudiés [1].
Ces derniers occupent l'épaisseur, ou la partie antérieure
des petites lèvres, tandis que les kystes vaginaux sont situés
en arrière et plus haut, le plus souvent dans la cloison
vésico ou recto-vaginale.

Des productions de ce genre ont été prises, faute d'un
examen suffisant, pour des prolapsus utérins et traités par
des pessaires. Il n'y a aussi qu'un examen incomplet, qui
puisse permettre de confondre un kyste avec un polype
de l'utérus.

Le toucher pratiqué avec soin suffira pour distinguer
les tumeurs des régions voisines faisant saillie dans le
vagin, d'avec celles qui auraient pris naissance dans le conduit lui-même. On a cité des kystes des glandes uréthrales
proéminents dans le vagin, et ressemblant à un kyste deve-
loppé aux dépens de ce dernier organe [2].

On a rapporté des exemples de cystocèles et de rectocèles,
prises pour des kystes vaginaux.

La cystocèle se produit de deux façons différentes. Ou
bien tous les tissus prennent part à la tumeur herniaire dont
la muqueuse épaissie et ridée, présente un aspect absolument différent de celui de la surface lisse et tendue du kyste.

[1] Voyez page 48.
[2] Preuschen, *loc. cit.*, p. 774.

Ou bien la vessie fait hernie à travers une fente, une fissure des tissus qui constituent le vagin. Dans ce dernier cas, la ressemblance extérieure des deux tumeurs serait plus grande. Mais la cystocèle est réductible, contrairement à la production kystique. Enfin l'introduction d'un cathéter dans la vessie jugera immédiatement la question. Pour bien apprécier les signes de la rectocèle, on introduira un doigt recourbé dans le rectum et un autre dans le vagin.

Pronostic. — Le pronostic de ces tumeurs est essentiellement bénin, au point qu'elles passent souvent inaperçues des malades et que celles-ci refusent fréquemment la petite opération qui pourrait les en débarrasser. Tous les cas ne sont pas aussi favorables et les kystes peuvent amener de la gêne, soit dans la marche, soit dans les rapprochements sexuels. Ils doivent même entrer en ligne de compte, comme cause de strérilité. La vaginite, la leucorrhée et les inflammations tégumentaires qui en sont les effets présentent aussi des inconvénients.

Quand la tumeur fait saillie à la vulve elle peut amener un prolapsus vaginal. Sous l'influence de l'accouchement elle s'enflamme quelquefois et donne lieu à une fistule.

Étiologie. — Nous nous sommes assez étendu sur l'origine anatomique des kystes du vagin, pour n'avoir pas à y revenir ici.

On a invoqué un grand nombre de causes, comme pouvant amener ces productions. La grossesse, l'accouchement, en première ligne. Des blessures, des piqûres avec un corps introduit dans la cavité vaginale. L'abus des rapprochements sexuels a été également incriminé, et on a apporté comme preuve à l'appui de cette étiologie, la fréquence plus grande des tumeurs kystiques vers le milieu de la paroi antérieure sous la symphise pubienne, point ou les frottements de la verge seraient plus actifs.

On voit, malgré ces différentes hypothèses, que nous sommes encore peu éclairés sur leur étiologie. On en a observé à tous les âges et dans toutes les conditions, même chez des femmes vierges et des enfants nouveau-nés[1]. Les cas de vaginites kystiques n'ont été observés jusqu'à présent que, chez des femmes enceintes[2].

Traitement. — L'âge des malades doit entrer pour une grande part dans la décision à adopter au sujet du traitement. Chez les femmes entrées dans la période de repos des organes sexuels, on devra généralement s'abstenir de toute intervention. Il n'en est pas de même, chez les sujets jeunes, pour lesquels cette affection peut apporter un grand trouble dans les fonctions génitales.

La ponction du kyste est presque toujours suivie d'une reproduction du liquide.

La ponction associée à l'injection iodée a donné également ment lieu à des récidives, ou bien il faut continuer les injections pendant un certain temps, et encore dans ces conditions on a vu persister un trajet fistuleux.

Le meilleur procédé consiste dans l'incision, complètée par l'excision des bords du kyste dont le fond sera ainsi mis à nu.

On peut également avoir recours à une incision cruciale, avec cautérisation de la cavité au moyen du nitrate d'argent, répétée jusqu'à complète cicatrisation.

Si la tumeur peut se péduculiser, l'excision et la cautérisation de la petite plaie qui en résulte constituent un procédé des plus faciles.

Quel que soit le mode opératoire que l'on aura employé, les injections détersives seront continuées pendant toute la durée du traitement.

---

[1] Winckel, *loc. cit.*, p. 595.

[2] Näcke, *Ueber die sogenannte Colpohyperplasia cystica*, 1876. (*Arch. f. Gyn.*, t. IX, p. 461.)

La vaginite kystique des femmes enceintes disparaît spontanément après l'accouchement. Elle ne demande donc aucun autre traitement spécial, que des bains et des soins de propreté pendant la grossesse.

Végétations du vagin.

On rencontre quelquefois dans le vagin les diverses formes de végétations que nous avons décrites à propos de la vulve. Ces productions, beaucoup moins fréquentes dans cette région qu'à l'orifice vulvaire, siègent surtout à la partie inférieure ou dans les culs-de-sac; elles sont très-rares à la partie moyenne.

Les causes qui les amènent sont les mêmes ici que pour la vulve, principalement la grossesse et la blennorrhagie. Chez une malade enceinte de trois mois que nous avons eu l'occasion d'examiner, la partie inférieure du vagin était presque complétement oblitérée par des amas de végétations. Les rapprochements sexuels étaient devenus impossibles, et c'est pour cela que cette femme était venue demander nos conseils. L'introduction du doigt était difficile et douloureuse, et l'usage du speculum, même du speculum virginal, impossible. Il n'y avait de végétations ni à la vulve ni dans la partie moyenne du conduit vaginal. Mais on en retrouvait en abondance dans les culs-de-sac, surtout le cul-de-sac postérieur, et sur le col de l'utérus.

Nous ne reviendrons pas sur la structure de ces papillomes, qui ne présentent rien de particulier dans cette région.

On voit se développer assez fréquemment, sous l'influence de la vaginite, une série de granulations, disséminées sur la surface de la muqueuse. Nous avons déjà signalé ces faits anatomiques à propos de la vaginite granuleuse.

Sarcome du vagin.

Le sarcome paraît être une forme de tumeur assez rare dans le vagin.

Il est tantôt primitif, tantôt consécutif à un sarcome utérin. On le voit revêtir la disposition d'infiltration diffuse comme le cancer, ou de tumeur circonscrite prenant l'apparence d'un fibro-myome.

Il est possible de confondre, même anatomiquement, un sarcome, avec une tumeur fibreuse enflammée.

Les points emflammés d'un fibro-myome sont, en effet, constitués par du tissu embryonnaire comme le sarcome et ce n'est que par un examen attentif des diverses parties de la tumeur, qu'on peut arriver à poser un diagnostic histologique certain[1].

Corps fibreux et polypes du vagin.

Les corps fibreux sont beaucoup plus rares dans le vagin que dans l'utérus. On a même avancé que les productions de ce genre, observées dans cette région, avaient leur point de départ dans l'utérus et descendaient peu à peu entre les parois vaginales. Cette dernière origine est incontestable. Mais il est bien démontré également, que les corps fibreux peuvent prendre naissance sur les divers points du conduit vaginal, où ils trouvent, du reste, leurs éléments constituants, tissu conjonctif et fibres musculaires lisses (fibromyomes). Ces tumeurs sont tantôt sessiles, tantôt pédiculées, donnant lieu à de véritables polypes. Elles sont situées sous la muqueuse, dans la couche fibro-musculaire ou dans le tissu conjonctif qui entoure le vagin.

Les tumeurs sous-muqueuses sont généralement petites

---

[1] Kaschewarowa, *Arch. de Virchow*, t. LIV, p. 73, et Spiegelberg, *Zu den Sarkomen des Uterus und der Scheide*. (*Arch. f. Gyn.*, t, IV, p. 344.)

et ne dépassent pas les dimensions d'un pois ou d'une noisette. Celles qui sont plus profondément situées atteignent quelquefois des proportions plus grandes.

Comme nous le verrons pour les tumeurs fibreuses utérines, le rapport qui existe entre la quantité de tissu fibreux et de tissu musculaire varie beaucoup selon les cas.

Les polypes fibreux du vagin sont souvent plus riches en vaisseaux, que ceux développés aux dépens du tissu utérin.

Ces fibromyomes peuvent, comme ceux de l'utérus, subir une série de transformations. On les voit s'ulcérer, s'enflammer, se gangréner.

Plusieurs gynécologistes admettent l'existence, dans le vagin, de polypes muqueux[1]. Ces productions, si elles existent, sont en tout cas très-rares, et, en l'absence d'examen histologique, nous n'avons aucune notion sur leur structure.

Symptômes. — Les symptômes auxquels donnent lieu les polypes vaginaux sont souvent plus accentués que ceux que l'on observe pour les polypes de l'utérus. Ce sont des hémorrhagies vulvaires, des écoulements plus ou moins sanieux. Si les tumeurs ont acquis un certain volume, les malades éprouvent des douleurs lombaires, une sensation désagréable de pression dans le bassin. La miction et la défécation sont quelquefois troublées. Les rapprochements sexuels sont douloureux, difficiles, voire même impossibles, et amènent à leur suite des hémorrhagies.

Diagnostic. — Si les fibromyomes du vagin n'ont pas atteint de grandes dimensions, leur diagnostic est facile. Une tumeur indolente, dure, nettement circonscrite dans cette région, ne peut guère être qu'une tumeur fibreuse. Si elle est petite il sera également facile de se rendre compte de son siège et de son point d'implantation.

---

[1] Beigel, *loc. cit.*, t. II, p. 589, et Klob, *loc. cit.*, p. 428.

Il n'en est pas toujours de même lorsque ces productions dépassent un certain volume. Si le doigt peut être introduit, on constatera l'existence d'un pédicule se continuant avec la paroi vaginale et indépendant du museau de tanche, dont l'orifice ne donne passage à aucun corps étranger. La confusion d'un polype du vagin avec un prolapsus utérin ne pourrait être faite que faute d'un examen suffisant. Si la tumeur remplit toute la cavité vaginale et que l'introduction du doigt soit impossible, on peut éprouver de grandes difficultés à préciser le siège et les rapports du néoplasme.

On aura recours, dans ces cas, au toucher rectal, peut-être même au toucher rectal par la méthode de Simon[1].

Pronostic. — Le pronostic des tumeurs fibreuses du vagin diffère, selon qu'il y a ou non un pédicule. Si la base d'implantation se fait sur une large surface, l'opération pourra être laborieuse; s'il est possible, au contraire, de limiter un pédicule, elle ne présentera aucune difficulté. Les hémorrhagies auxquelles cette affection expose les malades qui en sont atteintes présentent par elles-mêmes une certaine gravité.

De grosses tumeurs peuvent amener, consécutivement à la compression de l'urèthre, tous les accidents redoutables des rétentions d'urine.

Étiologie. — On a observé les fibromyomes du vagin depuis l'âge de huit et quinze ans jusqu'à soixante[2]. Cependant ces sortes de tumeurs développées primitivement dans cette région doivent être assez rares pour que Virchow dise n'en avoir jamais observé[3].

Traitement. — Le traitement consistera toujours dans l'ablation de la tumeur. Selon qu'elle adhère largement aux

---

[1] Voyez page 6.
[2] Beigel, *loc. cit.*, t. II, p. 591.
[3] Virchow, *Traité des tumeurs*, trad. franç., t. III, p. 411.

tissus ambiants, ou qu'elle est supportée par une partie plus mince, on emploiera un mode opératoire différent.

Les hémorrhagies paraissent plus à craindre après l'ablation des tumeurs vaginales qu'après celles des tumeurs utérines de même nature. On devra donc agir avec plus de précautions, si on pratique la section du pédicule.

Cancer du vagin.

Anatomie pathologique. — Le cancer du vagin est le plus souvent consécutif à un cancer de l'utérus. On a cependant vu ces néoplasmes se développer primitivement dans la cavité vaginale.

Les diverses formes du cancer, carcinome, épithéliome, doivent se rencontrer dans cette région. Dans les rares cas où un examen histologique a été mentionné, on avait affaire à des carcinomes[1].

Dans un travail récent, Küstner a réuni vingt-deux observations de cancer primitif du vagin[2].

Il résulte de l'analyse de ces observations que c'est presque toujours la paroi postérieure qui est atteinte dans le cancer primitif, contrairement à ce que l'on observe pour le cancer secondaire, qui envahit de préférence la paroi antérieure (Cruveilhier).

Symptômes. — Les symptômes du cancer du vagin sont à peu près les mêmes que ceux du cancer du col utérin : écoulements par la vulve d'un liquide sanguinolent, sanieux, contractant souvent une odeur repoussante; ou bien, alternatives d'écoulement sanieux et de véritables hémorrhagies.

---

[1] *Société anatomique*, 1874, p. 588. — *Examen histologique* de Monod. — Observation de Beigel, avec figures, l'utérus étant absolument sain. (*Loc. cit.*, t. II, p. 004.)

[2] Küstner, *Ueber den primären Scheidenkrebs.* (*Arch. f. Gyn.*, t. IX, p. 279.)

La douleur, variable quant à son début et quant à son intensité, se montre dans le cancer du vagin à un moment plus rapproché de la période initiale que dans le cancer de l'utérus (West).

Les malades éprouvent, en outre, tous les symptômes qui accompagnent les tumeurs vaginales en général : tiraillements, sensation de pesanteur dans le bassin, démangeaisons et cuisson dans la région vulvo-périnéale.

Ces productions cancéreuses se montrent sous deux formes principales. Tantôt on trouve une infiltration, avec épaississement de toute la paroi vaginale et par place de petites saillies mamelonnées. D'autres fois on observe une tumeur limitée, circonscrite, arrondie, hémisphérique. Le cancer secondaire présente les diverses variétés que nous étudierons pour le cancer du col de l'utérus.

Diagnostic. — Une tumeur cancéreuse du vagin ne pourrait guère se confondre qu'avec un corps fibreux de la même région. La différence de consistance également résistante et élastique sur tous les points dans les corps fibreux, molle et dure alternativement dans le cancer, serviront à les distinguer.

Le corps fibreux a une surface régulière lisse, sans bosselures; la tumeur cancéreuse, au contraire, est irrégulière, granuleuse, bosselée. Enfin, la cachexie cancéreuse ne tarde guère à se montrer chez les malades atteintes de tumeurs malignes, rien de comparable pour les fibro-myomes.

Pronostic. — Le pronostic du cancer du vagin partage la gravité qu'entraîne toujours avec lui le cancer, quel que soit son siège. Le voisinage de la vessie et du rectum en rendra souvent l'ablation difficile.

Étiologie. —Le cancer du vagin, comme celui de l'utérus, n'apparaît guère avant l'âge de la puberté[1].

____

[1] Sur les 22 cas réunis par Küstner, 2 s'étaient développés entre 15 et 20 ans;

Traitement. — On devra tenter l'ablation de la tumeur, toutes les fois qu'elle sera possible à isoler sans léser les organes voisins.

On aura quelquefois l'occasion de combattre des hémorrhagies abondantes ou l'écoulement de liquides putrides, contre lesquels les pansements désinfectants sont insuffisants. Dans ces cas, on peut être amené à faire des opérations palliatives et à extirper au moyen de ciseaux, de l'anse ou du couteau galvano-caustique, les parties bourgeonnantes qui donnent lieu à ces accidents.

Tubercules du vagin.

La tuberculisation du vagin est rare. Il en existe cependant quelques faits, bien observés et contrôlés par un examen histologique[1]. Dans tous les cas cités, il y avait en même temps des tubercules du côté d'autres organes.

Weigert a trouvé chez une femme de 67 ans, avec une tuberculose des poumons et du péritoine, des tubercules situés sur la partie supérieure du vagin, la muqueuse utérine étant absolument saine[2].

Lésions syphilitiques du vagin.

Les manifestations de la syphilis sont peu fréquentes sur le vagin. Le chancre y est tout à fait exceptionnel[3].

Quand il existe, c'est surtout vers la région vulvaire ou

2 de 21 à 50, 9 de 31 à 40, 4 de 41 à 50, 4 de 51 à 60, enfin 1 de 60 à 70. Ces chiffres correspondent à peu près à ce que nous savons au sujet de l'âge où se développe, avec le maximum de fréquence, le cancer de l'utérus.

[1] Klob, *loc. cit.*, p. 432.

[2] Weigert, *Arch. de Virchow*, t. LXVII, p. 264.

[3] Toutes les statistiques sont d'accord à ce sujet. Sur 249 cas de chancres syphilitiques chez la femme, Fournier n'en a rencontré qu'un seul situé sur le vagin, et encore le diagnostic était assez douteux pour qu'il l'ait marqué d'un point d'interrogation. (Fournier, *loc. cit.*, p. 69.)

vulvo-vaginale, et alors la lésion est aussi bien vulvaire que vaginale.

L'ulcération chancreuse, rare dans l'ampoule supérieure, l'est encore plus dans toute l'étendue de la portion moyenne.

On a émis plusieurs hypothèses pour expliquer cette sorte d'immunité du vagin pour la syphilis ; tandis que son rôle d'organe copulateur aurait semblé, au contraire, l'exposer plus qu'aucun autre. L'absence de glandes et par conséquent d'orifices glandulaires, et la couche épaisse d'épithélium pavimenteux qui le revêt, doivent certainement entrer en ligne de compte, pour expliquer cette rareté du chancre sur les parois vaginales. Ce que nous venons de voir, relativement au chancre, s'applique également aux syphilides.

Ce n'est guère qu'à l'anneau vulvo-vaginal, ou sur la muqueuse des culs-de-sac, qu'on les observe.

Les premières revêtent, le plus souvent, les formes érosive ou ulcéreuse ; la papule véritable y est rare.

Dans l'ampoule vaginale, au contraire, les syphilides sont presque toujours papuleuses, et sont constituées par de petites papules rondes ou ovalaires, de la dimension d'une lentille environ.

Elles sont tantôt rosées, tranchant peu par leur couleur sur celle de la muqueuse ambiante; ou bien jaunâtres, ou blanchâtres et opalines, et formant par conséquent un contraste frappant avec les tissus qui les supportent. Leur bord est quelquefois coloré en rouge vif.

Corps étrangers introduits dans le vagin.

Les corps étrangers introduits dans le vagin, et le plus souvent laissés à demeure dans un but thérapeutique, sont des pessaires de diverses formes. Ceux-ci, après un séjour prolongé, s'incrustent de sels calcaires. Ou bien l'irritation qu'ils amènent du côté des parois donne lieu à un bourgeonnement inflammatoire, qui finit par entourer le pessaire et le fixer sur le point qu'il occupe.

Les ulcérations ainsi produites pourraient acquérir une profondeur suffisante pour déterminer des fistules vésico ou recto-vaginales.

Parmi les corps étrangers introduits dans le vagin sous l'influence d'une impulsion érotique, nous trouvons les objets les plus divers. Des morceaux de bois, des étuis, des pots de pommade, des verres, des pommes de sapin, des chopes à bières[1]. On a vu une bobine rester ainsi oubliée pendant 22 ans, et n'être reconnue que par les manœuvres qu'avait nécessitées la fistule vésico-vaginale dont elle avait été la cause[2].

Les concrétions calculeuses du vagin se produisent consécutivement aux fistules vésico-vaginales.

La tolérance de cet organe en présence de ces divers corps étrangers est telle, que souvent ils passent inaperçus pendant de nombreuses années.

Parasites du vagin.

Le champignon du muguet (oïdium albicans) se rencontre fréquemment sur la muqueuse vaginale.

Les symptômes qui accompagnent le développement du parasite sont quelquefois nuls ; dans d'autres cas il existe une rougeur et une inflammation de la muqueuse, donnant lieu à un écoulement abondant et à de violentes démangeaisons.

On a voulu attribuer une importance à l'existence si

---

[1] Klob, *loc. cit.*, p. 432.

[2] Voyez Beigel, *loc. cit.*, t. II, p. 606, pour la bibliographie des observations citées.

souvent constatée du *trichomonas vaginalis*[1]. La signification de ce parasite est absolument négative. On l'observe
dans les liquides vaginaux, sous l'influence des causes les
plus diverses. Il en est de même des autres infusoires dont
la présence n'a pu, jusqu'à présent, être rattachée à aucune forme morbide.

L'*oxyure vermiculaire*, qui amène chez les enfants un
prurit si intense vers la région vulvo-anale, passe souvent de
l'anus à la vulve et pénètre jusque dans le vagin.

Traitement. — Contre l'oïdium on emploiera une solution au borate de soude.

Les autres parasites seront détruits par des soins fréquents de propreté et des injections au coaltar ou à l'acide
phénique.

Les oxyures disparaîtront par le traitement que nous
avons déjà préconisé à propos du prurit vulvaire produit
sous l'influence de ces mêmes entozoaires.

PROLAPSUS DU VAGIN

Le prolapsus du vagin peut se produire seul, ou bien être
accompagné du déplacement d'un des organes qui l'avoisinent, utérus, vessie, rectum. Le second cas est le plus
fréquent, mais nous nous occuperons surtout en ce moment de ce qui a trait au prolapsus non compliqué, ou prolapsus simple.

Anatomie pathologique. — Le prolapsus vaginal ne porte
presque jamais que sur la paroi antérieure ou la paroi postérieure. Les parties latérales n'y participent pas, ce qui
s'explique par la structure de ce conduit, dont les chan-

---

[1] Donné et Dujardin. — Voyez Moquin-Tandon, *Éléments de Zoologie médicale*, p. 423, et Gasser, *Des parasites des organes génitaux de la femme*, thèse
de doctorat Paris, 1874, p. 52.

gements de diamètre ont toujours lieu aux dépens des parois antérieure et postérieure. Le prolapsus de la paroi antérieure est de beaucoup le plus commun.

La disposition anatomique du vagin, la laxité du tissu conjonctif qui l'entoure et surtout sa grande richesse en tissu élastique, facilitent le prolapsus de cet organe. On sait, en effet, que les tissus élastiques, quand ils ont subi un degré trop considérable de distension, quand ils ont été forcés pour ainsi dire, ne peuvent plus revenir à leurs dimensions premières.

Le prolapsus du vagin se complique très fréquemment de cystocèle, de rectocèle, ou de chute de l'utérus.

Symptômes. — Le prolapsus vaginal forme entre les grandes lèvres une tumeur constituée par la paroi déplacée.

La muqueuse qui la recouvre est tantôt saine, tantôt plus ou moins excoriée. Quand l'affection date d'un certain temps, la surface muqueuse acquiert tous les caractères apparents du revêtement cutané[1].

Si la tumeur est formée aux dépens de la *paroi antérieure*, celle-ci est séparée de la partie correspondante du bassin par un espace plus ou moins considérable. Le doigt en longeant sa face postérieure arrivera sur le col de l'utérus situé normalement, ou, ce qui est beaucoup plus fréquent, ayant subi un certain degré d'abaissement.

Si c'est la *paroi postérieure* qui constitue la partie herniée, celle-ci se continue en arrière avec la commissure postérieure des grandes lèvres, dont elle n'est séparée que par un léger diverticulum, admettant à peine l'extrémité du doigt. C'est en glissant l'index sur sa partie antérieure que l'on arrive sur le museau de tanche.

Quelquefois les deux parois participent à la formation

---

[1] Voyez page 26.

du prolapsus. Dans ces conditions, c'est encore l'antérieure qui y entre pour la plus grande part.

Les accidents généraux causés par cette affection sont les mêmes que ceux que l'on observe dans les cas de prolapsus utérin.

Ces manifestations morbides, moins accusées dans le premier que dans le second, consistent en une sensation de tiraillement dans la région lombaire, accompagnée de douleurs plus ou moins intenses.

Les malades éprouvent également des troubles de la miction et de la défécation, surtout s'il y a complication de cystocèle ou de rectocèle.

Dans le prolapsus du vagin, l'utérus, quoique ayant conservé sa situation normale, peut être lui-même atteint de métrite, présenter des ulcérations. Il est évident que, dans ces conditions, les symptômes de l'affection utérine viendront compliquer les autres.

Diagnostic. — Les caractères de la tumeur, appréciés au moyen de la vue et du toucher, en feront facilement reconnaître la nature.

Si le prolapsus s'accompagne de cystocèle, l'introduction d'une sonde permettra de juger du degré de la lésion. Le toucher rectal donnera les mêmes renseignements au sujet de la rectocèle.

Pronostic. — Le pronostic de cette affection n'est pas grave. C'est plutôt une infirmité qu'une lésion compromettant l'existence.

Cependant le prolapsus simple est souvent plus difficile à guérir que la chute de l'utérus et ne peut guère être maintenu que grâce à une opération chirurgicale.

Étiologie. — La structure du vagin et la distention considérable qu'il subit sous l'influence de la grossesse et de l'accouchement nous expliquent pourquoi la parturition joue le principal rôle dans l'étiologie du prolapsus vaginal.

La dilatation à laquelle cet organe est soumis dépassant le degré de son élasticité, il devient trop long pour les limites qui lui sont assignées, et c'est ainsi que se produit souvent le prolapsus. En outre, le ramollissement que la grossesse imprime au tissu conjonctif facilite encore cette disposition.

En dehors de la grossesse, les néoplasmes développés dans l'utérus produisent un effet analogue.

Les tumeurs siégeant dans le cul-de-sac postérieur, les collections liquides, l'ascite, ont pu également être invoquées comme cause de cette affection.

L'habitude que les femmes s'imposent de garder long-temps leurs urines dans la vessie amène une distension de ses réservoirs, qui, si les circonstances sont favorables, peut en être le point de départ. La dilatation de la vessie entraîne une distension secondaire du vagin. Celui-ci perd sa tonicité, se transforme sur ce point en une poche flasque, sans résistance, et finit par former une espèce de diverti-culum qui vient faire saillie à la vulve.

La vaginite chronique, en envahissant le tissu sous-muqueux, cause un état de ramollissement de cette couche facilitant les déplacements.

Le relâchement du muscle constricteur, chez les femmes multipares, les déchirures du périnée, ne sont pas sans in-fluence sur la production de la chute du vagin.

Chez les vieilles femmes, la diminution de consistance des tissus s'accompagne d'un état de relâchement qui y prédis-pose également. Et certainement cette forme serait plus fré-quente, si avec les progrès de l'âge on ne voyait pas se pro-duire, en même temps, une atrophie des organes génitaux envahissant même le vagin, quoique à un degré moindre que l'utérus et les ovaires.

Le prolapsus vaginal est souvent secondaire et sous la dépendance de la cystocèle, de la rectocèle ou d'un abaissement de l'utérus. Dans ce dernier cas, c'est la partie supérieure du canal qui descend la première en s'invaginant dans l'inférieure.

Traitement. — Nous renvoyons pour le traitement à ce qui concerne le prolapsus complet de l'utérus et aux moyens que la chirurgie met à notre disposition pour y remédier.

DES HERNIES DU VAGIN

On dit qu'il y a hernie du vagin, quand un organe situé dans son voisinage se déplace et vient faire saillie dans ce conduit, en donnant lieu à une tumeur plus ou moins volumineuse.

Les hernies que l'on observe le plus souvent dans cette région sont :

1° Les hernies vésico-vaginales, ou cystocèles ;

2° Les hernies recto-vaginales ou rectocèles ;

3° Les hernies d'une autre portion de l'intestin ou entérocèles.

Cystocèle vaginale.

Anatomie pathologique. — La hernie de la vessie est primitive ou secondaire. Nous venons de voir comment la dilatation du réservoir urinaire pouvait être le point de départ du prolapsus vaginal. Quand ce dernier est primitif, le relâchement qu'on observe si fréquemment dans la paroi antérieure du vagin entraîne dans le cul-de-sac ainsi formé la partie de la vessie située au-dessus du col. L'adhérence étroite qui existe entre la portion inférieure de la vessie et le vagin explique pourquoi c'est toujours à peu près sur le même point que se produit le diverticulum. Les deux organes concourent ainsi à former à la vulve une tumeur circonscrite et tendue. Ou bien encore la vessie en se contractant refoule l'urine vers son fond, l'orifice externe étant fermé; d'où il résulte une dilatation lente de cette partie

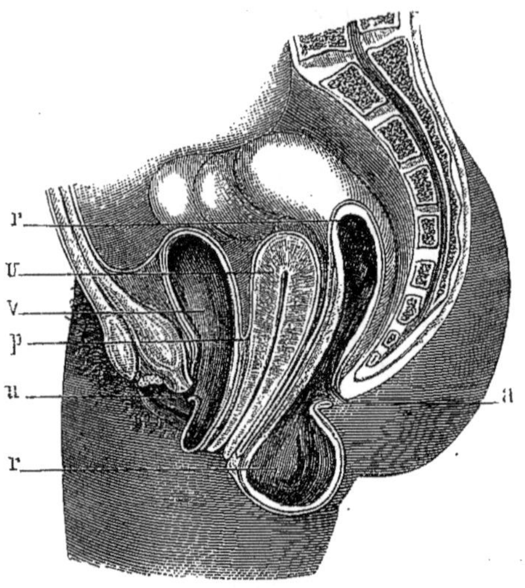

Fig. 58. — Cystocèle et rectocèle s'accompagnant de prolapsus utérin.

r. r. Rectum. — U. Utérus. — a. Anus. — V. Vessie. — u. Urèthre. — p. Péritoine dont on peut suivre la disposition sur les différents points de la figure.

profonde qui s'éloigne de plus en plus des parois abdominales et arrive à se porter en arrière dans une situation comparable à celle de l'utérus en rétroflexion. Quelquefois cette disposition est tellement accusée, que la vessie est divisée en deux cavités, séparées l'une de l'autre par une partie rétrécie (fig. 58).

On a vu la hernie de la vessie se produire à travers une fente, une éraillure des tissus, et donner lieu à une tumeur limitée, lisse, brillante, que l'on pourrait confondre au premier abord avec un kyste[1].

[1] Voyez page 170.

Symptômes. — Outre les symptômes propres au prolapsus, la cystocèle amène des accidents dus à la stagnation
de l'urine dans la vessie, à une miction incomplète. Les
malades éprouvent dans la tumeur et dans l'urèthre des
douleurs lancinantes. Celles-ci sont surtout marquées pendant et immédiatement après l'émission de l'urine. Il
existe assez souvent un ténesme vésical presque continuel.

Une inflammation de la muqueuse vésicale, une véritable cystite, ne tarde pas à apparaître. Les urines deviennent troubles, ammoniacales, et contractent une odeur
fétide.

La cystocèle forme entre les grandes lèvres une tumeur
de grosseur variable, augmentant de volume quand l'u-
rine est retenue depuis un certain temps, diminuant au
contraire sous l'influence du cathétérisme.

Si la vessie contient de l'urine, la tumeur est molle,
élastique, presque fluctuante. Sa surface est formée par la
paroi antérieure du vagin.

Si la hernie s'est produite à travers une éraillure, la tumeur revêt, comme nous l'avons déjà dit, des caractères
essentiellement différents.

Diagnostic. — Pour faire le diagnostic de la cystocèle,
de la direction et de la profondeur du diverticulum formé
par la vessie, il faudra employer une sonde d'homme.

On doit l'introduire, la concavité de l'instrument dirigée en arrière ; on pénètre ainsi facilement, et le doigt
porté sur la surface de la tumeur perçoit très-nettement le
bec de la sonde.

Si on donne au cathéter une direction inverse, la concavité étant tournée en avant, souvent il ne peut pas pénétrer en se heurtant à la paroi vésicale antérieure, par
suite de la rétroversion de la partie supérieure de la vessie.

Pronostic. — La guérison de la cystocèle est difficile à

obtenir ; on ne doit l'espérer que dans les cas où la maladie est de date récente.

Étiologie. — Nous nous sommes assez étendu sur l'étiologie du prolapsus vaginal, pour n'avoir pas à revenir sur celle de la cystocèle, les causes qui amènent l'un ayant pour la plupart une égale influence sur l'autre.

Traitement. — La première condition du traitement sera d'opérer la réduction. On appliquera ensuite un appareil approprié, destiné à maintenir la tumeur réduite en pressant sur la paroi vaginale antérieure. On associera au traitement l'usage des injections astringentes ; au perchlorure de fer pour le vagin, au nitrate d'argent pour la vessie [1].

La sensibilité vaginale et vésicale peut être telle, que l'application de l'appareil contentif soit impossible.

Dans ces conditions, la malade doit garder le décubitus dorsal, prendre des bains prolongés. L'usage fréquent de la sonde empêchera la vessie de se distendre et de se dilater.

En même temps on obviera à la chute de la paroi antérieure, en introduisant une éponge ou un pessaire à air dans la cavité vaginale.

Enfin au bout de quelque temps de ce traitement palliatif. on pourra faire usage du bandage herniaire.

Rectocèle vaginale.

Anatomie pathologique. — Le processus que nous avons étudié pour la hernie vésico-vaginale est à peu près semblable dans la rectocèle.

La paroi postérieure du vagin, en se rapprochant de l'orifice vulvaire, entraîne la partie inférieure de la paroi antérieure du rectum. Celui-ci se dilate, au point de former un

____
[1] Scanzoni, *loc. cit.*, p. 431.

cul-de-sac qui s'élargit de plus en plus et vient faire saillie
à la vulve, doublant ainsi le prolapsus vaginal (fig. 39). On
a vu de ces tumeurs, situées entre les grandes lèvres, at-

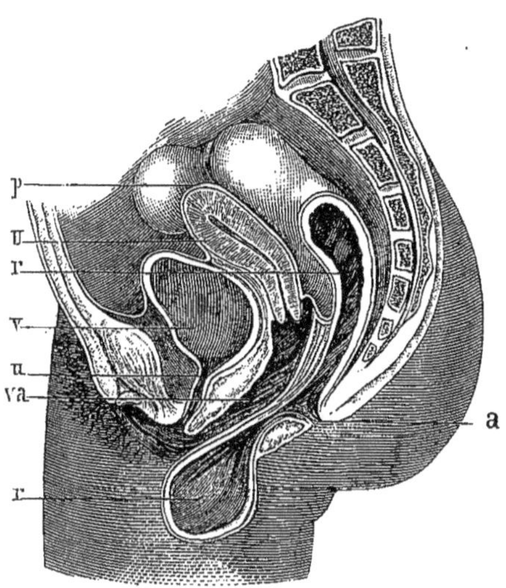

Fig. 39. — Rectocèle simple.

r. r. Rectum. — U. Utérus. — a. Anus. — v. Vessie. — u. Urèthre. — p. Péritoine. — va. Vagin.

teindre les dimensions du poing. Elles contenaient toute la
partie inférieure de la paroi rectale, et étaient remplies de
matières fécales arrondies et durcies.

Symptômes. — La rectocèle ne donne quelquefois lieu à
aucun accident. Chez d'autres malades elle constitue au
contraire une grave infirmité. Les matières fécales s'arrêtent
dans le diverticulum formé par le rectum. Il en résulte une
constipation opiniâtre. En outre cette stagnation des fèces
amène une inflammation catarrhale de la muqueuse rectale et donne lieu au développement de tumeurs hémorrhoïdales.

Diagnostic. — Le diagnostic de la rectocèle se fera facilement au moyen du doigt introduit par l'anus, doigt dont

l'extrémité sera sentie par l'autre main appliquée sur la tumeur, la paroi se trouvant ainsi située entre les deux.

Traitement. — Nous renverrons au traitement du prolapsus utérin compliqué de rectocèle.

Entérocèle vaginale.

Anatomie pathologique. —Comme pour les autres espèces de hernies vaginales, l'entérocèle est ou primitive ou secondaire.

Quand les tissus qui entourent et supportent le vagin se ramollissent et présentent une résistance moindre, les anses intestinales qui pressent sur son fond le repoussent jusqu'à ce qu'il constitue une tumeur saillante à la vulve. C'est là la forme primitive de l'entérocèle.

La tumeur piriforme qui en résulte est remplie par les anses intestinales.

Ou bien le prolapsus vaginal étant produit, l'intestin se déplace peu à peu et vient occuper le diverticulum du vagin. C'est la hernie secondaire.

Symptômes. — L'entérocèle vaginale ne donne lieu le plus souvent à aucun accident. Ou bien les malades éprouvent des troubles digestifs, des vomissements, de la constipation, joints à un certain degré de météorisme.

L'étranglement de l'entérocèle vaginale ne s'observe guère que sous l'influence de l'accouchement.

Diagnostic. — Tant que la tumeur n'apparaît pas à l'extérieur, l'entérocèle vaginale est difficile à distinguer du simple abaissement. Tandis que le prolapsus se produit le plus souvent aux dépens de la paroi antérieure, l'entérocèle est à peu près toujours située en arrière.

Il est très rare de l'observer en avant, entre l'utérus et la vessie, ce qui s'explique par la solidité beaucoup plus grande des liens qui unissent ces deux derniers organes. Quand la tumeur fait saillie à la vulve, la percussion indiquera d'une façon certaine sa nature et sa composition.

Traitement. — Le traitement consiste d'abord à réduire la tumeur, ensuite à la maintenir réduite au moyen d'un appareil qui comprime le fond du vagin. Nous ne nous étendrons pas sur la forme qu'on doit donner à ces sortes de bandages, chaque cas particulier pouvant présenter des indications spéciales.

FISTULES DU VAGIN

On donne le nom de fistule à un trajet accidentel disposé en canal plus ou moins étroit et allongé, entretenu par une

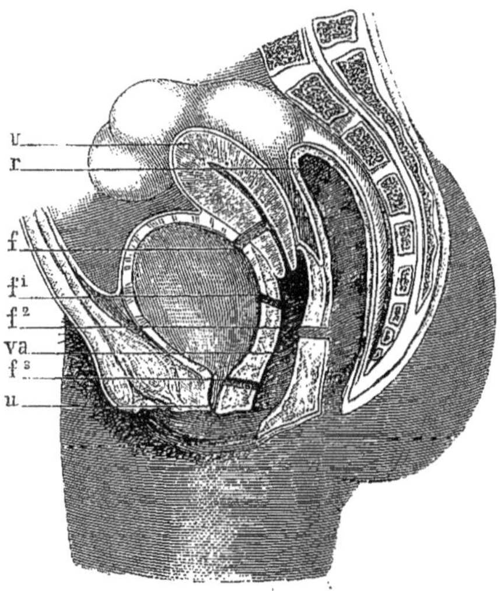

Fig. 40. — Figure représentant le siége des principales variétés de fistules vaginales.

U. Utérus. — u. Urèthre. — va. Vagin. — f. Fistule vésico-utérine. — f¹. Fistule vésico-vaginale. — f². Fistule recto-vaginale. — f³. Fistule urèthro-vaginale.

altération locale et permanente des tissus vivants, et par lequel s'échappent du pus, des produits de sécrétion ou d'au-

tres matières de nature diverse, déviées de leurs réservoirs
ou de leurs conduits naturels[1].

Les fistules vaginales sont assez fréquentes.

Celle que l'on observe le plus souvent est la fistule vésico-
vaginale, moins fréquemment la fistule recto-vaginale. D'autres sont encore plus rares, telles que les fistules vésico-utérines dont nous traiterons séparément avec quelques variétés
également peu communes (fig. 40).

Fistules vésico-vaginales.

Anatomie pathologique. — Le plus souvent consécutives
à un accouchement, les fistules vésico-vaginales devraient

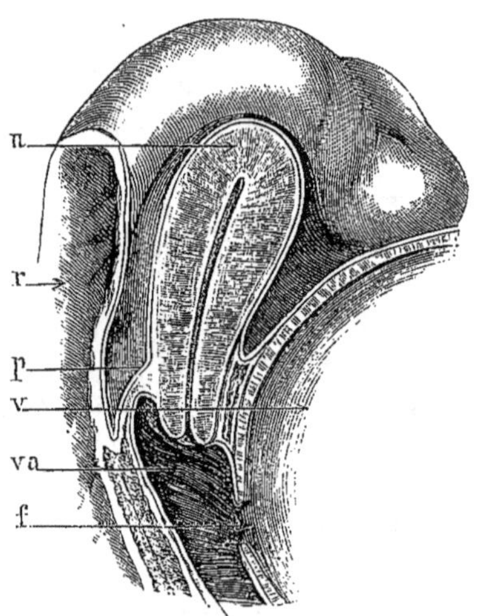

Fig. 41. — Fistule vésico-vaginale.

r. Rectum. — u. Utérus. — v. Vessie. — va. Vagin. — p. Péritoine. — f. Siège de la fistule.

généralement se produire sur le même point, c'est-à-dire sur
celui où a lieu la pression pendant cet acte physiologique.
Mais les rapports du vagin et de l'utérus, au moment du

---

[1] *Compendium de chirurgie*, t. IV, p. 591.

travail, avec la symphyse pubienne, varient selon les cas, ce qui amène une égale variation dans le siége de l'eschare.

Pour les fistules produites par la pression prolongée de la tête fœtale, la perte de substance est plutôt située à la partie supérieure du vagin (fig. 41), et peut même intéresser le vagin et le col utérin (fistules vésico-utéro-vaginales) (fig. 42), circonstance très-compréhensible et qui s'explique

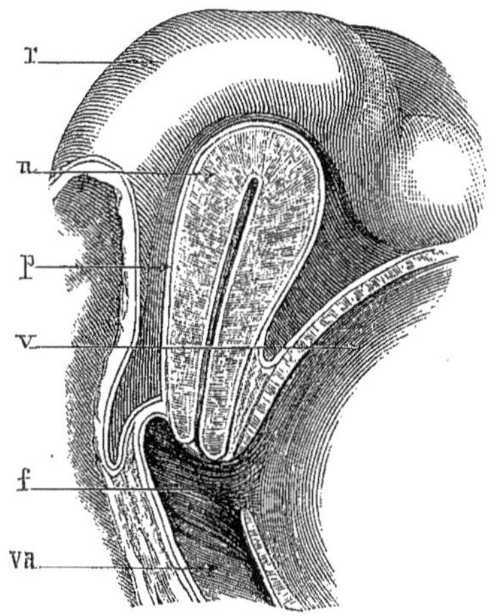

Fig. 42. — Fistule vésico-utéro vaginale superficielle.

r. Rectum. — u. Utérus. — v. Vessie. — va. Vagin. — p. Péritoine. — f. Siége de la fistule.

par le mouvement d'ascension exécuté par l'utérus sous l'influence de la grossesse. La fistule résultant d'un traumatisme opératoire est le plus souvent, au contraire, située plus bas.

L'aspect et la disposition des trajets fistuleux présentent de nombreuses différences. L'orifice peut être unique, arrondi, ses bords minces et tranchants, ou, au contraire, épais, calleux, élevés. Le pertuis peut également avoir une forme ovalaire ou en croissant, ou n'être représenté que par une simple fente.

Les dimensions de la fistule n'ont elles-mêmes rien de régulier. Tandis que les unes ne sont constituées que par une ouverture minuscule à peine visible, d'autres sont énormes, et la perte de substance est tellement considérable que la vessie et le vagin ne forment plus qu'une seule cavité. On comprend qu'entre ces deux extrêmes, doivent se rencontrer tous les intermédiaires. Pour peu que l'ouverture soit grande, la muqueuse vésicale faisant hernie dans le vagin devient visible à la vulve.

Comme complication, on peut rencontrer un rétrécissement ou même une occlusion complète de l'urèthre, amenée par la cessation de fonction. Les parois de la vessie s'épaississent, tandis que sa capacité est moindre qu'à l'état normal. On observe aussi des rétrécissements, des atrésies plus ou moins complètes du vagin, avec formation de brides; conséquences de l'inflammation qui a accompagné l'élimination de l'eschare.

On voit assez souvent se produire des inflammations de voisinage, telles que des péricystites, des périmétrites, d'où résultent des adhérences qui peuvent augmenter les difficultés du manuel opératoire. En général, plus la fistule est de date récente, plus ses dimensions sont grandes. Souvent au bout d'un certain temps, les bourgeons exubérants forment une espèce de pont et masquent en grande partie l'orifice.

Chez les femmes atteintes de cette infirmité, les organes génitaux externes sont humides, pâles ou d'un rouge bleuâtre, présentant des érosions plus ou moins profondes dont la surface peut suppurer.

Les excroissances, les diverses formes de végétation, accompagnent fréquemment les fistules, d'autant plus qu'elles sont plus anciennes.

Dans celles qui sont très-étendues et qui remontent à une

époque éloignée, le vagin est flasque, élargi ; la muqueuse, d'une coloration pâle, est lisse et a une grande tendance à revêtir l'aspect cutané. Ses parois sont épaissies, indurées.

Les bords de la plaie sont souvent incrustés de concrétions calcaires, ou bien il existe de véritables calculs dans la vessie ou le vagin. Les orifices des trajets fistuleux peuvent être multiples, et plusieurs variétés coexister sur le même sujet.

Symptômes. — Le principal symptôme des fistules vésico-vaginales est l'écoulement de l'urine par le vagin. La diminution de la quantité de ce liquide émis par l'urèthre et l'odeur urineuse qu'exhalent les malades ne tardent pas à mettre sur la voie du diagnostic, et à engager le médecin à rechercher la lésion locale.

Si la perte de substance est consécutive à un traumatisme, elle est ordinairement constatée avant les accidents qu'elle amène. Si elle se produit peu à peu par l'élimination d'une eschare, les malades éprouvent de la douleur dans le vagin, de la difficulté de la miction, et il existe également un certain état fébrile. Mais ces signes n'ont rien de caractéristique, et c'est seulement au bout de quelque temps, le plus souvent de quatre à huit jours, que l'urine s'écoule involontairement par la vulve.

Le degré de l'incontinence est variable selon les dimensions de la fistule et surtout suivant son siège. Quelquefois l'incontinence n'existe que dans le décubitus dorsal, ce qui se comprend quand l'ouverture est placée très haut, sur la paroi vésicale. Chez d'autres malades, telle ou telle position permettra de conserver l'urine, qui s'écoulera involontairement dans telle ou telle autre. Ces faits dépendent, non-seulement du siège de la lésion, mais encore des rapports des différentes parties et des différentes surfaces qui peuvent changer selon la position de la femme. On a vu des malades chez lesquelles l'incontinence ne se produisait qu'à la fin de la miction.

La menstruation peut subir des variations chez les femmes atteintes de fistules. Pour beaucoup, cependant, la fonction menstruelle reste parfaitement normale. La conception est rare chez ces malades, par une série de causes qu'il est inutile de développer. Quelques auteurs ont avancé que cet état pathologique disposait à l'avortement. Cette assertion est loin d'être prouvée et, on a vu des femmes présentant d'énormes fistules, accoucher normalement au terme de leur grossesse.

Nous avons dit qu'à la suite de la fistule, il se produit dans un petit nombre de cas une oblitération complète du vagin. Malgré cette disposition anatomique, la conception peut avoir lieu, les rapprochements sexuels se pratiquant alors par l'urèthre dilaté. Winckel cite une observation de ce genre, où la fécondation fut obtenue par l'intermédiaire de l'urèthre et où un avortement à cinq mois se produisit par la même voie [1].

Une nouvelle conception, dans ces conditions, entraîne toujours des dangers aussi bien au point de vue local qu'au point de vue général.

Quand la lésion ne date encore que de peu de temps, l'ensemble de la santé n'en subit guère l'influence. Mais bientôt le désagrément permanent causé par l'odeur de l'urine, la cuisson, les démangeaisons amenées par les excoriations de la vulve et des plis génito-cruraux, ne tardent pas à porter atteinte à l'ensemble de l'organisme.

Les malades perdent le sommeil, s'affaiblissent, présentent tous les signes d'une anémie profonde.

La tristesse résultant du sentiment de dégoût que ces

---

[1] Winckel, *loc. cit.*, p. 117.

pauvres femmes inspirent à elles et aux autres, ne tarde pas à les isoler de leurs relations et de leurs liens sociaux et à apporter son contingent aux mauvaises conditions dans lesquelles elles se trouvent. Aussi les voit-on venir réclamer un soulagement et se soumettre à n'importe quelle opération pour se voir débarrassées de leur infirmité.

La constipation est un phénomène très-fréquent chez les femmes atteintes de fistules vésico-vaginales. On a expliqué différemment cette constipation souvent si opiniâtre. Les uns ont pensé (Jobert) qu'elle était due à un spasme, à une contracture du sphincter consécutive à l'irritation permanente du muscle par le contact du liquide urinaire.

D'autres ont admis que l'écoulement plus facile de l'urine en augmentait la production, d'où perte plus grande des liquides de l'économie disposant à la constipation. Le fait est vrai en lui-même, et il paraît démontré que l'excrétion constante et facile d'un produit glandulaire amène une sécrétion plus abondante qu'une excrétion intermittente et entravée. Mais il résulte des expériences entreprises à ce sujet, que la différence n'est pas assez considérable pour entrer en ligne de compte. Cette différence ne serait, en effet, que de 2 à 5 p. 100.

Il est plus probable que la constipation, dans ces circonstances, est surtout due au régime et à la manière de vivre des malades, qui passent leur existence assises ou couchées et ne se livrent à aucun exercice.

C'est là du reste une complication presque constante de toutes les affections des organes génitaux de la femme.

Diagnostic. — Au moyen du doigt introduit dans le vagin et d'une sonde dans la vessie, on peut, la plupart du temps, préciser le siège et les dimensions d'une fistule vésico-vaginale.

Si celle-ci est très petite, ces procédés sont insuffisants et on doit s'aider de l'examen par la vue. Avec le speculum de Sims, on mettra à découvert la paroi antérieure du vagin, dont on sondera les divers replis de la muqueuse avec un stylet.

Si l'orifice est tellement étroit qu'on ne puisse le découvrir, une injection d'un liquide coloré permettra de voir le point par où les deux cavités, vessie et vagin, communiquent

Le lait, une solution d'encre de Chine ou de permanganate de potasse, pourront servir à cet usage.

Il faut rechercher, en outre, s'il existe une ou plusieurs parties, si l'utérus participe ou non à la formation du trajet fistuleux, dont on appréciera la longueur et la direction.

Pronostic. — Les fistules vésico-vaginales amènent rarement à elles seules la mort des malades, et on a vu des femmes ainsi atteintes prolonger leur existence pendant de longues années.

En dehors de toute intervention, la mort peut être la conséquence de l'inflammation se propageant aux organes voisins et amenant une péritonite. L'affaiblissement général causé par la maladie pourrait également conduire à la cachexie, à la phthisie et amener ainsi une terminaison funeste.

A la suite des opérations, les malades succombent quelquefois par le fait d'une péritonite, d'une cystite, d'une pyélite ou d'une pyélonéphrite, enfin d'une infection purulente ou putride. Quoique rarement mortelle, la fistule vésico-vaginale n'en constitue pas moins une grave infirmité, qui peut avoir une influence désastreuse sur l'existence des femmes qui en sont atteintes.

Les fistules de date récente guérissent quelquefois spontanément. Après la chute de l'eschare, les bords de la plaie se mettent à bourgeonner et arrivent ainsi à combler la perte de substance. Ou bien la partie du vagin située au-dessous de la fistule s'atrésie, finit par s'oblitérer, et alors les règles et l'urine s'écoulent par l'orifice de l'urèthre.

La guérison spontanée des lésions anciennes est moins fréquente, principalement pour la variété qui nous occupe, à cause de leurs bords souvent minces et tranchants.

Cependant, même dans ces cas, il peut se produire des bourgeons assez abondants et assez vivaces pour combler la perte de substance. On a vu des fistules datant de six ans, assez grandes pour permettre l'introduction du doigt, arriver à une guérison spontanée.

Ces terminaisons favorables sont rares, surtout si on les compare à la fréquence de cette affection.

L'occlusion momentanée de l'orifice par une concrétion calcaire ne conduit pas à une guérison définitive.

Depuis ces dernières années, les progrès apportés dans le traitement chirurgical ont beaucoup amélioré le pronostic des fistules vésico-vaginales. Même dans les cas anciens, on arrive, le plus souvent, à un résultat satisfaisant par une ou plusieurs opérations successives.

On est en droit de dire que les insuccès complets sont l'exception.

Les fistules traumatiques, surtout celles produites par un instrument tranchant, guérissent plus facilement que celles qui résultent de l'élimination d'une eschare.

D'autres causes ont encore une grande importance relativement au pronostic. En premier lieu nous devons considérer l'état de santé des malades, qui a ici une influence encore plus considérable que pour la cicatrisation de la plupart des autres plaies.

La situation de l'orifice vésical du trajet fistuleux devra aussi entrer en ligne de compte. La stérilité, dépendant ou non de l'impossibilité des rapprochements sexuels, est une conséquence fréquente de cette infirmité.

Étiologie. — On peut diviser les fistules du vagin, au point de vue de leur étiologie, en fistules *puerpérales* et *non puerpérales*.

Fistules puerpérales. — La contusion des parois du vagin pendant l'accouchement est la cause la plus fréquente de la fistule. Dans les vices de conformation du bassin ou dans les positions défectueuses du fœtus, si le travail dure longtemps, les tissus sont comprimés entre la tête et les plans osseux résistants de la cavité pelvienne. Il en résulte une gangrène des parties molles; et l'eschare, en s'éliminant, établit une communication entre les deux cavités, vessie et vagin.

La durée de la pression a une importance bien plus grande que son intensité. C'est pourquoi la fistule est plus fréquente dans les accouchements naturels, en l'absence de toute intervention, ou consécutivement à une intervention tardive. Dans les cas d'étroitesse exagérée du bassin, de rigidité ou d'oblitération du col utérin, on a vu se produire des ruptures de l'utérus et du vagin donnant lieu à une fistule; cette origine est exceptionnelle. Les lésions traumatiques causées par le forceps et le céphalotribe peuvent également en être le point de départ, soit directement, soit indirectement. Mais rappelons encore qu'une pression de courte durée, quelque intense qu'elle soit, est moins redoutable qu'une compression beaucoup plus faible et longtemps continuée. D'où ce précepte en accouchement, de ne jamais laisser séjourner la tête plus de deux heures, quand elle a dépassé l'orifice utérin.

La gangrène peut se produire après l'accouchement en dehors de toute action locale et sous l'influence de causes générales qui nous sont à peu près inconnues.

On observe de temps en temps de véritables épidémies de ces gangrènes de la vulve et du vagin. Les conséquences de l'élimination des tissus sphacélés peuvent aussi, dans ces cas, amener une fistule, quoique ces dernières eschares soient ordinairement moins étendues en profondeur, que celles qui résultent d'un excès de pression.

Fistules non puerpérales. — Quelques auteurs ont fait jouer un rôle primordial aux ulcérations cancéreuses dans la production des fistules vaginales. Cette cause, tout en étant très-réelle, ne nous paraît pas aussi fréquente qu'on l'a dit.

Les pessaires laissés à demeure pendant longtemps, par la destruction inflammatoire des tissus qui les entourent, ont été le point de départ de fistules vésico-vaginales.

Nous en dirons autant des collections purulentes situées dans le voisinage de la vessie et dépendant d'une pelvipéritonite, d'abcès du bassin, d'une hématocèle, d'une grossesse extra-utérine, qui, en s'ouvrant dans la vessie et le vagin, donnent lieu au développement d'un trajet fistuleux.

La présence d'une pierre dans le réservoir urinaire, l'existence d'une cystite chronique, par les ulcérations qu'elles entraînent à leur suite, peuvent aussi amener la fistule. On voit alors l'orifice vésical du trajet beaucoup plus étendu que l'orifice vaginal, ce dernier étant quelquefois presque imperceptible. On a invoqué également, comme causes de cette infirmité, les ulcérations syphilitiques et tuberculeuses. La rareté des lésions vaginales de cette nature nous permet, en l'absence d'observations à nous connues, de mettre en doute la réalité de cette étiologie.

Cette affection est aussi produite par des traumatismes accidentels ou volontaires. Une chute sur un corps acéré, des opérations pratiquées sur le col de l'utérus ou le vagin, des corps étrangers introduits dans ce conduit, ont pu en être le point de départ.

Il en est de même d'instruments pénétrant dans la vessie,

cathéter, lithotriteur, qui ont traversé la paroi, ainsi que des ponctions de la cavité vésicale ou d'une cavité kystique, par la voie vaginale.

Traitement. — Les traitements préconisés contre la fistule vésico-vaginale sont très-variés et comptent presque tous un certain nombre de succès, soit qu'ils aient été employés isolément ou associés les uns aux autres.

Dans les cas récents, on doit, avant tout, penser à la possibilité d'une guérison spontanée. Pour la faciliter, il y a deux indications principales à remplir : 1° évacuer l'urine contenue dans la vessie ; 2° empêcher l'écoulement du liquide urinaire par le vagin. Pour répondre à la première, on laisse une sonde à demeure, ou, ce qui est bien préférable quand les circonstances le permettent, on pratique le cathétérisme toutes les deux ou trois heures. On empêche l'écoulement de l'urine par le vagin au moyen de tampons comprimant la paroi vésico-vaginale.

Il faut avoir soin, avant d'introduire ces tampons d'ouate ou de charpie, de les entourer d'une enveloppe quelconque, ou de les rendre assez compactes pour qu'une parcelle des substances qui les composent ne pénètre pas dans la vessie, où elle pourrait devenir le point de départ d'un calcul.

On a vu des cas de guérison survenir rien que par la position sur le ventre, prolongée pendant un certain temps. Ces divers moyens devront être associés à la cautérisation des lèvres de la plaie avec le crayon de nitrate d'argent.

Le traitement des fistules anciennes est basé sur ce principe de physiologie, que les muqueuses et toutes les surfaces recouvertes d'une ou de plusieurs couches d'épithélium ne peuvent contracter d'adhérences entre elles qu'à la condition d'être dépouillées de ce revêtement.

Aussi, lorsque les bords du trajet sont cicatrisés, doit-on les aviver pour les transformer en une plaie bourgeonnante.

Deux procédés se présentent à nous pour obtenir ce résultat : 1° la cautérisation ; 2° l'avivement des bords et leur rapprochement au moyen de sutures.

La cautérisation peut être appliquée de différentes façons et sera surtout utile dans les fistules de petit diamètre. Le nitrate d'argent solide ou liquide, le fer rouge, ont été également employés. Mais quand la perte de substance est considérable, il faut avoir recours à des procédés chirurgicaux plus compliqués.

L'opération de la fistule vésico-vaginale doit se diviser en plusieurs périodes. Les chirurgiens américains surtout ont insisté sur ces divisions.

Les malades seront soumises, un certain temps avant l'opération, à l'usage d'un régime reconstituant. Avant de tenter l'oblitération de l'orifice fistuleux, on rendra au vagin sa largeur normale, s'il est rétréci ou présente des brides, et on s'assurera de la perméabilité de l'urèthre. La veille de l'opération, un purgatif sera administré à la malade, et un lavement, le matin même, assurera la vacuité du rectum.

Tout étant ainsi disposé, il s'agit de choisir la position que l'on doit donner à la patiente. Les uns conseillent la situation latérale, telle à peu près que nous l'avons décrite à propos de l'emploi du speculum de Sims[1]. D'autres la font placer sur les coudes et les genoux, position très-fatigante et qui rend difficile les inhalations de chloroforme. Bozeman a diminué les inconvénients de la position sur les coudes et les genoux, au moyen d'appareils qui soutiennent le tronc.

Enfin d'autres chirurgiens préfèrent le décubitus dorsal ; le siége étant élevé, les cuisses pliées et rapprochées du tronc, comme pour l'opération de la taille.

[1] Voyez page 8.

On introduit alors le speculum dont on aura fait choix.
Celui de Bozeman qui se maintient de lui-même, présente
de grands avantages (fig. 43). On doit avoir en outre à sa
disposition des écarteurs qui seront maintenus par des

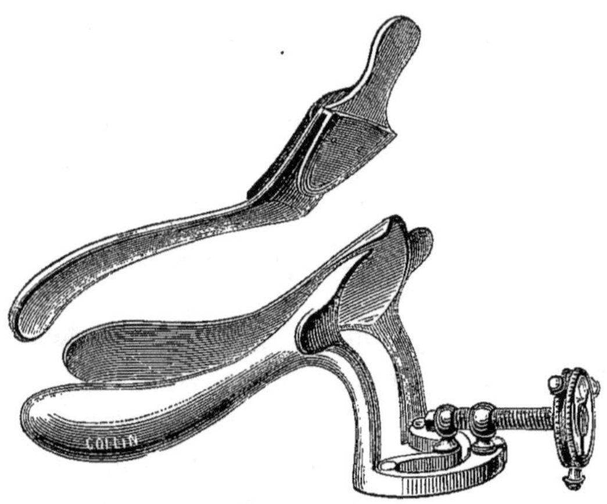

Fig. 43. — Speculum de Bozeman.

(La troisième valve, mobile, s'articule avec une partie saillante sur chacune des deux autres et forme ainsi un speculum à trois valves. Cette valve ne doit être adaptée qu'après l'introduction de l'instrument.)

aides et des spatules dont l'opérateur se servira pour dé-
plisser les régions sur lesquelles il veut agir. Une série de
tiges munies d'éponges est également nécessaire.

L'avivement doit porter sur toute l'épaisseur des tissus,
sans intéresser la muqueuse vésicale qui sera préalablement
disséquée pour l'éloigner des bords de la plaie. Si une hémorrhagie se produit pendant ce temps de l'opération, on
l'arrêtera le plus souvent au moyen d'injections d'eau
froide, ou par la torsion et la ligature des artérioles qui
donneraient du sang.

Il reste alors à passer les fils de soie ou de métal, qu'on
rapproche ensuite et qu'on noue en ayant soin également
de respecter la muqueuse vésicale. L'important, c'est que

les bords de la plaie soient exactement maintenus en contact.

Bozeman divise l'opération en deux temps, séparés l'un de l'autre par une période de quinze jours à trois semaines.

Le premier temps consiste à inciser et à dilacérer les brides qui rétrécissent le vagin.

On introduit ensuite dans ce conduit des boules dilatatrices de plus en plus grandes, qu'on change tous les trois ou quatre jours.

Les plaies résultant de l'opération, ou les ulcérations de la muqueuse, sont cautérisées avec une solution de nitrate d'argent à 2 pour 100.

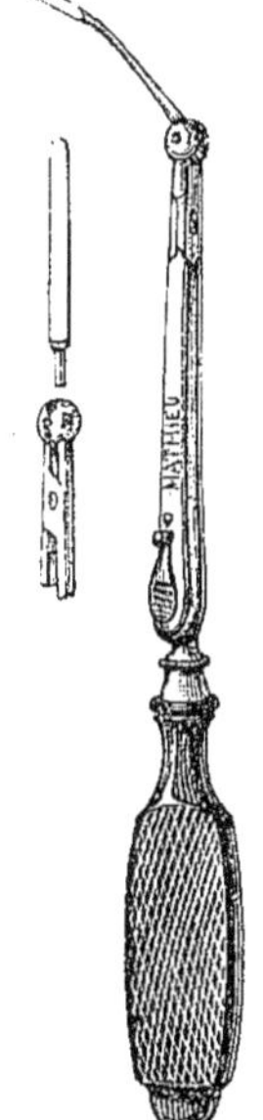

Fig. 44. — Bistouri articulé de Sims.

Au moyen de cette première tentative, on rend au vagin son diamètre normal et on facilite ainsi le deuxième temps, consistant dans l'avivement et la suture.

Après avoir disséqué la muqueuse vaginale, Bozeman fait l'avivement perpendiculairement à la surface, de façon à obtenir une plaie transversale. L'avivement se pratique au moyen de bistouris à longs manches (fig. 44), et l'on régularisera les bords avec des ciseaux, en sectionnant les portions de muqueuse qui pourraient gêner. On passe ensuite des fils de soie simples, ou fils d'attente, qui servent à conduire des fils métalliques d'un assez gros calibre. Une plaque de plomb percée d'autant de trous qu'il y a de sutures donnera passage aux fils. Ceux-ci seront fixés au moyen de grains de plomb troués.

Les accidents qui compliquent le plus souvent l'opération sont :

1° L'hémorrhagie. Nous avons parlé de celle qui se produit pendant les manœuvres opératoires. L'hémorrhagie consécutive intra-vésicale présente de plus grands dangers que la première et peut compromettre le succès du traitement.

2° La péritonite et la septicémie, quoique peu fréquentes, sont cependant les deux accidents les plus à redouter.

Les soins consécutifs consistent d'abord à empêcher la distention de la vessie.

La sonde à demeure sera utile chez quelques malades[1].

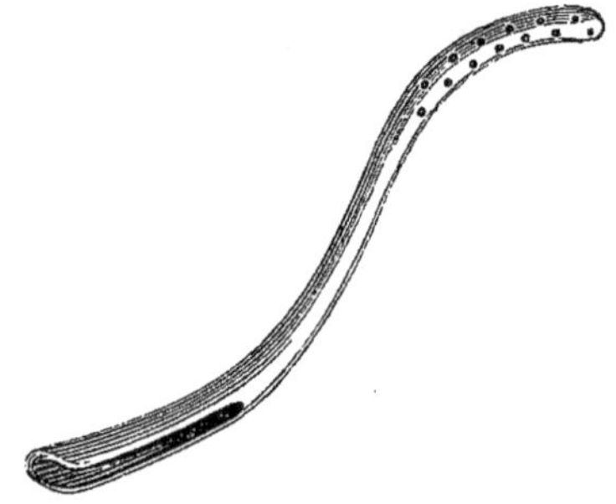

Fig. 45. — Sonde à demeure de Sims.

mais ce procédé ne pourra pas toujours être employé. Certaines vessies ne supportent pas le séjour continu d'une sonde, et on devra alors pratiquer le cathétérisme toutes les deux ou trois heures.

A la suite de l'opération, on voit quelquefois se produire divers troubles de la miction.

Tantôt, malgré la perméabilité de l'urèthre, on constate une rétention d'urine causée par la cessation prolongée de

---

[1] La sonde de Sims (fig. 45) par sa légéreté présente de grands avantages.

la fonction. Dans d'autres cas c'est, au contraire, un besoin fréquent d'uriner tenant à la diminution de capacité de la vessie, ou à une cystite concomitante. On observe plus rarement l'incontinence d'urine, qui, quand elle existe, disparaît le plus souvent au bout de peu de temps.

Les fils seront retirés du cinquième au dixième jour.

Pendant toute la durée du traitement, le vagin doit être irrigué fréquemment au moyen d'injections détersives.

Une seule tentative opératoire n'amène pas toujours la guérison complète. Souvent, en enlevant les fils, on aperçoit encore un pertuis. Si celui-ci est étroit, des cautérisations avec le crayon de nitrate d'argent suffiront pour amener son oblitération. Si la solution de continuité est plus étendue, on pourra être forcé de recourir à plusieurs opérations successives.

La perte de substance peut être tellement considérable, que le rapprochement des lèvres de la plaie soit impossible.

On aura recours, dans ces cas, à l'oblitération du conduit vaginal au-dessous de la fistule. On enferme ainsi le col de l'utérus dans la vessie, et les règles, comme l'urine, s'écoulent par l'urèthre.

Ce changement dans les conditions physiologiques de l'hémorrhagie menstruelle n'entraîne ordinairement aucun inconvénient pour la santé de la femme[1]. Mais l'oblitération amène forcément la stérilité et souvent l'impossibilité des rapports conjugaux.

On a vu exceptionnellement, comme nous l'avons déjà signalé, la fécondation se produire par l'urèthre dilaté[2].

---

[1] Courty, *loc. cit.*, p. 1220.
[2] Voyez page 134.

Variétés plus rares de fistules vaginales.

Nous avons décrit la forme la plus fréquente de fistule observée sur les organes génitaux de la femme.

Le siège de la perte de substance qui fait communiquer entre elles les deux cavités varie selon les cas, et nous avons alors diverses autres espèces que nous allons passer brièvement en revue.

Anatomie pathologique. — 1° La fistule, au lieu de porter

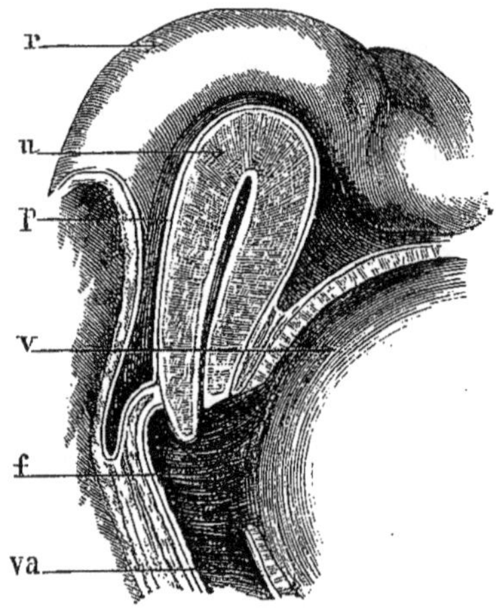

Fig. 46. — Fistule vésico-utéro-vaginale intéressant tout la lèvre du col utérin.

r. Rectum. — u. Utérus. — V. Vessie. — va. Vagin. — P. Péritoine. — f. Siège de la fistule.

sur la paroi vésicale, peut intéresser l'urèthre, et l'on a alors une fistule *uréthro-vaginale* (fig. 40, f⁵).

2° Le col de l'utérus participe à la formation du trajet fistuleux, ce qui s'explique par l'amincissement et la situation de cette partie de l'organe utérin au moment de l'accouchement. Si la lèvre antérieure est seulement entamée et que le col forme la paroi postérieure du trajet, on dit qu'il y a *fistule vésico-utéro-vaginale superficielle* (fig. 42). Si la lèvre antérieure du museau de tanche est complètement détruite, il y a *fistule vésico-utéro-vaginale profonde* (fig. 46).

5° Si la vessie et l'utérus communiquent, sans que le

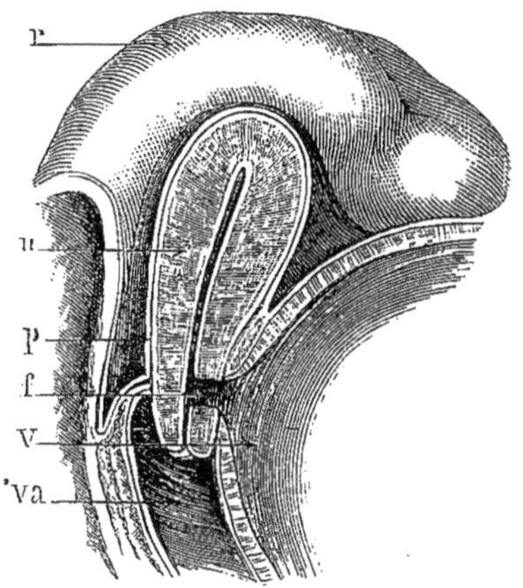

Fig. 47. — Fistule vésico-utérine.

r. Rectum. — u. Utérus. — V. Vessie. — va. Vagin. — P. Péritoine. — f. Siège de la fistule.

vagin participe à la solution de continuité, il y a *fistule vésico-utérine* (fig. 47).

4° Enfin on a vu les uretères communiquer avec le vagin, *fistules urétéro-vaginales*, ou avec l'utérus, *fistules urétéro-utérines*.

Les *symptômes* de ces diverses variétés, de même que leur *étiologie*, ne diffèrent guère de ce que nous avons vu relativement à la forme vésico-vaginale.

Diagnostic. — Quand on s'est assuré qu'il existe une fistule, encore faut-il savoir à quelle variété on a affaire. La situation de l'orifice suffira pour reconnaître la fistule uréthro-vaginale.

Dans les fistules vésico-utérines, l'urine sort par le museau de tanche, et il suffit d'oblitérer pendant quelques heures l'orifice externe, pour faire disparaître l'écoulement, urinaire par la vulve. Des liquides colorés injectés dans la vessie rendront encore plus nette l'issue de l'urine par le col.

Si la fistule est urétéro-utérine, on voit également l'urine sourdre par l'orifice utérin, mais pas les liquides colorés injectés dans la vessie.

Si elle est urétéro-vaginale, l'urine sort par le vagin, comme pour la vésico-vaginale, mais sa teinte n'est pas modifiée par les injections intra-vésicales de liquides colorés.

Traitement. — L'oblitération des fistules uréthro-vaginales est le plus souvent facile à obtenir. Pour les variétés vésico-utérines et urétéro-utérines, on doit avoir recours à l'oblitération du vagin comme pour les vésico-vaginales très étendues [1].

Dans les formes vésico-utéro-vaginales, l'affrontement doit porter en même temps sur le vagin et sur les lèvres du museau de tanche. Dans toute opération où le col de l'utérus est intéressé, les malades sont plus exposées aux dangers d'une péritonite, que dans celles où le vagin seul est compris.

L'oblitération d'une fistule urétéro-vaginale peut développer du côté des reins des accidents que l'on a vu cesser, en donnant de nouveau une libre issue à l'écoulement urinaire. Dans cette dernière variété, plus que pour les autres, on en sera donc souvent réduit à l'emploi des moyens palliatifs. Dans quelques cas on pourrait transformer une fistule urétéro-vaginale en une vésico-vaginale, que l'on opérerait ensuite [2].

---

[1] Voyez page 208.

[2] *Ueber Entstehung Erkenntniss und Behandlung der Harnleiterscheiden fisteln,* von Leopold Landau. (*Arch. f. Gyn.,* t. IX, p. 426, 1876.)

Fistules recto-vaginales [1].

La communication entre le rectum et le vagin s'observe beaucoup moins fréquemment, qu'entre ce conduit et la cavité vésicale.

Anatomie pathologique. — Si, sous l'influence d'un traumatisme ou d'une déchirure, une solution de continuité s'établit à la partie supérieure de la paroi postérieure du vagin, il se développe, en général, des accidents graves qui mettent en grand danger la vie des malades, et la fistule qui pourrait s'établir consécutivement, en cas de survie, ne présente plus qu'un intérêt secondaire. Nous devons nous occuper surtout ici des lésions qui font communiquer l'intestin avec la partie inférieure du vagin.

Les fistules recto-vaginales sont presque toujours situées vers la portion moyenne. Elles se compliquent souvent de déchirure du périnée.

Les dimensions des orifices fistulaires sont très variables. Tantôt on observe de vastes pertes de substance ; tantôt l'ouverture est si minime, que, ne livrant passage qu'aux gaz, elle passe inaperçue.

Symptômes. — L'issue des matières fécales par l'orifice vulvaire constitue le principal symptôme de ces sortes de fistules. Les matières peuvent passer en totalité par cette voie, ou bien ne s'y engager qu'à la condition d'être liquides. Quelquefois les gaz seuls sont expulsés. Les conséquences de cette pénible infirmité sont à peu près les mêmes que celles des fistules vésico-vaginales. Inflammations et ulcérations de voisinage, interruption forcée des habitudes sociales. Si c'est l'intestin grêle au lieu du rectum qui communique

[1] Voyez fiigure 40. f².

avec le vagin, le produit de l'écoulement est liquide et jaunâtre.

Diagnostic. — Les mêmes moyens que nous avons indiqués pour la fistule vésico-vaginale serviront à poser le diagnostic de la forme recto-vaginale. Si la communication siège sur la partie supérieure de l'intestin, au-dessus du rectum, la sonde, introduite dans ce dernier conduit, ne laissera constater la présence d'aucune ouverture fistuleuse. Les injections, poussées par l'anus, ne s'écouleront pas non plus par le vagin. Enfin, une sorte de bouillie alimentaire, caractéristique, se fera jour par les organes génitaux externes, deux heures environ après chaque repas.

Pronostic. — La guérison spontanée paraît être plus fréquente pour les fistules recto-vaginales, que pour celles qui font communiquer la vessie et le vagin.

L'opération présente à peu près les mêmes difficultés que l'on rencontre pour les autres variétés.

Cependant les opinions des auteurs sont partagées relativement à cette dernière question; les uns considérant le pronostic comme plus favorable, les autres comme l'étant moins.

Étiologie. — L'étiologie des fistules recto-vaginales est la même que celle des autres espèces étudiées jusqu'à présent.

C'est encore l'accouchement qui occupe le premier rang. Viennent ensuite, le cancer, le séjour trop prolongé d'un pessaire, les abcès de la paroi se faisant jour à la fois dans les deux organes.

On a vu dans des cas de rectocèles, les matières fécales accumulées amener une ulcération des parois rectales et une fistule consécutive (Scanzoni).

Traitement. — Les cautérisations, soit avec le crayon de nitrate d'argent, soit avec des injections d'une solution argentique poussées dans le trajet fistuleux, pourront être

suivies de succès. On a conseillé les cautérisations alternatives des deux orifices, tantôt de l'extrémité rectale, tantôt
de l'extrémité vaginale.

Les précautions à prendre, relativement à l'opération,
sont les mêmes que pour la fistule vésico-vaginale. Purgatif
la veille et lavement le matin. Le manuel opératoire ne
présente rien de particulier. A la suite de l'opération, il
faut empêcher la défécation au moyen de la diète et des
opiacés. Au bout de dix jours environ, on obtiendra une
première selle liquide par l'administration d'un purgatif
huileux. Les fils seront enlevés du sixième au douzième
jour.

Répétons, en terminant le chapitre des fistules, que plusieurs variétés peuvent se combiner entre elles et se rencontrer sur une même malade.

DU VAGINISME

On désigne sous le nom de vaginisme, une affection dont
les deux principaux éléments sont : 1° une hyperesthésie
d'un point quelconque de la région génitale externe; 2° une
contracture musculaire accompagnant cette exagération de
la sensibilité.

Si l'on n'admettait rigoureusement dans la description
du vaginisme que les cas où ces deux caractères existent
simultanément, on en exclurait un grand nombre d'observations; car l'hyperesthésie peut se rencontrer isolément
ainsi que la contracture, ou l'une des deux peut subsister
après la disparition de l'autre. Aussi tous les auteurs ne
sont-il pas d'accord sur ce qu'on doit entendre par ce mot
de vaginisme. L'étude des observations et des théories auxquelles elles ont donné lieu nous montre qu'on a eu affaire

à des formes diverses et qu'on a généralisé, tantôt dans un sens, tantôt dans l'autre, quelques faits très réels et bien observés.

Nous croyons qu'il vaut mieux ranger dans un même chapitre ces différentes variétés de manifestations morbides, dont la conséquence la plus importante se réduit toujours à un obstacle apporté aux rapprochements sexuels; le développement des organes génitaux étant du reste absolument normal.

Anatomie pathologique. — La richesse musculaire du vagin et des régions qui l'environnent explique très bien la disposition de ce conduit à se contracter exagérément. Tous les muscles qui entrent dans la structure du plancher périnéal peuvent présenter des contractures, des crampes réflexes. Le constricteur de la vulve et du vagin, le constricteur de l'anus, le releveur de l'anus, les muscles de l'urèthre, les transverses superficiel et profond. Nous avons vu que quelques faisceaux du releveur de l'anus se portent sur les parois latérales du vagin. Ces muscles (fig. 48) ne constituent pas un véritable sphincter, mais en se contractant ils portent en avant l'anus et la paroi vaginale postérieure, et rapprochent l'une de l'autre les parois latérales, diminuant ainsi le diamètre du conduit[1]. Quelques auteurs paraissent avoir décrit ces faisceaux du releveur, sous le nom de constricteur *supérieur* du vagin.

Le spasme peut se produire simultanément sur tous les muscles de la région. Ou bien l'un deux sera atteint isolément, et le constricteur de la vulve paraît y être disposé plus que tous les autres.

Dans le plus grand nombre des cas de vaginisme si on cherche bien, on trouve une lésion superficielle, point de départ de l'affection.

[1] Voyez figure 48.

L'exploration, rendue difficile par l'état d'hyperesthésie de ces organes, ne pourra quelquefois être complétée que sous l'influence des anesthésiques. Tantôt ce seront de légères fissures ou des excoriations de la fourchette, du

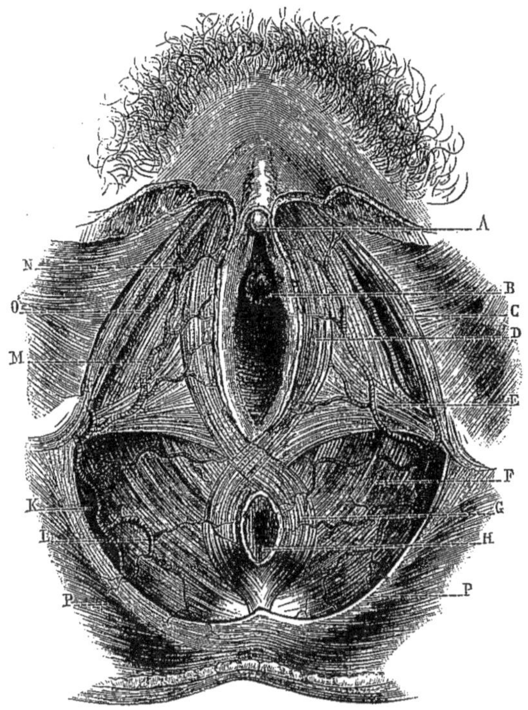

Fig. 48. — Muscles du périnée (d'après Tarnier et Chantreuil).

A. Clitoris. — B. Méat urinaire. — C. Muscle ischio-caverneux. — D. Muscle constricteur du vagin. — E. Muscle transverse du périnée. — F. Muscle releveur de l'anus. — G. Sphincter anal. — H. Anus. — K. Artère honteuse interne. — L. Branches hémorrhoïdales. — M. Artère superficielle du périnée. — O, Artère caverneuse ou clitoridienne. — P. P. Muscles grands fessiers.

vestibule, de l'orifice des glandes vulvo-vaginales, que l'on aura l'occasion d'observer. D'autres fois ce seront de petits polypes de l'urèthre, des excroissances de l'hymen ou des caroncules myrtiformes. Dans des cas plus rares, un état pathologique de l'utérus suffira pour donner lieu au vaginisme.

Ces lésions, quelquefois minimes, devront toujours être recherchées avec le plus grand soin en pareilles circonstances.

Au lieu d'une perte de substance plus ou moins étendue, il est possible qu'on ne rencontre qu'un état inflammatoire des tissus, constitué par de la rougeur sans dénudation épithéliale.

Il ne faudrait pas croire, cependant, qu'il existe toujours une lésion appréciable. Il est des malades chez lesquelles on constate tous les symptômes du vaginisme, sans qu'on en trouve l'explication anatomique. On est en droit de supposer alors que la lésion a disparu, laissant à sa suite le cortège de symptômes qu'elle avait amenés.

Enfin on peut avoir affaire à une névralgie se produisant dans la région vulvaire, comme sur un autre point quelconque de l'économie. Ces derniers cas paraissent être tout à fait exceptionnels.

Symptômes. — Chez les femmes qui présentent les symptômes du vaginisme, le moindre attouchement de l'orifice vulvaire amène des douleurs souvent intolérables. Rarement spontanées, ces manifestations hyperesthésiques se produisent seulement quand on veut introduire dans les voies génitales, un corps quelconque, même peu volumineux, tel qu'une sonde ou un stylet. Toute la région vulvo-vaginale peut être douée de cet excès de sensibilité ; ou bien un point seulement, le plus souvent l'hymen ou les caroncules myrtiformes.

On a vu la face antérieure de l'hymen acquérir le degré le plus extrême de l'hyperesthésie, tandis que sa face postérieure demeurait insensible (Richard, Sims). Le contact de l'extrémité d'un pinceau ne pouvant pas être supporté sans amener des cris [1] et des contorsions.

[1] Sims, *loc. cit.*, p. 386.

Outre ces crises douloureuses causées par le moindre attouchement, les malades accusent ordinairement divers troubles qui pourraient donner le change et faire croire à une autre affection. Ce sont des sensations de pesanteur, de corps étranger amenant un besoin d'expulsion, ou bien du ténesme vésical et anal accompagné de prurit. Ces différents signes augmentent chez certaines femmes au moment de la période menstruelle. Cet état physiologique amène au contraire, chez d'autres, une rémission des symptômes. La douleur est suivie, le plus souvent, d'une contracture musculaire, tantôt continue, tantôt intermittente, quelquefois assez intense pour empêcher l'introduction du doigt.

Ce spasme musculaire reste localisé à l'anneau vulvaire, ou se propage aux régions voisines urèthre, rectum.

La contraction tétanique ne siège pas toujours sur le même point. On l'observe à l'orifice inférieur du vagin, ou bien à une certaine distance, 4 à 5 centimètres, de l'orifice. Ce sont là les deux formes que l'on a décrites sous le nom de vaginisme *inférieur* et *supérieur*[1]. Chez certaines malades, la douleur se montre un certain nombre de mois avant l'apparition de la contracture.

La plupart des cas de vaginisme présentent réunis les deux phénomènes, douleur et contracture. On a vu cependant, comme nous l'avons déjà signalé, l'un exister sans l'autre, douleur sans contracture, plus rarement contracture en l'absence d'hyperesthésie.

Sous l'influence de ces souffrances prolongées, les malades commencent à maigrir et leur santé générale ne tarde pas à s'altérer. Les préoccupations morales et la tristesse, dépendant souvent de désirs maternels non satisfaits, entrent pour une grande part dans ces résultats fâcheux.

[1] Voyez Hildebrandt, *Arch. f. Gyn.*, t. III, p. 221, et Révillout, *Gaz. des hôpit.*, 1874, p. 793.

On a même voulu faire jouer un certain rôle au vaginisme, dans la production de quelques formes de maladies mentales[1].

Diagnostic. — Le diagnostic du vaginisme est en général facile. Les sensations de pesanteur, de corps étranger, accusées par les malades, pourraient faire penser à un prolapsus. L'examen le plus superficiel suffira à lever tous les doutes.

Il en est de même de la confusion à laquelle donnerait lieu l'atrésie du vagin, ou une imperforation de l'hymen.

La situation, le degré d'inclinaison de la fente vulvaire, fourniront quelques indications sur la possibilité des rapprochements sexuels incomplets qui sont souvent, comme nous le verrons, la cause du vaginisme. La rougeur de la vulve, l'existence d'une lésion sur un de ses points, ne tarderont pas à mettre sur la voie de la pathogénie de l'affection.

Pronostic. — En général, le vaginisme guérit avec la lésion qui en a été le point de départ. Le plus grand nombre des cas se termine favorablement et sans opérations sanglantes. Ceux plus rebelles, pour lesquels tous les moyens de traitement échouent, doivent être considérés comme exceptionnels.

Sans entraîner un danger pour la vie des malades, le vaginisme n'en mérite pas moins d'attirer sérieusement l'attention du médecin ; premièrement, comme cause fréquente de stérilité ; ensuite, par le trouble qu'il apporte dans les rapports conjugaux, et souvent, par là, dans l'avenir de toute une famille.

Malgré des rapprochements sexuels incomplets, la fécondation est possible, et les cas de grossesse avec persis-

[1] Arndt, *Berliner Klinische Wochenschrifft*, 1870, p. 540.

tance de l'hymen ne sont pas très rares. L'accouchement peut être, par conséquent, une cause de guérison spontanée.

Il n'en est cependant pas toujours ainsi, et on a vu le vaginisme se reproduire après les couches, avec toute son intensité première[1], ce qui prouve que la dilatation n'est pas un moyen infaillible.

Étiologie. — Les ulcérations, les fissures de la vulve sont le plus souvent la cause du vaginisme. Peut-être, dans bien des cas où elles ont été niées, leur absence supposée n'était-elle que le résultat d'un examen incomplet. C'est ainsi que, grâce au chloroforme, on a pu constater, entre le clitoris et l'urèthre, la présence d'excoriations passées inaperçues malgré des recherches réitérées. Cette toute petite lésion amenait des crises de vaginisme des plus intenses, qui disparurent sous la seule influence de sa cicatrisation.

De même, un polype pédiculé caché dans l'urèthre, une érosion siégeant sur un périnée déchiré, avaient suffi pour amener tous les symptômes du vaginisme, qui cessèrent également après l'ablation du polype ou la guérison de la fissure[2].

Ce résultat n'est pas constant et les accidents peuvent persister après la disparition de la lésion initiale. Mais ce sont là des cas rares.

La vaginite ou la vulvo-vaginite peuvent-elles amener du vaginisme en l'absence d'ulcération ?

Tous les gynécologistes n'admettent pas cette cause, considérée comme importante par Churchill et mise en doute par Schrœder. Quelques faits que nous avons observés sont en faveur de l'opinion de Churchill et nous portent à

---

[1] Cas de Wright, *British medic. Journ.*, 1875, p. 44.
[2] *Ein Beitrag zur Lehre vom Vaginismus*, von Fritsch (*Arch. f. Gyn.*, t. X, p. 547, 1876).

croire que la vaginite occupe une place assez importante
dans cette étiologie.

Les affections de l'urèthre, de la vessie, de l'anus, donnent quelquefois lieu à la contracture douloureuse du vagin.

On a aussi incriminé les lésions des ovaires et de l'utérus.
Des observations intéressantes de vaginisme consécutif a
une ulcération de l'utérus, disparaissant et se reproduisant
avec elle, ne peuvent laisser aucun doute sur la possibilité
de cette origine[1].

Hildebrand a établi une comparaison entre le siège de la
lésion et le point où se produit la contracture. D'après cet
auteur, les lésions vulvaires ou superficielles du voisinage
de la vulve donneraient lieu au vaginisme inférieur, causé
par la crampe du constricteur vulvo-vaginal. Au contraire,
les affections de l'utérus ou des ovaires amèneraient plutôt
le vaginisme supérieur, ou spasme du muscle releveur
de l'anus. Il cite un cas de ce genre, où la moindre
tentative d'exploration était immédiatement suivie de la
contraction tétanique des muscles du vagin, de l'anus et
de l'urèthre. La contracture douloureuse du vagin remontait à une profondeur de 5 à 6 centimètres, et celle des
autres muscles étaient telle, que l'introduction d'une sonde
dans la vessie ou l'administration d'un lavement étaient
chose presque impossible.

Ce sont, le plus souvent, des jeunes femmes nouvelle-
ment mariées qui sont exposées à ces accidents. Les tentatives répétées et incomplètes dans les rapprochements
sexuels jouent alors le principale rôle, soit que ces résultats infructueux proviennent du fait du mari, ou qu'ils
soient consécutifs à la disposition des organes de la femme.

La vulve est quelquefois située de telle façon que la verge

---

[1] Voyez les observations de Trélat, *Compte rendu de l'Association française
pour l'avancement des sciences*, 1875, p. 982.

va heurter contre la fourchette ou la fosse naviculaire, ou inversement contre l'urèthre ou le vestibule, d'où résultent des traumatismes pouvant donner lieu à des contractures douloureuses. Les jeunes épouses ne sont pas seules exposées à ces troubles de la sensibilité, nous avons signalé des faits prouvant qu'ils peuvent même résister à l'accouchement.

Nous avons déjà rappelé que, malgré la lésion guérie, les accidents ne disparaissent pas toujours.

Ces phénomènes ont une grande analogie avec ce qu'on observe dans la contracture du muscle orbiculaire des paupières, à la suite de certaines kératites. Après la disparition de la kératite, il subsiste un spasme musculaire qui se reproduit sous l'influence de la lumière.

On a voulu voir dans le vaginisme une des nombreuses manifestations de l'hystérie. Il est certain que quelques malades peuvent rentrer dans ce groupe ; mais on rencontre des femmes atteintes de spasme vaginal et qui ne sont nullement hystériques.

C'est chez ces dernières que se voient le plus souvent les cas de vaginisme dit névralgique, sans lésions apparentes. On a cité des observations de jeunes filles vierges n'ayant subi aucune tentative de coït, et chez lesquelles l'attouchement de la vulve amenait des crampes douloureuses dans les muscles de toute la région, vagin, anus, urèthre.

M. Gosselin a signalé cette sensibilité de l'hymen chez les vierges même à l'état normal. Celle-ci en s'exagérant dans certaines circonstances jouerait le principal rôle et, d'après cet auteur, la contracture musculaire n'aurait qu'une minime importance[1].

Si les troubles de la sensibilité locale sont sous l'influence

---

[1] Gosselin, *Cliniques de la Charité*. t. II, p. 473

d'une névrose générale, il est bien rare que l'hyperesthésie ne se manifeste qu'à la région vulvaire et qu'on ne trouve pas des points douloureux sur d'autres parties du corps. Beigel a cité un cas de névralgie faciale alternant avec une névralgie vulvo-vaginale, chez une femme n'ayant jamais présenté de troubles hystériques[1].

On a prétendu que le vaginisme pouvait être lié à la colique de plomb ou à la paralysie saturnine (Neftel).

La contraction tétanique des muscles du vagin, pendant l'accouchement, a fait croire à l'existence de brides qui n'existaient pas[2].

On a observé des femmes chez lesquelles cette contraction ne se produisait que pendant la grossesse, pour disparaître après l'accouchement[3].

Nous résumerons ce chapitre d'étiologie en disant que, dans la majorité des cas, les symptômes du vaginisme sont sous la dépendance d'une lésion appréciable, le plus fréquemment située dans la région vulvo-vaginale.

Traitement. — Le traitement sera souvent très simple, et les cas de guérison, par le traitement médical seul, sont assez fréquents.

Si on peut trouver la lésion locale, on devra avant tout chercher à en obtenir la cicatrisation. Le repos, des bains et des lotions émollientes, pourront suffire pour atteindre ce but.

Si la fissure ou l'ulcération ne guérissent pas ainsi, on aura recours à des cautérisations avec le nitrate d'argent ou la teinture d'iode. La poudre d'iodoforme a donné de bons résultats entre les mains de M. Tarnier[4].

---

[1] Beigel, *loc. cit.*, t. II, p. 694.
[2] Revillout, *loc. cit.*, p. 793.
[3] Verder, *Jahresbericht.* 1872, t. II, p. 659.
[4] *Gaz. des hôpit.*, 1875, p. 806.

S'il y a seulement de la rougeur des parties hyperesthésiques, des badigeonnages seront pratiqués avec une solution de nitrate d'argent à 1/3, d'acide phénique à 1/100, ou de tannin au 1/10.

Dans tous les cas, on pourra également faire usage de suppositoires introduits tous les soirs dans le conduit vaginal[1]. Raciborski conseillait le bromure de potassium à l'intérieur et des pansements locaux avec une pommade belladonnée au quart.

Quand la sensibilité de la région sera émoussée, on procédera à la dilatation graduelle. Celle-ci sera faite au moyen de mèches enduites de pommade belladonnée. Sims emploie des dilatateurs en verre ou en caoutchouc durci, munis d'une dépression pour loger l'urèthre et ne pas gêner la miction.

On a appliqué au vaginisme la dilatation forcée, comme pour la fissure à l'anus.

La malade étant sous l'influence du chloroforme, on introduit dans l'orifice vulvo-vaginal l'index et le médius des deux mains, qu'on écarte fortement les uns des autres.

Dans presque tous les cas, le vaginisme guérit sans opération sanglante. Il existe cependant des malades chez lesquelles, l'affection ayant résisté à tous les traitements, on pourrait être amené à pratiquer l'opération conseillée par Sims. D'après l'opinion de ce chirurgien, la dilatation seule est inefficace. Son procédé consiste : 1° à exciser l'hymen ou les caroncules myrtiformes ; 2° à inciser l'orifice vaginal ; 3° à dilater cet orifice.

Dans un cas rebelle, Simpson a fait avec succès la section du nerf honteux.

[1]

Beurre de cacao	4 grammes.
Bromure de potassium	50 centigr.
Extrait de belladone.	50 —
Acide thymique	5 —

pour un suppositoire.

Quand on n'observe pas de lésion apparente, si la maladie revêt les allures d'une névralgie, on doit employer les injections sous-cutanées de morphine.

S'il existait un polype ou une excroissance douloureuse, on en pratiquerait l'ablation. Les affections utérines seront également soumises à un traitement direct.

Il est rare que sous l'influence des souffrances prolongées, l'état des malades atteintes de vaginisme ne réclame pas, associés au traitement local, les modificateurs généraux, fer, quinquina, hydrothérapie, massage.

Spasmes non douloureux du vagin.

Il existe chez certaines femmes des spasmes indolents du vagin qui peuvent être assez intenses, pendant l'acte sexuel, pour amener de la douleur chez l'homme.

Hildebrandt attribue ces faits (*penis captivus*) à une contracture du muscle releveur de l'anus, comparable à ce qu'on observe dans les cas de vaginisme supérieur.

Ces contractions peuvent, d'après certains auteurs, être cause de stérilité en amenant l'expulsion du liquide spermatique. C'est à ce titre que nous avons cru devoir appeler l'attention sur cette forme non douloureuse de spasme du vagin.

On devra conseiller, dans ce cas, le séjour prolongé de l'organe copulateur dans le canal vaginal après les rapprochements.

TROISIÈME PARTIE

AFFECTIONS DE L'UTÉRUS

ANATOMIE DE L'UTÉRUS

L'utérus (fig. 49, b et fig. 50, u) est un organe creux, situé dans le petit bassin, entre la vessie (c) et le rectum (a). Recouvert par le péritoine dans une grande portion de son étendue, il adhère au vagin (d) par sa partie inférieure. De nombreux ligaments, tout en le maintenant à la place qu'il doit occuper, lui laissent cependant une grande mobilité. A l'état de vacuité, l'utérus est placé à une assez grande distance des parois abdominales, qu'il faut fortement déprimer pour arriver à le percevoir par le palper.

L'organe utérin adulte pèse environ quarante-cinq grammes. Il forme avec le vagin un angle ouvert en avant. Un léger degré d'antécourbure joint à un peu d'antéversion constituent sa situation normale. Celle-ci change, du reste, selon que la vessie est plus ou moins pleine, et sous l'influence de la complète réplession du réservoir urinaire, l'utérus est porté en haut et en arrière. Toutes ces variations dans sa position normale, sous diverses influences, ont un grand intérêt, relativement aux déviations pathologiques, à propos desquelles nous reprendrons cette question avec tous les détails qu'elle comporte.

La face antérieure de l'utérus est en rapport avec la face postérieure de la vessie. Le péritoine ne revêt pas toute

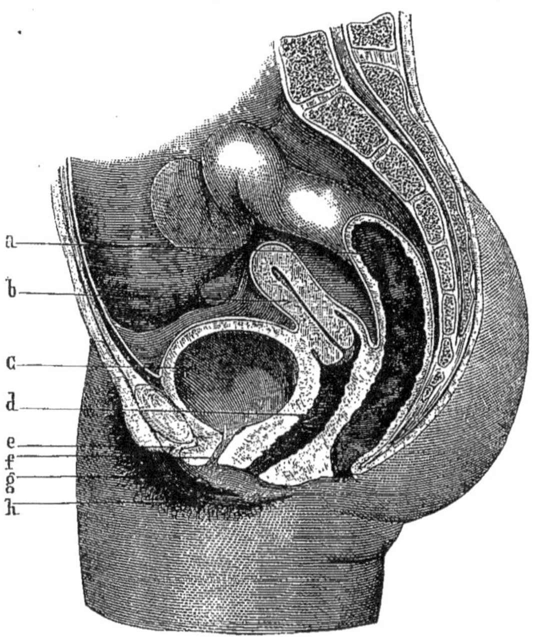

Fig. 49. — Coupe verticale du ba.su.

a. Rectum. — b. Utérus. — c. Vessie. — d. Vagin. — e. Clitoris. — f. Urèthre. — g. Petites lèvres. — h. Grandes lèvres.

cette face antérieure. Arrivé au niveau de l'union du col et du corps, il se porte en haut et en avant pour gagner la vessie, formant ainsi un repli, que l'on désigne sous le nom de *cul-de-sac vésico-utérin*. Ce cul-de-sac, chez l'adulte, est séparé du vagin par une distance de deux ou trois centimètres. Le col utérin est en rapport intime avec la vessie, sur une longueur de 15 millimètres environ.

La face postérieure de l'utérus est séparée du rectum par du tissu conjonctif et par le péritoine qui la revêt dans toute sa hauteur. La séreuse dépasse même le col pour doubler le quart supérieur du vagin et se réfléchir sur l'intestin, en donnant lieu à un autre repli, ou *cul-de-sac recto-utérin*. Le cul-de-sac péritonéal postérieur est beaucoup plus profond que l'antérieur, ce dernier ne dépassant pas l'isthme de l'utérus.

Nous avons déjà signalé, à propos du vagin, l'existence de replis de ce canal auxquels on donne également le nom de culs-de-sac.

Il ne faut pas confondre ces replis ou culs-de-sac vaginaux, avec les replis ou culs-de-sac péritonéaux qui les avoisinent, et qui sont constitués par la séreuse.

Le bord supérieur de l'utérus est recouvert d'une couche péritonéale dans toute son étendue. L'adhérence de la séreuse avec le tissu sous-jacent est tellement intime, qu'il est impossible de les séparer par la dissection la plus minutieuse. Tout le fond de l'organe est en rapport avec les anses intestinales, qui le recouvrent complètement.

Les bords latéraux répondent aux ligaments larges (fig. 50) et sont côtoyés par les artères utérines.

L'utérus a la forme d'un cône aplati, dont la base arrondie regarde en haut et le sommet en bas.

Il doit être divisé au point de vue anatomique, aussi bien qu'au point de vue physiologique et pathologique, en corps et en col.

Le corps est aplati d'avant en arrière, tandis que le col est plutôt cylindrique et renflé à sa partie moyenne.

Le vagin en s'insérant sur le col vers son tiers supérieur, le divise en deux portions, sus-vaginale et intra-vaginale.

Ce second segment porte également le nom de *museau de tanche*.

On décrit au museau de tanche deux lèvres, l'une antérieure, l'autre postérieure, réunies par des commissures épaisses. Cette description peut être exacte chez les femmes ayant eu des enfants, chez lesquelles il existe, en effet, souvent, deux lèvres également ou inégalement développées.

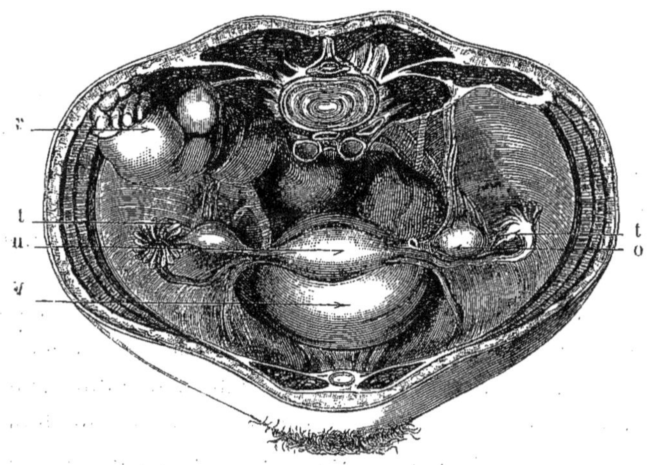

Fig. 50. — Coupe horizontale du bassin.

r. Rectum. — u. Utérus. — t. t. Pavillon de la trompe. — o. Ovaire. — V. Vessie.

Mais chez celles qui n'ont pas conçu, l'extrémité du col a la forme d'un bourrelet circulaire percé à son centre d'une ouverture (orifice externe, orifice du museau de tanche). On donne le nom d'*isthme*, à la portion rétrécie que l'on observe à l'union du col et du corps. L'orifice qui fait communiquer les deux cavités est connu sous la dénomination d'*orifice interne*.

La forme, les dimensions absolues et relatives de l'utérus, diffèrent selon l'âge et les conditions physiologiques. Ainsi, tandis que chez le nouveau-né le col forme la presque totalité de l'organe, ce rapport est inverse chez la femme ayant eu des enfants, chez laquelle le corps utérin atteint des dimensions bien supérieures à celles du col[1].

Enfin celui-ci varie normalement chez la femme adulte. dans diverses circonstances qu'il est utile de connaître.

On a décrit avec beaucoup de détails et des chiffres exacts, les différences qui existent entre le col de la femme vierge, déflorée, ayant eu ou non des enfants non à terme ou à terme.

Les variations individuelles sont tellement considérables d'une femme à l'autre, que les deux extrêmes seuls se reconnaissent avec une assez grande certitude, celui de la femme vierge d'enfants et celui de la femme ayant accouché.

Chez la vierge, le col présente une forme conique, allongée, à base supérieure à extrémité inférieure. Sa couleur est d'un rose vif, sa consistance élastique sans dureté. Son diamètre longitudinal et transversal mesure un centimètre environ. L'orifice du museau de tanche est rond ou triangulaire, plus rarement représenté par une fente linéaire. Chez la femme déflorée mais n'ayant pas conçu, on admet que la portion cervicale est moins saillante dans le vagin et que ses diamètres transversaux sont légèrement augmentés.

Le col de la femme ayant eu des enfants possède des caractères très-différents de ceux que nous venons de décrire.

Au lieu de la forme conique de cette partie de l'utérus chez la vierge, celle-ci est plutôt cylindrique, ou même sa portion inférieure est plus large que la supérieure, inversement à ce que nous avons vu pour l'autre. Les deux lèvres sont épaissies, inégales, portant de nom-

[1] Voyez Guyon, *Thèse de Paris*, 1858, et *Journal de la physiologie* de Brown-Séquard, 1859, t. II, p. 186.

breuses échancrures, traces des déchirures subies pendant l'accouchement. Dans les neuf-dixièmes des cas, on rencontre, dans ces conditions, une déchirure plus ou moins profonde située à gauche. Le siège de cette encoche est en rapport avec la position occipito-iliaque gauche du fœtus, de beaucoup la plus fréquente dans l'accouchement normal.

D'autres différences existent encore. L'orifice du museau de tanche, au lieu de ses proportions ponctiformes ou linéaires, prend l'aspect d'une fente transversale et sinueuse de un à deux centimètres de long.

La coloration d'un rose vif est devenue d'un blanc à peine rosé. La consistance élastique s'est transformée en une rénitence beaucoup plus dure, plus résistante.

Si on compare les dimensions du col d'une multipare à celles de la même région chez une nullipare, on voit que les diamètres du premier sont, en moyenne, plus que triplées dans tous les sens.

On a également décrit des différences entre le col d'une femme ayant eu une grossesse terminée prématurément, et celui d'une femme accouchée à terme. Nous ne croyons pas utile d'insister davantage sur ces détails de peu d'importance.

Il n'est pas possible de reconnaître à l'examen du museau de tanche le nombre des accouchements. On peut dire cependant, que plus une femme a eu d'enfants, plus son col est gros et l'orifice externe entr'ouvert[1].

Chez les vieilles femmes, l'utérus s'atrophie et le col s'efface de plus en plus avec les progrès de l'âge. Ce fait n'est cependant pas constant, comme nous le verrons à

---

[1] On a construit plusieurs appareils destinés à mesurer les dimensions du col utérin. Nous employons ordinairement pour cet usage une pince à pansement, munie d'une règle divisée, placée au voisinage des anneaux (fig. 51).

propos de la métrite chronique aux périodes avancées de
la vie.

Chez les femmes qui sont réglées, le col prend une couleur violacée se rapprochant plus souvent de la teinte

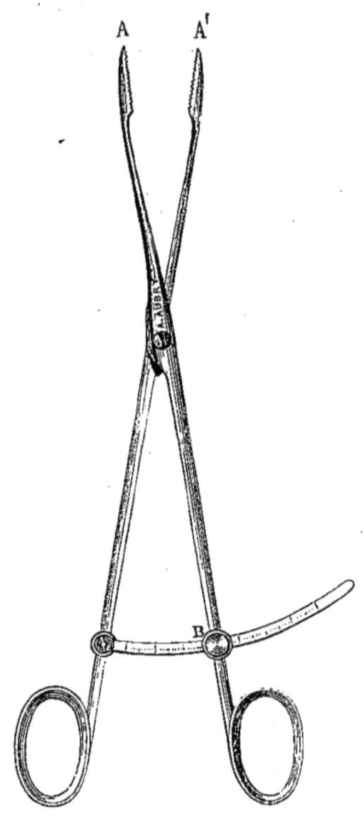

Fig. 51. — Pince servant à mesurer le col de l'utérus.

A. A'. Mors de la pince — B. Vis servant à fixer la règle graduée quand on veut mesurer
les dimensions du col.

fuchsia, au moment de la période menstruelle. Cette coloration s'accentue encore davantage pendant la gestation, et
peut être un élément de diagnostic de la grossesse au
début.

La plupart des auteurs ont avancé, qu'à l'état physiologique, il ne s'écoule aucune sécrétion par l'orifice cervical. Cette proposition nous paraît beaucoup trop absolue : car on voit souvent une quantité notable de mucus s'échapper de l'orifice externe d'utérus absolument sains.

Il est important d'être prévenu de ce fait, pour ne pas cautériser un organe normal, parce qu'on trouve un peu de liquide sécrété.

Nous ne croyons pas nécessaire de donner des chiffres exacts relatifs à l'épaisseur et à la profondeur des diffé-rentes régions de l'utérus. Au point de vue pratique, il suffit de se rappeler que la profondeur de la cavité utérine atteint de 5 centimètres à 5 centimètres 1/2 chez la femme vierge d'enfants, et de 6 à 6 1/2 chez celle qui a été mère. Ces dimensions peuvent être constatées sur le vivant au moyen de l'hystéromètre.

L'utérus reçoit du sang artériel par deux voies différentes. Les artères destinées au col naissent de l'hypogastrique et prennent le nom d'*artères utérines*. Celles qui se rendent au corps proviennent de l'artère ovarienne, nommée par quel-ques anatomistes *utéro-ovarienne*.

Les veines acquièrent, sous l'influence de la grossesse, un énorme volume ; on leur a donné le nom de *sinus utérins*.

Les vaisseaux lymphatiques offrent, comme les veines, un volume considérable après l'accouchement, ou sous l'in-fluence de certains états pathologiques. Quoique s'anasto-mosant fréquemment entre eux, ceux du corps et du col ont une direction et une situation différente. Les premiers, plus superficiels, se rendent aux ganglions lombaires. Les autres, plus profondément placés dans le tissu des ligaments larges, aboutissent aux ganglions pelviens, surtout à ceux que l'on rencontre sur le bord de ces ligaments[1].

---

[1] Lucas Championnière, *Lymphatiques utérins et lymphangite utérine*. (*Thèse de Paris*, 1870.)

L'importance de cette disposition a été mise en relief, dans ces dernières années surtout, relativement à la pathogénie des inflammations circum-utérines, comme nous le verrons plus loin.

Les nerfs qui se rendent à l'utérus proviennent, les uns du plexus rénal et mésentérique inférieur, les autres du plexus hypogastrique.

Histologie. — Si on pratique une coupe comprenant toute l'épaisseur des parois utérines, on trouve de dehors en dedans : 1° le revêtement péritonéal; 2° le tissu fibro-musculaire; 3° la muqueuse.

Le revêtement péritonéal est constitué par de grandes cellules endothéliales, dont la disposition est facile à étudier au moyen de l'imprégnation d'argent.

Le parenchyme utérin est formé, pour le corps comme pour le col, par du tissu conjonctif et des faisceaux de fibres musculaires lisses entrecroisés dans divers sens. Ces derniers éléments sont beaucoup plus nombreux dans le corps que dans le col.

On a décrit plusieurs couches de ces faisceaux musculaires. Ceux-ci ne forment pas, quoi qu'on en ait dit, de plans à direction bien déterminée[1]. Les différentes couches, obtenues au moyen du scalpel, sont constituées par des faisceaux irrégulièrement disposés.

Les fibres longitudinales prédominent peut-être un peu dans la partie la plus externe, et les fibres horizontales dans les points les plus rapprochés de la muqueuse; mais il n'y a pas, chez la femme, de couches proprement dites dont les fibres aient une disposition régulière, comme on l'admet en général.

Ce caractère anatomique est plus accentué dans l'utérus

---

[1] Hélie, *Thèse de doctorat.* Paris, 1865.

de certaines espèces animales, le chien, le cobaye, par exemple.

L'emploi de la purpurine en histologie nous a permis de beaucoup mieux étudier qu'on avait pu le faire jusqu'à ce jour, la disposition des faisceaux musculaires dans l'utérus. Cette substance ayant la propriété de colorer fortement les muscles en rose, tandis qu'elle laisse à peu près incolores les fibres de tissu conjonctif.

Sous l'influence de la grossesse, les fibres musculaires prennent un développement considérable et un aspect particulier, granulé, qui les rapproche un peu de l'aspect des fibres striées, comme Ranvier l'a fait observer depuis longtemps.

Entre les faisceaux musculaires existe du tissu conjonctif, des vaisseaux sanguins et lymphatiques et des nerfs.

Les lymphatiques de l'utérus ont été décrits, principalement au point de vue histologique, par Léopold, dans un travail publié dans les *Archives de gynécologie*[1].

Nous avons vérifié l'exactitude des faits avancés par Léopold, sur tous les points que nous avons eu l'occasion d'étudier.

D'après cet histologiste, les glandes de la muqueuse sont, ainsi que les vaisseaux, entourés de gaines lymphatiques. Ces gaines communiquent avec des espaces de même nature qui sont eux-mêmes en rapport les uns avec les autres par des trajets plus rétrécis, ou fentes lymphatiques.

L'ensemble de ce système de lacunes et de fentes se continue avec un vaste réseau sous-péritonéal, qui revêt toute la surface externe de l'utérus et dont une partie sert à

---

[1] *Die Lymphgefässe des normalen, nicht schwangeren Uterus*, von Gerhard Leopold. (*Arch. f. Gyn.*, 1874, t. VI, p. 1.) Une partie du travail de Léopold a été traduite en français dans la thèse de M. Fioupe, *Lymphatiques utérins*, etc., 1876.

former les nombreux vaisseaux de plus gros calibre qui parcourent les ligaments larges.

On sait que la cavité péritonéale communique avec les fentes sous-jacentes, par des espèces de tubes entourés de cellules, que Ranvier a bien démontrés dans le centre phrénique du lapin et auxquels il a donné le nom de puits lymphatiques [1].

Ces puits lymphatiques n'ont pas été démontrés pour l'utérus, mais leur existence y est assez probable. En tout cas, il y a une communication des plus faciles entre le système lymphatique de la cavité utérine et le réseau sous-péritonéal.

Le tissu conjonctif de l'utérus est du tissu fibreux, pauvre en éléments cellulaires, riche au contraire en fibres élastiques.

La vascularité de cet organe est considérable. Les artères sont remarquables par leur disposition hélicine et par l'épaisseur de leurs parois.

Le mode de terminaison des nerfs dans les muscles lisses est encore assez mal connu. L'utérus est un des plus mauvais objets d'étude pour ce genre de recherches. Aussi faut-il d'abord bien connaître les terminaisons des nerfs dans les fibres lisses, sur d'autres points de l'économie, avant d'entreprendre pour cet organe un travail de ce genre.

Il est probable que les nerfs sont disposés de même dans tout le système musculaire lisse, quelle que soit la région que l'on considère.

Les histologistes sont loin d'être d'accord au sujet de la façon dont se comportent ces terminaisons nerveuses. Les uns soutenant que les nerfs se finissent, sur ou dans les muscles,

---

[1] Ranvier, *Traité technique d'histologie*, p. 396.

par une extrémité libre[1]; pour d'autres, au contraire, les dernières fibrilles, résultant de la division du nerf, formeraient un réseau terminal.

Ranvier, ayant repris cette question, est arrivé, au moyen d'une application nouvelle de la méthode du chlorure d'or, à des résultats très intéressants. D'après lui[2], les nerfs moteurs se divisent et se subdivisent jusqu'à donner des fibrilles qui vont se perdre à la surface des cellules musculaires lisses, en s'épanouissant et formant une arborisation terminale, à laquelle il donne le nom de *tache motrice*. Avant que ces fibrilles se détachent, les nerfs forment (chez les mammifères) un réseau très complexe; disposition qui explique la divergence d'opinion des anatomistes. En effet il existe bien un réseau nerveux, mais de ce point partent des fibres excessivement fines qui vont se terminer en s'épanouissant sur le muscle lui-même. Le réseau est en rapport avec la synergie fonctionnelle amenant la contraction de l'organe en totalité. D'après ces faits, il y aurait une grande ressemblance entre la terminaison des fibres nerveuses, dans les muscles lisses et dans les muscles striés, *la tache motrice* des uns, remplaçant *la plaque motrice* des autres.

L'étude de la muqueuse utérine présente beaucoup d'intérêt et en même temps de grandes difficultés.

Chez la femme, outre les différences individuelles, cette muqueuse varie à chaque instant, selon qu'on l'étudie avant ou après les règles, à une époque plus ou moins rapprochée de ce moment, à l'état de vacuité ou à une période variable de la grossesse.

---

[1] *Beiträge zur feinerem Anatomie der Muskelfasern des Uterus* von Elischer. (*Arch. f. Gyn.*, t. IX, p. 10, 1876.)

[2] Ranvier, *Comptes rendus de l'Académie des sciences*, 1878, t. LXXXVI, p. 143.

Vers le milieu de l'intervalle menstruel, la muqueuse du corps utérin ne consiste guère qu'en une couche de cellules épithéliales cylindriques (fig. 52, *d*). Ces cellules pénètrent de distance en distance dans le tissu sous-jacent, pour former une série de glandes en tube *e*. La profondeur à laquelle

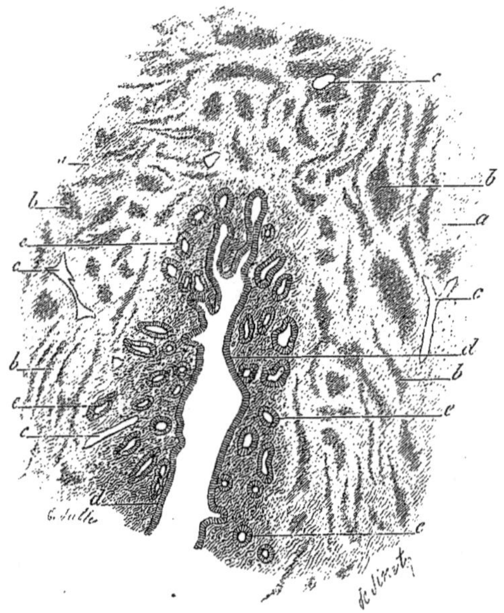

Fig. 52. — Coupe de la muqueuse du corps de l'utérus en dehors de la période menstruelle (gross. de 40 diam.).

a. a. Tissu conjonctif. — *c. c.* Coupes des vaisseaux. — *d. d.* Revêtement épithélial. — *b. b.* Faisceaux de fibres musculaires lisses coupés en différents sens. — *e. e.* Coupes des glandes

parviennent ces glandes varie, suivant une série de circonstances, sur lesquelles nous reviendrons à propos des transformations de la muqueuse à la période menstruelle.

Les glandes du corps de l'utérus sont tapissées par un épithélium cylindrique. Nous n'y avons jamais observé de cils vibratiles chez la femme, même dans les cas où ceux-ci étaient parfaitement conservés sur les éléments du col et des trompes. Cependant l'existence de ces cils est admise par la plupart des auteurs. Ces glandes, rarement bifurquées, se terminent par un seul cul-de-sac.

C'est au niveau de l'orifice interne, que la muqueuse se transforme pour revêtir le col. Cette partie du revêtement utérin ne subit aucun changement important sous l'in-

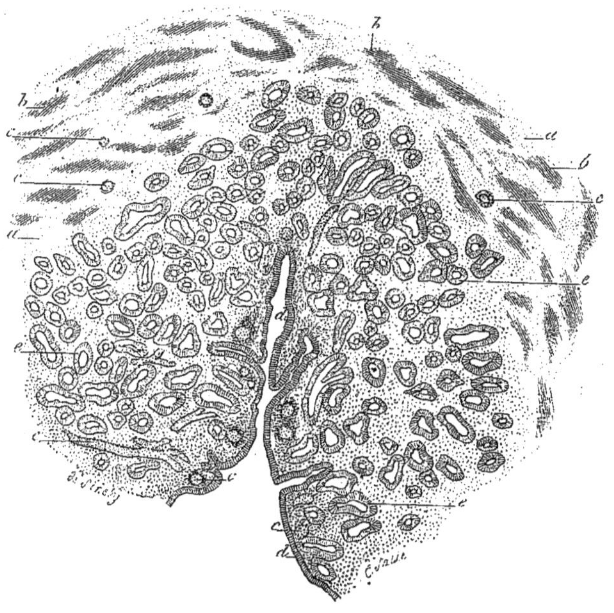

Fig. 53. — Coupe de la muqueuse du corps de l'utérus au début de la période menstruelle (gross. de 40 diam.).

a. a. Tissu conjonctif infiltré d'éléments embryonnaires. — *b. b.* Faisceaux de fibres musculaires lisses coupés en différents sens. — *c. c.* Coupe des vaisseaux. — *d.* Revêtement épithélial. — *e. e.* Coupe des glandes.

fluence de la menstruation ou de la grossesse. L'hypérémie génitale, produite par ces deux états physiologiques, amène seulement une sécrétion plus abondante des glandes.

La muqueuse du col présente une disposition absolument différente de celle du corps.

Déjà, à l'œil nu, on voit ces nombreux replis désignés sous le nom d'*arbre de vie*.

Leur bord libre est tapissé par un épithélium vibratile
(fig. 54). A mesure que celui-ci arrive à la face interne

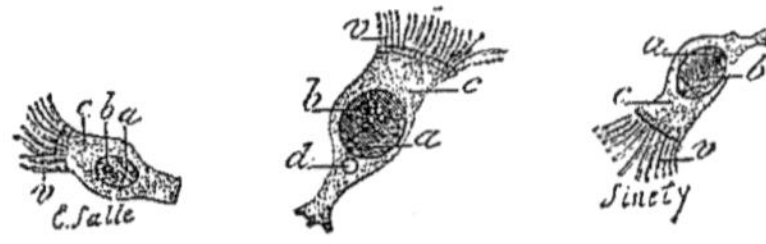

Fig. 54. — Épithélium à cils vibratiles (gross. de 350 diam.).

a. Noyau. — b. Nucléole. — c. Corps de le cellule. — v. Cils vibratiles.

de ces anfractuosités, il passe de l'état d'épithélium vibratile à celui [d'épithélium caliciforme (fig. 55) : se dévelop-

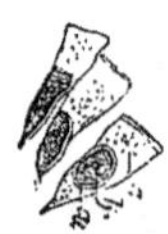

Fig. 55. — Épithélium à cellules caliciformes (gross. de 350 diam.).

. a. Noyau. — b. Nucléole. — c. Corps de la cellule formant une cavité.

pant de plus en plus, à mesure qu'il pénètre plus profondément dans les nombreuses glandes situées au fond des
replis muqueux. Les glandes du col diffèrent essentiellement de celles du corps, non seulement par la forme de
leur épithélium, mais encore par leur structure elle-
même.

Tandis que celles du corps sont des glandes en tube,
rarement bifurquées (fig. 52) ; celles du col sont de véritables
glandes en grappe, se divisant en un grand nombre de culs-
de-sac (fig. 56).

Nous avons démontré que cette disposition et ce revêtement caliciforme était un fait constant, chez la femme, à
n'importe quelle période de la vie[1].

A cette différence de structure est liée une différence de
fonction.

[1] Communication à la Société de Biologie, 1875.

Tandis que les glandes du corps utérin produisent un liquide peu consistant, filant, presque séreux; celles du col sécrètent un mucus épais, gélatiniforme, résistant à la

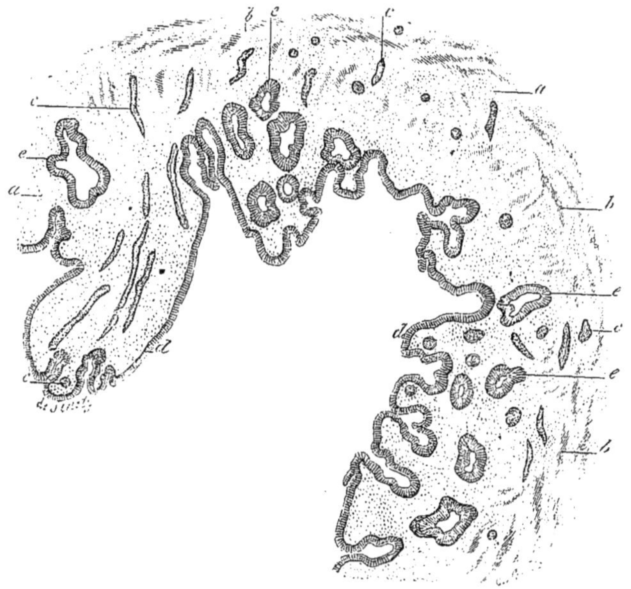

Fig. 56. — Coupe de la muqueuse du col de l'utérus (gross. de 40 diam.).

a. a. Tissu conjonctif. — *b. b.* Coupes des faisceaux des fibres musculaires lisses. — *c. c.* Coupes des vaisseaux. — *d. d.* Revêtement épithélial à cils vibratiles. — *e. e.* Coupes des glandes à cellules caliciformes.

pression, formant des masses semi-solides, comme on peut le constater sur le bouchon muqueux qui oblitère le col pendant la grossesse.

Cette substance muqueuse épaisse est toujours le produit des cellules caliciformes. Et quel que soit le point de l'organisme où on la rencontre, on doit supposer l'existence de cette espèce d'épithélium.

Combien de fois nous est-il arrivé, à la simple constatation de la présence de ce mucus épais dans une tumeur, de rechercher l'épithélium caliciforme, et toujours l'exa-

men histologique est venu confirmer notre supposition.
Nous avons été amené par les caractères de ce produit spécial, à trouver des glandes à cellules caliciformes, dans des
régions où nous ne les soupçonnions pas.

Du reste, sur ce point comme sur tant d'autres, les cliniciens avaient devancé les histologistes. Il y a longtemps
déjà qu'on avait noté la différence qui existe entre le mucus
du corps et du col utérin, et Aran en donne très nettement
les caractères distinctifs.

Le rapport inverse que présentent entre eux le corps et le
col de l'utérus selon l'âge de l'individu, au point de vue de
l'anatomie descriptive, se retrouve également dans leur structure intime, comme nous le montre l'examen histologique.

Ainsi chez un enfant de six à sept ans, à peine si on observe de loin en loin, dans la muqueuse du corps utérin,
quelques invaginations de l'épithélium, pénétrant peu profondément dans le stroma et constituant de rares glandes
rudimentaires. Tandis que celles du col sont complètement
développées et atteignent à peu près les dimensions qu'elles
présentent chez l'adulte.

Ces dernières ont acquis déjà un volume considérable
au moment de la naissance, comme nous l'avons souvent
constaté, et comme le prouve le bouchon muqueux qui
remplit la cavité utérine chez le fœtus mort-né.

La disposition de la muqueuse du col utérin change à
l'orifice externe. Celle du museau de tanche, c'est-à-dire
tout le revêtement externe de la partie vaginale du col, est
une muqueuse à épithélium pavimenteux stratifié, analogue
à l'épithélium cutané (fig. 37).

On trouve là, ainsi que dans le derme, de nombreuses
papilles recouvertes de plusieurs couches épithéliales devenant d'autant plus aplaties qu'elles sont plus superficielles.
Ces cellules, comme celles de la peau, présentent des dente-

lures qui s'unissent entre elles, à la façon des roues d'un engrainage.

A l'état normal, nous n'avons pas rencontré de glandes dans la muqueuse qui revêt extérieurement le museau de tanche, sauf quelquefois dans le voisinage de l'orifice

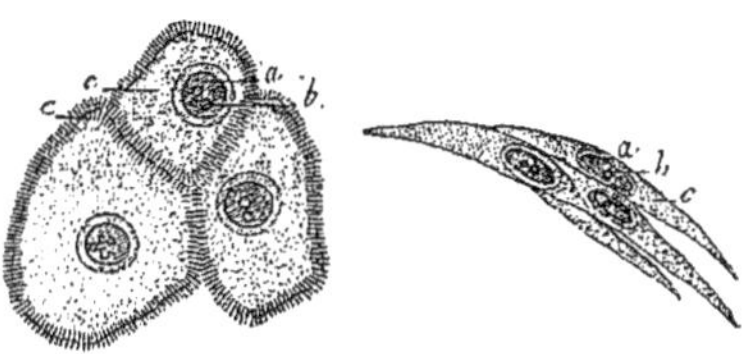

Fig. 57. — 1. Épithélium pavimenteux (éléments vus de face). — 2. Épithélium pavimenteux (éléments vus de profil). (Gross. de 550 diam.).

a. Noyau. — *b.* Nucléole. — *c.* Corps de la cellule. — *e.* Dentelures s'engrainant les unes dans les autres.

externe. Il arrive que la muqueuse interne du col devient externe dans certains points. Alors des glandes se rencontrent en abondance, plus ou moins loin de l'orifice.

Mais ces cas, désignés sous le nom d'ectropion de la muqueuse, doivent être considérés comme pathologiques. On les observe assez fréquemment à la suite de la métrite chronique.

Nous rappellerons que la disposition des glandes du col, comme celles du corps de l'utérus, varie considérablement d'un sujet à l'autre[1].

PHYSIOLOGIE DE L'UTÉRUS

Le rôle physiologique de l'utérus est complexe et de première importance pour la fonction de reproduction.

[1] Cette remarque a été dernièrement mise en lumière par Wyder, mais il ne nous a jamais été donné de voir, à n'importe quel âge, une absence complète de glandes dans la cavité cervicale, comme dans quelques cas signalés par cet histologiste, *Beiträge zur normalen und pathologischen Histologie der menschlichen Uterusschleimhaut* (*Arch. f. Gyn.*, t. XIII, p. 7).

Cet organe est-il absolument passif dans la fécondation et ne sert-il qu'à donner passage aux spermatozoïdes, ou bien possède-t-il la propriété d'attirer dans sa cavité le liquide fécondant par une sorte de succion due à des contractions et à des relâchements successifs? Ce sont là des questions qui ne sont pas encore élucidées. Cette faculté de l'utérus, d'attirer le sperme par une espèce d'aspiration, a été admise depuis longtemps par les anatomistes (Bartholin). Les mouvements du col, que l'on a pu observer sur un utérus en état de prolapsus, plaideraient en faveur de cette opinion.

La cause qui fait arriver les spermatozoïdes jusqu'à l'ovule n'est probablement pas unique, et nous l'étudierons en détail au chapitre de la stérilité.

La propriété dominante de l'utérus nous est indiquée par sa structure même, composée en grande partie de fibres musculaires ; c'est la *contractilité*.

La contractilité utérine varie selon une série de circonstances, principalement selon que l'organe est à l'état de vacuité ou de gestation. Il est bien probable qu'elle diffère aussi selon les espèces animales, si bien qu'on ne pourrait pas conclure absolument, d'une expérience faite sur un utérus bicorne (chien, chat, lapin), à ce que la même expérience donnerait sur un utérus unique, tel que celui de la femme et de certains singes. Ce sont surtout les animaux à utérus double, dans une plus ou moins grande étendue, qui ont servi d'objets d'étude aux expérimentateurs.

Cet organe est beaucoup plus contractile pendant la grossesse qu'à l'état de vacuité. Cette propriété augmente à mesure que la période de gestation approche de son terme.

Quelques auteurs ont même mis en doute la contractilité de l'utérus à l'état de vacuité (Oldham). Les expériences ne concordent pas à ce sujet, ce qui tient probablement aux conditions différentes où l'on s'est placé. Nous rappellerons, à ce propos, une expérience[1] que nous avons répétée souvent avec un résultat constant. Si l'on fait agir un courant interrompu sur l'utérus non gravide d'une chienne ou d'une lapine, on n'obtient aucune contraction appréciable, tandis que le même courant fait contracter violemment l'utérus d'un animal de même espèce contenant un fœtus ou l'ayant expulsé depuis peu.

Beigel a observé des contractions chez quatre femmes saines, non enceintes, en faisant passer un courant continu dont l'un des pôles était appliqué sur le col. On a également pu constater, sur des utérus en état de prolapsus et saillants à la vulve, que des frottements sur le col amenaient une série de mouvements successifs de dilatation et de resserrement de l'orifice externe (Beck).

Les phénomènes ainsi produits sous l'influence d'une excitation mécanique sont faciles à constater journellement, soit en pratiquant le cathétérisme utérin, soit en examinant la façon dont le mucus est expulsé en abondance par l'orifice cervical, chez certaines femmes, sous la seule influence du spéculum introduit dans le vagin.

Les contractions utérines sont involontaires, comme la plupart de celles qui dépendent des muscles lisses[2]. Les douleurs qui les accompagnent existent surtout pendant l'accouchement. On les observe également à l'état de vacuité, ainsi que le démontrent certains cas de dysménorrhée.

Le col de l'utérus est ordinairement insensible. On peut le couper, le brûler, sans que la femme en ait conscience. L'organe, considéré dans son ensemble, jouit cependant d'une certaine sensibilité. Si, en pratiquant le toucher, on presse

---

[1] Chantreuil, *Application de l'histologie à l'obstétrique*, thèse d'agrégation, Paris, 1872, p. 80.

[2] Dans certaines spèces animales les muscles volontaires sont lisses. On rencontre également des muscles striés indépendants de l'action de la volonté.

sur le corps de l'utérus, cette pression amène une sensation pénible qui ne tarde pas à disparaître, et qu'il ne faudrait pas confondre avec la douleur accusée par les malades atteintes de métrite, même si l'on ne touche que le col. (Nous avons déjà signalé ces faits à propos du toucher vaginal.) Dans certaines circonstances, en effet, cette région, si indolente à l'état normal, acquiert un degré de sensibilité notable. On a émis, pour expliquer ces variations, différentes hypothèses dont aucune n'est encore actuellement démontrée.

Dans la névralgie lombo-abdominale, on rencontre assez fréquemment, surtout à gauche, un point douloureux situé à l'union du col et du corps.

Outre les excitations mécaniques et les courants électriques, d'autres agents ont également une action sur les contractions utérines.

La privation de sang dans les centres nerveux, l'anémie cérébrale causée par une hémorrhagie, la compression de l'aorte amènent des phénomènes contractiles.

Un excès d'acide carbonique dans le sang a le même résultat[1]. Les excitations de la région mammaire semblent également agir sur ces contractions.

On a voulu tirer de cette propriété des applications thérapeutiques. De larges sinapismes sur les seins ont paru avoir une certaine influence sur le retour des règles. On a été jusqu'à admettre la possibilité de produire par ce moyen l'accouchement prématuré. Les excitations appliquées sur d'autres points de la peau ont aussi une action sur les mouvements de l'utérus.

---

[1] Brown-Séquard a montré qu'en liant la trachée d'un lapin, on amène des contractions de l'utérus. Dès que la ligature est enlevée, les contractions cessent, pour reparaître si on empêche de nouveau la pénétration de l'air dans les voies aériennes.

La chaleur est un agent de la contraction utérine. Ce fait, constaté expérimentalement par Calliburcès [1], Claude Bernard [2], Runge [3], a donné lieu à quelques conclusions pratiques. (Bains chauds contre métrorrhagies, sac de Chappman.)

L'action de la température sur les muscles peut s'exercer en dehors du système nerveux, comme le montre l'expérience de Claude Bernard, consistant à refroidir une grenouille jusqu'à ce que le cœur mis à nu ne batte presque plus. Si on plonge dans l'eau chaude la patte de la grenouille, préalablement dépouillée de tous ses nerfs, le cœur se remet à battre beaucoup plus vite. Ici, c'est par l'intermédiaire du sang que la chaleur est transmise et agit sur le centre circulatoire.

L'influence thermique varie, comme celle de l'électricité, suivant les conditions physiologiques de l'organe sur lequel on agit [4].

L'énergie de la contraction utérine est proportionnelle à l'élévation de température. Au-dessus de 60 degrés, le tissu musculaire utérin est frappé de mort. Le séjour dans l'eau à 45 degrés le paralyse au bout de sept à dix minutes [5].

L'abaissement de la température produit également la contraction de l'utérus; mais celle-ci est très prompte et unique, contrairement à ce que l'on observe sous l'influence des températures élevées. Les applications thermiques paraissent agir plutôt localement que par action réflexe. L'influence de la chaleur, surtout quand l'organe est gravide, entre

---

[1] Calliburcès, *Comptes rendus de l'Académie des sciences*, 1857.

[2] Claude Bernard, *Leçons sur la chaleur animale*, 1876, p. 568.

[3] Runge, *Die Wirkung hoher und niedriger Temperaturen auf den Uterus des Kaninchen und des Menschen (Arch. f. Gyn.*, 1878, t. XIII, p. 123).

[4] Calliburcès a observé que le gésier du poulet, excitable par la chaleur au moment de l'éclosion, ne l'est plus quelques jours après (Claude Bernard, *loc. cit.*, p. 369).

[5] Runge, *loc. cit.*, p. 151.

peut-être pour une certaine part dans l'étiologie des avortements, si souvent observés dans les maladies éruptives. L'action du système nerveux sur l'utérus, quoiqu'étudiée par beaucoup d'auteurs, n'est pas encore parfaitement connue.

Nous avons vu que l'anémie cérébrale amène des contractions utérines[1]. La section du nerf vague et du sympathique au cou ne modifie en rien le phénomène.

Une section de la moelle entre l'occiput et l'atlas diminue cette action, et, pratiquée au-dessus de ce point, la détruit complètement.

Ces faits tendent à démontrer l'existence, dans la partie supérieure de la moelle allongée, d'un centre qui préside à l'activité utérine. D'autres expériences pourraient en faire admettre un second vers la région lombaire.

Mais ces divers centres n'entrent pas nécessairement en action dans les mouvements de l'utérus, puisqu'on voit des parties séparées de l'animal se contracter pendant une demi-heure et une heure, à la condition d'être maintenues à une température de 35 à 40 degrés.

Les recherches les plus récentes sur les nerfs de l'utérus semblent indiquer une différence d'action entre les nerfs hypogastriques et le plexus sacré, relativement aux divers segments de l'organe. L'excitation des premiers amène une contraction du col, l'influence contractile des seconds se montrant plus particulièrement sur le corps[2].

Nous laissons de côté, pour le moment, tout ce qui a trait au rôle de l'utérus dans la menstruation. En étudiant cette fonction, nous nous occuperons en détail de ce côté si intéressant de la physiologie de la femme.

[1] Schlesinger und Oser, *Centralblatt für die medic. Wissensch.*, 1871.
[2] Basch und Hoffmann, *Stricker's medic. Jahrb.*, 1877. Anal. dans la *Revue des sciences médicales*, t. XII, p. 54.

DÉVELOPPEMENT DE L'UTÉRUS

L'utérus se développe aux dépens de deux canaux isolés (tubes ou canaux de Müller). Ceux-ci se fusionnent partiellement vers la huitième semaine de la vie embryonnaire pour constituer l'utérus et le vagin [1], tandis que les parties qui doivent former les trompes restent séparées. Chez beaucoup d'animaux, les canaux de Müller ne se soudent pas ou ne se réunissent qu'à leur extrémité inférieure, d'où résultent les utérus bicornes. Chez la femme, la limite entre les deux parties (utérus et trompe) est indiquée par l'insertion du ligament rond.

Cette disposition est utile à connaître à propos de certains cas de tumeurs ou de grossesses tubaires, dans des utérus simples ou doubles, pour différencier ce qui appartient à la trompe et ce qui appartient à l'utérus.

L'union des deux canaux de Müller commence à la partie inférieure, d'où il résulte que les deux portions du vagin se fusionnent avant celles qui forment l'utérus. Aussi les utérus doubles ou cloisonnés sont-ils bien plus fréquents que les vagins doubles. Nous ne reviendrons pas sur ce que nous avons dit des dimensions de l'utérus et des rapports de ses différentes régions relativement à l'âge [2].

VICES DE CONFORMATION DE L'UTÉRUS [3]

Selon que l'un ou l'autre des canaux de Müller manque

[1] Voyez page 141.

[2] Voyez page 230.

[3] Voyez, pour les vices de conformation de l'utérus, Kussmaul, *Von dem Mangel der Gebärmutter*, u. s. w., Würzburg, 1859 et Lefort, *Des vices de conformation de l'utérus et du vagin*, thèse d'agrégation, Paris 1865. Voyez également les nombreuses observations consignées dans les bulletins de la *Société anatomique de Paris*.

ou s'atrophie de bonne heure, ou que leur fusion est complètement ou partiellement entravée, on voit se développer les différents genres de malformations congénitales de l'utérus.

Nous étudierons d'abord les anomalies qui datent de la vie embryonnaire ; ensuite les arrêts de développement qui peuvent frapper cet organe après la naissance.

A. ANOMALIES PRODUITES PENDANT LA VIE INTRA-UTÉRINE.

Les anomalies qui apparaissent pendant la période fœtale varient selon l'époque où le développement embryonnaire a été entravé. Nous les diviserons en : 1° anomalies datant des quatre ou cinq premiers mois de la vie fœtale, et 2° anomalies développées entre le quatrième ou cinquième mois et la naissance.

1° Anomalies développées pendant les quatre ou cinq premiers mois de la vie fœtale.

Ces sortes d'anomalies sont en même temps les plus nombreuses et les plus intéressantes.

(a). *Absence de l'utérus ou utérus radimentaires.*

Les cas où il n'existe aucun vestige de l'utérus sont extrêmement rares. Quelques auteurs même les ont niés. On voit, en effet, que dans certaines observations considérées d'abord comme une absence complète de l'utérus, des recherches plus attentives ont fait trouver des tractus fibro-musculaires ou un utérus microscopique[1].

Anatomie pathologique. — Tantôt l'utérus n'est représenté que par une lame fibro-musculaire n'ayant aucune

---

[1] Cas de Langenbeck et Fœrster, cité par Lefort, *loc. cit.*, p. 32.

forme déterminée, ou, au contraire, rappelant la configuration d'un utérus en miniature, mais ne possédant pas de cavité.

Dans d'autres cas, les deux trompes sont réunies par une espèce d'arc, sans qu'on puisse rien rencontrer qui rappelle le col. On voit aussi des utérus rudimentaires formés de parois membraneuses et présentant une petite cavité muqueuse simple ou double, avec deux cornes et un col (utérus bicorne rudimentaire).

L'absence ou l'état rudimentaire de l'utérus peut s'accompagner d'une anomalie du même genre du côté des trompes. Beaucoup plus souvent celles-ci sont normalement conformées. L'absence ou l'existence des ovaires est également variable.

Le vagin peut ne pas participer à l'arrêt de développement, ou être plus court et se terminer en cul-de-sac, les organes génitaux externes ne présentant, du reste, aucun caractère différent de l'état normal.

Symptômes. — Au point de vue pratique, les variétés anatomiques que nous venons de passer en revue ont une même signification.

L'aspect général, la configuration extérieure, le développement des seins, peuvent ne déceler en rien le vice de conformation de l'utérus, la voix, le caractère conservant également le type féminin. Dans d'autres circonstances, le bassin est étroit, les seins sont peu volumineux, et ces êtres anormaux présentent un aspect qui frappe à première vue. Dans un cas que nous avons étudié, où l'état rudimentaire de l'utérus coïncidait avec un vagin rudimentaire, la femme qui faisait le sujet de cette observation, âgée de vingt-six ans, très vigoureuse et fortement constituée, avait des seins comparables à ceux d'un enfant de douze à treize ans. Ceux-ci offraient, en outre, la particularité d'être privés d'aréole et d'avoir un mamelon à peine appréciable.

Cette malade, depuis l'âge de quinze ou seize ans, éprouvait chaque mois, à une période fixe et sans aucune hémorrhagie, des douleurs lombaires et abdominales, qu'elle accusait comme très vives et qui duraient cinq ou six jours. C'est pour remédier à ces phénomènes douloureux qu'elle était venue réclamer nos soins.

En effet, pour cette catégorie de femmes incomplètement développées, l'écoulement menstruel fait toujours défaut.

Il n'en est pas de même du molimen menstruel[1], qui peut très bien exister, malgré l'absence de tout flux périodique.

On a dit que quand le molimen menstruel subsiste, c'est que les ovaires fonctionnent. Cette dernière hypothèse ne nous paraît pas démontrée.

Quand l'utérus rudimentaire coexiste avec un vagin en cul-de-sac, les rapports sexuels ont lieu dans ce cul-de-sac, qui finit, sous cette influence, par acquérir la longueur du vagin normal. D'autres fois, c'est l'urèthre qui remplit le rôle d'organe copulateur, et cela, presque toujours, sans qu'il en résulte de l'incontinence d'urine.

Diagnostic. — Le diagnostic de l'utérus rudimentaire est d'une très grande importance, surtout si celui-ci coexiste avec un cloisonnement du vagin. L'absence d'un utérus pouvant fonctionner doit faire rejeter toute idée d'intervention.

Il faut avoir soin d'examiner les malades à plusieurs reprises, principalement à l'époque du mois où elles éprouvent des troubles généraux. On pourra plutôt alors constater l'existence d'une tumeur, dans le cas où l'hémor-

---

[1] On désigne sous le nom de molimen menstruel l'ensemble des symptômes qui accompagnent les règles. Nous avons employé cette expression consacrée par l'usage, quelque médiocre qu'elle nous paraisse.

rhagie menstruelle se produirait sans pouvoir se faire jour au dehors.

Tandis que si l'utérus est rudimentaire, les phénomènes généraux ne s'accompagnent d'aucune exhalation sanguine.

La palpation abdominale combinée au toucher rectal. l'introduction d'une sonde dans la vessie et d'un doigt dans le rectum donnent quelques renseignements, dont on a cependant beaucoup exagéré l'importance. Si l'urèthre est dilaté par les rapprochements sexuels, au moyen des deux index, l'un dans le rectum l'autre dans la vessie, l'examen sera rendu plus facile[1]. Mais, dans bien des cas. le diagnostic clinique est des plus embarrassants.

Pronostic. — Le pronostic n'est pas grave, au point de vue de la vie de la femme. Il est absolument fatal, relativement à la fonction de reproduction. Ce qui présente d'autant plus d'importance, que beaucoup de femmes se marient, malgré ce vice de conformation dont on ne s'aperçoit que plus tard.

Étiologie. — Des cas d'utérus rudimentaires se sont rencontrés simultanément dans une même famille. Il nous suffira de rappeler les observations de Squarey, de Nelson. où plusieurs sœurs présentaient cette anomalie. Dans une de ces observations, on a noté que les sœurs de la mère des sujets examinés n'avaient jamais été menstruées, et trois d'entre elles étaient mariées et stériles[2].

Traitement. — Tout traitement dans les cas de ce genre est nécessairement condamné d'avance à l'insuccès. Si les douleurs, se répétant à une période fixe, prennent une certaine intensité, on cherchera à les calmer par l'adminis-

---

[1] On a insisté sur l'utilité du toucher vésical comme moyen de diagnostic. Voyez, à ce sujet, Leblond, *Traité élémentaire de chirurgie gynécologique*, Paris, 1878, p. 58.

[2] Voyez Beigel, *loc, cit.*, t. II, p. 180, et Lefort, *loc. cit.*, p. 58.

tration des narcotiques. Ces manifestations périodiques disparaissent quelquefois spontanément, au bout de peu d'années, bien avant l'âge moyen où se produit la ménopause chez les femmes bien constituées.

(b). *Utérus doubles.*

Les utérus doubles présentent plusieurs variétés que nous allons brièvement décrire.

Anatomie pathologique. — 1° *Utérus duplex.* — L'utérus duplex est celui où il y a un col unique et deux cornes à

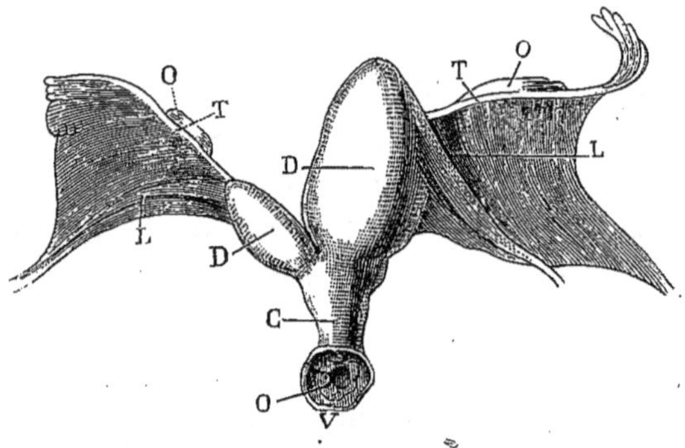

Fig. 58. — Utérus duplex chez une femme ayant succombé six semaines après l'accouchement (d'après Cruveilhier).

O.O. Ovaires. — T.T. Trompes. — D.D. Cornes utérines dont l'une beaucoup plus développée avait contenu le fœtus. — C. Col unique. — O. Orifice externe. — V. Vagin unique. — L. L. Ligaments ronds.

partir du col (fig. 58). Certaines considérations physiologiques sur lesquelles nous allons revenir, nous ont engagé à différencier l'utérus duplex, de la variété suivante.

2° *Utérus bicornis.* — Dans cette forme, la réunion et la fusion des canaux de Müller s'est prolongée au-dessus du col. Mais elle ne s'est pas complétée à la partie supérieure, si bien que le fond de l'utérus est divisé ou échancré. La division peut ne consister qu'en une petite dépression à la portion moyenne du fond, ou s'accentuer davantage, et nous avons affaire à ce que l'on a appelé *l'utérus cordiformis*.

Le col simple extérieurement présente, dans certains cas, deux orifices.

5° *Utérus septus* [1]. — Dans cette variété, l'organe utérin possède à l'extérieur sa configuration normale ; mais sa cavité est divisée en deux par une cloison médiane (fig. 59).

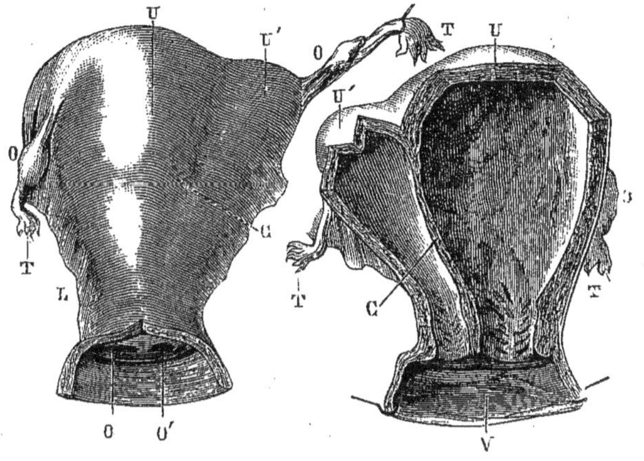

Fig. 59. — Utérus septus, peu de jours après l'accouchement (d'après Cruveilhier).

Vu à l'extérieur par sa face postérieure.   Le même ouvert par sa face antérieure.

O. O. Ovaires. — T. T. Trompes. — L. Débris du   U. Cavité gauche. — U'. Cavité droite. —
ligament large. — O.'O'. Orifice double du   C. Cloison. — V. Vagin unique.
col utérin.

Tandis que dans quelques cas la cloison divise la cavité utérine dans toute sa hauteur, dans d'autres la membrane est incomplète, s'arrêtant à l'orifice interne ou à une petite distance de l'isthme ; on a alors *l'utérus subseptus* (fig. 60) [2].

Il est très rare de rencontrer un col double et la cavité du corps unique.

Avec l'utérus septus, comme avec l'utérus bicornis, le vagin est tantôt simple et tantôt double.

4° *Utérus didelphis* [5]. — Les canaux de Müller peuvent

---

[1] *Ut. bilocularis, ut. bipartitus*, de Lefort.
[2] *Ut. subseptus* ou *semipartitus*, de Lefort.
[5] *Ut. duplex, diductus* ou *didelphis*, de Lefort.

s'être plus ou moins rapprochés, sans que la cloison qui

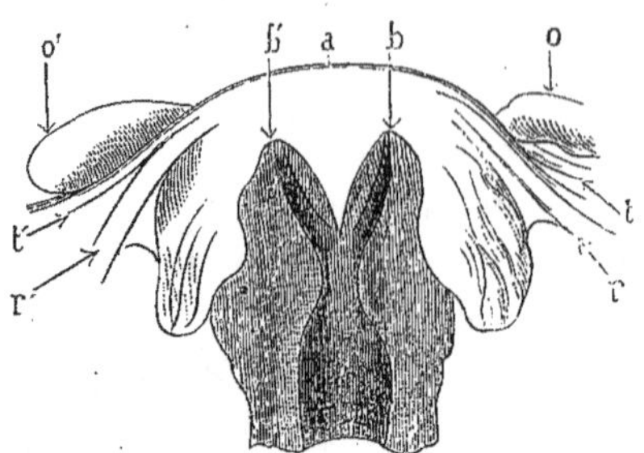

Fig. 60. — Utérus subseptus (d'après Cruveilhier)

a. Fond de l'utérus présentant extérieurement son aspect normal. — b. b'. Cavité utérine divisé
en deux par une cloison médiane. — O. O'. Ovaires. — t. t'. Trompes. — r'. r. Ligaments ronds.

les sépare se soit résorbée. Il existe, dans ces cas, deux

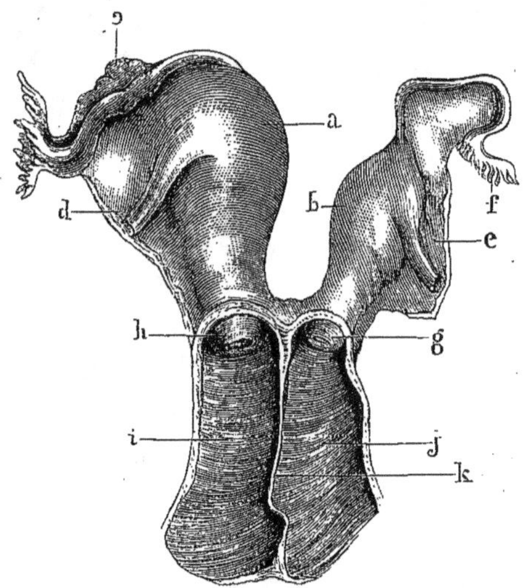

Fig. 61. — Utérus et vagin doubles (utérus didelphis), d'après Ollivier.
Femme de quarante-deux ans, ayant eu cinq grossesses. (*Société de Biologie*, 1872)

a. Cavité droite. — b. Cavité gauche. — O. Ovaire droit. — d. Ligament rond droit. — f. Trompe
gauche. — e. Ligament rond gauche. — g, Col gauche. — j. Vagin gauche. — h. Col du côté droit.
— i. Vagin droit. — K. Cloison séparant les deux vagins.

utérus et le plus souvent deux vagins accolés l'un à l'autre
(fig. 61). Chaque corne possède une trompe, un ovaire et

un ligament rond. On a donné à cette forme d'arrêt de développement le nom d' *utérus didelphis*.

On la voit assez souvent coïncider avec l'atrésie d'un point quelconque des voies génitales.

Symptômes. — La plupart des symptômes sont les mêmes dans les diverses variétés anatomiques d'utérus doubles. Il peut y avoir cependant quelques différences physiologiques, selon le point où se fait la division. Ainsi, quand celle-ci a lieu au niveau de l'union du col et du corps (*utérus duplex*), les deux cornes semblent avoir des contractions et, par conséquent, une inervation indépendante. Une femme présentant cette conformation anatomique accoucha au mois de juillet de deux jumeaux de six mois, et en octobre d'un enfant à terme. Pendant cet intervalle de trois mois entre les deux accouchements, les règles s'étaient remontrées comme à l'état normal[1]. Par conséquent, tandis qu'une moitié de l'utérus expulsait deux fœtus à six mois, l'autre corne conservait jusqu'au terme de la grossesse son produit de conception. Lorsque la séparation n'a lieu qu'à une certaine distance du col, les contractions des cornes ne paraissent plus se produire d'une façon indépendante.

L'existence d'un utérus double est en général sans influence sur la menstruation.

Les règles s'écoulent par les deux orifices, soit à la même époque, soit à une époque différente[2]. Un seul des orifices peut aussi donner passage au sang.

S'il existe une oblitération sur un point quelconque de l'utérus ou du vagin, on voit se produire des accidents que nous étudierons au chapitre de la rétention des règles.

Les femmes porteurs d'utérus double sont parfaitement

---

[1] Ross, cité par Beigel, *loc. cit.*, t. II, p. 185.
[2] Lefort, *loc. cit.*, p. 86.

aptes à concevoir. On a cité des observations de 14 et 17 grossesses, malgré cette anomalie. Le plus souvent la grossesse atteint son terme ; d'autres femmes avortent un nombre de fois considérable, sans pouvoir arriver au neuvième mois[1].

Les transformations de la cavité utérine, sous l'influence de la gestation, s'observent aussi bien dans la moitié vide que dans celle qui contient le fœtus, ainsi que nous avons pu le constater nous-même[2].

L'accouchement a souvent lieu d'une façon tout à fait normale. On a vu également se produire des ruptures de l'utérus.

Quand l'insertion du placenta se fait sur la cloison, les hémorrhagies *post partum* sont plus à redouter. On a supposé que, dans ce cas, l'hémorrhagie serait due à ce que la membrane qui sépare les deux utérus, étant peu riche en faisceaux musculaires, la contraction n'agirait pas sur cette partie de l'organe pour amener le rétrécissement des vaisseaux sanguins[3].

Les faits que nous avons cités plus haut prouvent, qu'au moins dans les cas d'*utérus duplex*, un embryon peut être expulsé d'une corne, l'autre conservant encore pendant plusieurs mois un second fœtus.

La duplicité de l'utérus paraît être une condition favorable à la possibilité de la superfétation[4].

Diagnostic. — C'est le plus souvent au moment de l'accouchement qu'on constate l'existence de l'utérus double.

D'autres fois des troubles de la menstruation, des diffi-

---

[1] Observation de Bayard, *Quatorze grossesses toutes suivies d'avortement.* — Lefort, *loc. cit.*, p. 88.

[2] *Bullet. de la Soc. anatom.*, 1875, p. 681.

[3] Bailly, *Bullet. de la Soc. anat.*, 1867, p. 444.

[4] Lefort, *loc. cit.*, p. 103.

cultés dans les rapprochements sexuels, amènent les malades à demander l'avis du médecin. S'il existe deux cols de l'utérus ou deux orifices sur un même col, le diagnostic ne présente aucune difficulté.

Au moyen de sondes introduites par les deux pertuis, on jugera de l'étendue de la cloison. La dilatation de la cavité cervicale permettra de mieux apprécier encore tous les détails anatomiques.

(c). Utérus unicornes.

L'utérus unicorne résulte de l'atrophie ou de l'arrêt de développement d'un des canaux de Müller (fig. 62).

Anatomie pathologique. — La corne rudimentaire peut

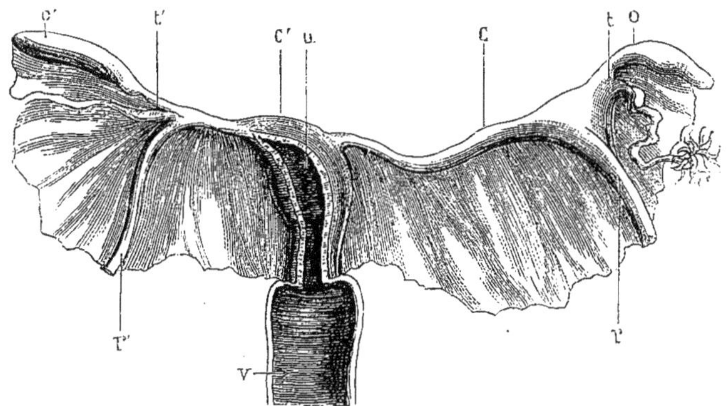

Fig. 62. — Utérus unicorne.

u. Cavité utérine ouverte. — C'. Corne droite ayant atteint son développement. — o'. Ovaire droit. — t' Trompe droite. — r'. Ligament rond droit. — V. Vagin. — C. Corne gauche rudimentaire. — o. Ovaire gauche. — t. Trompe gauche. — r. Ligament rond gauche.

présenter une structure et une disposition différentes selon les cas.

Si le canal de Müller s'est atrophié dans toute son étendue, la trompe et l'utérus de ce côté ne sont représentés que par un cordon fibro-musculaire. Ou bien l'arrêt de développement n'a porté que sur un point, alors il existe un canal jusqu'à l'insertion de ligament rond. Le cordon fibreux uniformément développé, ou présentant une largeur plus grande en une région quelconque de son parcours, est plein dans toute son étendue et se continue avec la partie latérale du corps et du col de l'utérus, ou il est creusé d'une cavité occupant sa longueur totale, sans que son diamètre ait augmenté.

L'utérus unicorne peut atteindre le volume d'un utérus normal, sa forme seule étant modifiée.

Tantôt il présente un aspect globuleux, ou plutôt conique. Ici le sommet du cône se trouve situé en haut; contrairement à ce que l'on observe pour l'utérus normal, qui possède également une forme conoïde, mais à sommet dirigé en bas. Tantôt l'utérus unicorne se déplace latéralement, de façon à avoir un bord convexe et l'autre concave.

L'ovaire, du côté atrophié, manque, ou se trouve dans des conditions normales de développement.

On a signalé des anomalies du rein accompagnant l'utérus unicorne. Les uns ont vu le rein du côté malade descendre dans l'excavation (Bérard). Dans d'autres observations, le rein manquait complètement (Puech). Le ligament rond est beaucoup plus long et situé plus haut du côté rudimentaire que du côté sain.

L'utérus unicorne peut subir dans son ensemble un développement incomplet. C'est alors qu'on a observé, en l'absence du fond, un col plus long et plus large que le corps. Ou bien la portion vaginale est petite et le vagin étroit.

L'ovaire, du côté le plus atrophié, est étiré et allongé. Cette disposition s'observe rarement sur la moitié la plus développée. On a rencontré, dans quelques cas, la trompe du côté rudimentaire située en dehors de l'ovaire. Elle se terminait alors en cul-de-sac libre, sans se relier à l'utérus.

Symptômes. — Dans les cas d'utérus unicorne, complètement développé, la menstruation est normale. La grossesse évolue, souvent sans encombre, et l'on a vu succomber des malades à une dixième couche (Chaussier), ou à une douzième (Granville).

Si le produit de conception est logé dans la corne principale, l'accouchement a lieu le plus généralement dans les conditions ordinaires.

Si c'est la corne rudimentaire qui contient le fœtus, on doit redouter une rupture du troisième au sixième mois. Ces cas, qui ont beaucoup de rapports avec les grossesses tubaires, entraînent ordinairement la mort.

Quoique situé dans la moitié la plus complète, l'embryon, en se développant, peut également amener la rupture des parois utérines amincies [1].

Certaines observations de grossesses doubles, dans un utérus unicorne, ont démontré des faits physiologiques intéressants. C'est ainsi qu'on s'est assuré qu'un même ovaire produit des ovules dont le développement ultérieur donnera indifféremment des individus des deux sexes, contrairement à l'opinion ancienne de quelques physiologistes, qui admettaient que l'ovaire droit produisait des ovules mâles, et le gauche des ovules femelles.

Diagnostic. — Le diagnostic de l'utérus unicorne présente souvent de grandes difficultés, et c'est la plupart du temps à l'autopsie que l'anomalie est constatée. On pourra arriver à une probabilité si, au moyen du toucher et du palper combiné, on trouve l'utérus dévié latéralement et présentant son point le plus étroit à la partie supérieure.

---

[1] Moldenhauer, *Arch. f. Gyn.*, t. VII, p. 175.

La distinction d'avec la grossesse tubaire est presque impossible pendant la vie.

Dans la grossesse tubaire, cependant, la rupture a lieu à une époque plus rapprochée du début que dans les cas d'utérus unicorne. Quelquefois, même sur la table d'autopsie, on a de la peine à faire le diagnostic différentiel.

L'insertion du ligament rond doit servir de point de repaire. Dans l'utérus double, il se trouve en dehors du sac fœtal. Dans la grossesse tubaire, il est situé entre l'œuf et l'utérus.

2° Anomalies développées entre le quatrième ou le cinquième mois et la naissance.

(a). *Utérus fœtal.*

On appelle utérus fœtal, celui qui, chez la femme adulte, a conservé les caractères qu'il présente chez l'enfant nouveau-né. Au lieu de revêtir sa forme conoïde, il est resté cylindrique. Le col en constitue la presque totalité, la cavité du corps étant encore rudimentaire. Les parois du corps sont plus minces que celles du col, et la longueur totale de l'organe oscille dans les environs de quatre centimètres. Le museau de tanche fait à peine saillie dans le vagin, l'orifice externe a des dimensions très minimes. Les ovaires peuvent être rudimentaires, ou normaux et fonctionner activement[1].

Le vagin est court et étroit, ou a atteint des proportions normales.

Dans un cas dont nous avons fait l'examen histologique, les glandes du col étaient moins développées que chez l'adulte, quoique la femme eût trente-huit ans. La muqueuse du corps était représentée par une seule rangée de

----

[1] Siredey et Sinéty, *Ann. de Gynéc.*, 1877, t, II, p. 25.

cellules avec quelques enfoncements, disposition que nous avons déjà décrite[1]. Nulle part on ne rencontrait, dans le corps utérin, la série de glandes en tubes qu'on observe à cet âge.

Symptômes. — Les femmes chez lesquelles on rencontre un utérus infantile présentent souvent des apparences normales. D'autres ont le bassin, les mamelles, peu développés.

Ce qui attire surtout l'attention des malades et du médecin, c'est l'absence d'écoulement de sang.

Le molimen menstruel peut subsister, avec son cortège périodique de douleurs lombaires, de migraine, même de leucorrhée.

Diagnostic. — Outre les signes fonctionnels, le palper, le toucher et surtout le cathétérisme, viendront nous renseigner sur les faibles dimensions de l'organe utérin.

Dans une observation, à laquelle nous avons déjà fait allusion[2], l'utérus fœtal se compliquait de périmétrite et de métrite, si bien que l'épaisseur des parois auraient pu induire en erreur et faire croire à un organe normal, si le cathétérisme ne nous avait pas montré que la cavité utérine n'avait que quatre centimètres de profondeur.

Pronostic. — La stérilité est la conséquence nécessaire de cet arrêt de développement.

Traitement. —Tous les moyens curatifs seront forcément employés en vain. Il importe, cependant, de faire un diagnostic, ne serait-ce que pour éviter aux malades les ennuis d'un traitement inutile. Les douleurs périodiques, si elles sont vives, feront conseiller l'usage des préparations narcotiques.

---

[1] Voyez page 243.
[2] Siredey et de Sinéty, *loc. cit.*, p. 27.

(b). *Hypertrophie congénitale de l'utérus*[1].

L'utérus peut acquérir, pendant la vie fœtale, des dimensions très supérieures à celles de l'état normal à cet âge. Dans ces cas, l'utérus du nouveau-né, au lieu d'être presque uniquement constitué par le col, et de présenter une forme cylindrique, a l'aspect, en plus petit, de l'organe adulte. Le corps utérin prend également le rôle prédominant qu'il n'atteint, d'ordinaire, qu'à l'époque de la puberté.

Ces faits anatomiques paraissent être en rapport avec certaines menstruations précoces, dont nous nous occuperons à propos de cette fonction.

B. ARRÊTS DE DÉVELOPPEMENT QUI ATTEIGNENT L'UTÉRUS APRÈS LA NAISSANCE.

(a). *Utérus infantile.*

Ce que nous avons dit de l'utérus fœtal nous dispense de nous étendre longuement sur ce qui concerne l'utérus infantile. Il existe cependant entre les deux quelques légères différences. Ainsi l'arbre de vie, qui, dans l'utérus fœtal, remonte jusqu'à l'extrémité supérieure de la cavité, cesse plus bas dans l'utérus infantile. Il est impossible, cliniquement, de distinguer l'une de l'autre les formes fœtale et infantile. Nous renvoyons donc à ce que nous avons dit de la première variété, pour ce qui concerne la symptomatologie et le diagnostic de la seconde.

(b). *Utérus pubescent.*

On a désigné sous le nom d'*utérus pubescent* (Puech), une variété d'arrêt de développement appelé, par d'autres auteurs, développement incomplet.

[1] Voyez Klob, *loc. cit.*, p. 15, et Léopold, *Arch. f. Gyn.*, t. V, p. 162.

Anatomie pathologique. — L'utérus pubescent est resté
dans un état intermédiaire entre l'utérus infantile et celui
de la jeune fille vierge, au début de la période d'activité
sexuelle. C'est un organe qui persiste chez l'adulte avec les
caractères qu'il présente à l'époque qui précède la puberté.
On n'observe plus ici la prédominance du col sur le corps;
les deux régions se partageant l'utérus à peu près à parties
égales. La cavité mesure un centimètre environ de moins
que celle d'un organe vierge après les premières règles
(quatre à quatre et demi au lieu de cinq à cinq et demi).
L'utérus pubescent a, du reste, la forme et l'aspect général
de l'utérus vierge, dont il différerait, d'après Puech[1], par
son poids très inférieur. La moyenne n'atteignant guère que
27 grammes, tandis qu'elle est chez l'adulte, à l'état normal, de 45 grammes environ[2].

L'état du vagin, des ovaires et des mamelles est variable
dans ces conditions.

Symptômes. — Chez les femmes à utérus pubescent, on
observe toujours certains troubles dans les fonctions génitales. La menstruation fait complètement défaut, ou bien
elle est faible, insuffisante, irrégulière. La stérilité est un
fait presque constant dans les cas de ce genre.

Si on pratique le toucher, on s'assure que le vagin est
diminué de longueur ou de largeur. D'autres fois il a conservé ses dimensions normales.

Tantôt ayant à peine le volume d'un pois, tantôt représenté par un petit cône mince et pointu, le museau de
tanche ne fait dans le vagin qu'une saillie presque inap-
préciable. L'orifice externe est souvent rétréci, au point de
ne pas permettre l'introduction de l'hystéromètre. On peut

[1] *Ann. de Gyn.*, 1874.
[2] Voyez page 227.

alors, au moyen d'un stylet flexible, s'assurer du peu d'étendue de la cavité utérine.

Diagnostic. — La constatation des caractères que nous venons d'énumérer sera réalisée au moyen du toucher vaginal et rectal, associé au palper abdominal et suivi du cathétérisme.

C'est généralement l'absence des règles à l'âge où on les voit ordinairement se produire, qui attire surtout l'attention. Il s'agit de savoir, toutes les fois qu'on est en présence d'un cas d'aménorrhée, si celle-ci est due à une cause anatomique ou physiologique, c'est-à-dire à un vice de conformation ou à un état général de l'organisme.

Si la femme n'a que 16 ou 17 ans, on peut attendre et surveiller la marche des phénomènes.

Si elle a dépassé 20 ans, il est extrêmement probable que l'aménorrhée est due à une cause anatomique, qu'un examen complet pourra seul permettre de préciser.

Pronostic. — Les auteurs ne sont pas d'accord relativement au pronostic de l'utérus pubescent, les uns le considérant comme incurable et entraînant fatalement la stérilité (Scanzoni), d'autres, au contraire, admettant la possibilité d'une guérison et d'une fécondation (Puech).

Étiologie. — La cause de l'utérus pubescent nous est aussi inconnue que celle de tous les arrêts de développement qui frappent cet organe.

On a dit que cette forme se rencontrait surtout chez des femmes débiles, scrofuleuses, rachitiques, atteintes de chlorose au moment de la puberté. Cette étiologie ne résiste pas aux faits observés chez des femmes robustes et très bien constituées sous tous les autres rapports.

Traitement. — Il sera d'abord indiqué, dans la majorité des cas, de fortifier la constitution des jeunes filles par une bonne hygiène, l'exercice, la gymnastique, jointe à une nourriture substantielle. L'usage du fer et du quinquina trouvera sa place dans les cas où la chlorose interviendrait.

Quand la malade a atteint l'âge de 20 ans environ, on peut chercher à agir sur l'organe utérin lui-même, en essayant de l'électricité, d'application de ventouses sèches sur le col.

Les excitations portées directement sur la muqueuse utérine doivent être également tentées.

Le cathétérisme souvent répété, ou l'introduction du petit pessaire intra-utérin de Simpson, rempliront cette indication.

Il faut se méfier, chez les femmes atteintes d'arrêt de développement de l'utérus, de l'usage interne de la plupart des médicaments dits emménagogues.

Rétrécissements du canal cervical.

Nous décrirons sous le nom de rétrécissement du col de l'utérus, divers états anatomiques appelés par d'autres auteurs, dysménorrhée mécanique[1], ou sténose du col[2].

Anatomie pathologique. — Le rétrécissements peut siéger sur divers points de la cavité cervicale.

Dans la forme congénitale il porte sur toute sa longueur. Le museau de tanche est conique, pointu, présente une consistance presque cartilagineuse. Plus rarement il est gonflé et comme œdémateux.

L'orifice externe est petit, souvent à peine reconnaissable à une gouttelette de mucus qui s'en échappe. Quelquefois cet orifice est caché par la lèvre antérieure plus saillante que la postérieure.

Le rétrécissement s'observe isolément à l'un des orifices interne ou externe, ou bien aux deux à la fois. Celui de l'orifice externe est de beaucoup le plus fréquent.

[1] Courty, Simpson.
[2] Par la plupart des gynécologistes Allemands.

Si les deux sont atteints, la cavité cervicale est dilatée et le corps de l'utérus est séparé du col par un étranglement circulaire. Si le rétrécissement ne porte que sur l'orifice externe, cet étranglement manque et l'isthme de l'utérus est également dilaté.

Symptômes. — Les conséquences principales du rétrécissement du col utérin sont : 1° une dysménorrhée souvent très douloureuse; 2° la stérilité.

Le sang menstruel ne sort que par intervalle et en petite quantité. La dysménorrhée n'est pas toujours en rapport avec le degré du rétrécissement. On comprend, en effet, que l'intensité des douleurs expulsives doit dépendre de la quantité de sang accumulé et des dimensions de la muqueuse exfoliée en un même espace de temps. Si ces produits se trouvent tout d'un coup en grande abondance, les douleurs seront vives, même avec un orifice peu rétréci. Si, au contraire, le sang et les débris de muqueuse s'éliminent lentement et en petite quantité, ils passeront facilement, même à travers un col plus étroit.

Peu à peu l'irritation résultant de cette congestion prolongée, et de la difficulté qu'éprouve le sang à se faire jour au dehors, peut amener des ménorrhagies ou être le point de départ de la métrite et de la périmétrite.

Diagnostic. — L'introduction de l'hystéromètre permettra de préciser le point où siège le rétrécissement. Si celui-ci est situé sur les deux orifices, il sera nécessaire de dilater l'orifice externe pour arriver jusqu'à l'interne.

La forme du col pourrait faire penser à certaines variétés d'utérus pubescent. Mais sa longueur et la profondeur de la cavité utérine doivent lever tous les doutes.

Pronostic. — Le rétrécissement ne présente pas, par lui-même, de danger pour la vie. Il pourrait, comme nous l'avons vu, être le point de départ de la métrite ou de la périmétrite, qui viendraient alors le compliquer. Cet état anatomique n'en mérite pas moins de fixer notre attention, à cause de la vie pénible imposée aux malades par les crises de dysménorrhée, et de l'obstacle qu'il apporte à la fécondation.

Mais par un traitement approprié on a beaucoup de chances de faire disparaître, en même temps, dysménorrhée et stérilité.

Étiologie. — Le rétrécissement du col est congénital ou acquis. On a proposé de réserver le nom de *rétrécissement* aux cas acquis, et d'appeler *étroitesse* ceux d'origine congénitale (Courty).

Cet état anatomique est susceptible de se produire sous l'influence de causes variées. En première ligne nous placerons les solutions de continuité consécutives à l'accouchement. Viennent ensuite les inflammations, les ulcérations, les cautérisations intempestives ou mal faites. Nous n'avons pas à nous occuper, dans ce chapitre, des rétrécissements résultant des flexions ou de la présence d'un polype.

Traitement. — Le traitement consiste à dilater ou à inciser la cavité cervicale, après s'être assuré de l'intégrité des annexes.

La dilatation peut être lente et graduelle, ou brusque et extemporanée[1]. La dilatation lente se fait au moyen de bougies ou de dilatateurs.

On peut employer des sondes en gomme ou de petites tiges métalliques de diamètre variable, laissées à demeure pendant deux ou trois heures. Si l'utérus est peu irritable, on remplace chaque jour une tige par une autre d'un diamètre supérieur, d'après le même principe que pour les rétrécissements de l'urèthre chez l'homme.

---

[1] Voyez Ellinger, *Sur la dilatation extemporanée.* (*Arch. f. Gyn.*, 1874, t. V, p. 208.)

Ou bien on dilatera au moyen de l'éponge ou de la laminaria, en suivant les préceptes que nous avons indiqués[1].

Souvent il faut faire précéder cette opération de l'incision de l'orifice externe, trop rétréci pour laisser pénétrer le corps dilatateur. Il est prudent, dans ce cas, d'attendre la cicatrisation de la petite plaie avant de faire la dilatation, au moins si on a recours à la méthode lente. Le débridement de l'orifice externe ne présente pas de gravité en général. Il consiste en deux incisions latérales qu'on pratique soit avec des ciseaux coudés (fig. 63), soit avec un bistouri boutonné. Une lancette portée par des pinces à pansement serait même suffisante.

La dilatation brusque se fait au moyen de divers instruments, parmi lesquels le modèle de Sims présente certains avantages[2].

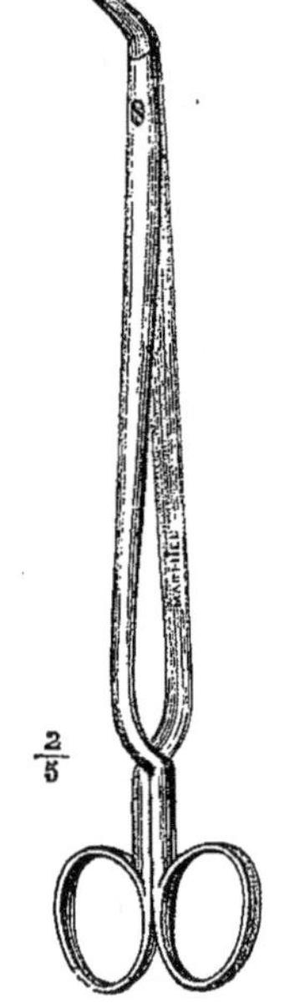

Fig. 63. — Ciseaux coudés pour inciser le col de l'utérus.

L'incision de l'orifice interne est une opération plus sérieuse que celle de l'orifice externe, surtout à cause des hémorrhagies qui sont à craindre. Quelques gynécologistes vont jusqu'à repousser cette opération d'une façon absolue.

Différents hystérotomes, à une ou plusieurs lames, sont employés pour l'incision de l'orifice interne.

Ce mode de traitement ne doit pas être appliqué banalement, et on n'y aura recours que chez les malades où il sera jugé absolument nécessaire. Un certain nombre de cas

[1] Voyez page 19.
[2] Voyez figure 16.

de mort ont été observés consécutivement à cette intervention. Quelle que soit l'opération adoptée, il faut choisir de préférence, pour la pratiquer, une époque éloignée des règles.

Le plus souvent la simple dilatation au moyen de la laminaria, précédée ou non de l'incision de l'orifice externe, suffit pour amener un résultat satisfaisant.

Si le col est conique et très allongé, il peut y avoir lieu d'en amputer une portion. Des ciseaux, un bistouri, l'écraseur serviront à cet usage.

L'écraseur demande à être manié avec de grandes précautions. Il existe dans la science plusieurs exemples de pénétrations dans le péritoine, causées par la difficulté qu'on éprouve à limiter le point où s'exerce l'action de l'instrument. Le galvonocautère présente des avantages pour l'amputation du col. Mais son emploi n'est pas compatible avec la pratique de Sims, qui conseille de recouvrir la surface de la plaie d'amputation avec des lambeaux de la muqueuse, reliés par quelques points de suture métallique, sauf à la partie centrale, pour ménager l'orifice cervical.

Pendant un temps assez long après l'opération, les malades exigeront une surveillance active afin de s'opposer par la dilatation aux rétrécissements consécutifs.

De la rétention du flux menstruel (hématomètre, hydromètre [1]).

Après avoir étudié les divers vices de conformation qui peuvent amener l'atrésie [2] partielle ou totale d'un point quelconque des voies génitales, nous devons réunir

---

[1] Nous avons déjà signalé quelques-uns des symptômes de l'hématomètre à propos de l'atrésie du vagin, p. 148.

[2] Atrésie de α privatif, et τρῆσις, trou.

et grouper dans un même chapitre les accidents qui en résultent. Ceux-ci dépendent principalement de la rétention des liquides sécrétés ou transsudés, sang, mucus, pus.

Anatomie pathologique. — L'obstacle à la sortie des liquides porte sur trois points principaux : l'hymen, le vagin et l'utérus.

On peut rencontrer plusieurs oblitérations ou cloisons superposées.

La largeur de l'orifice de l'hymen est très variable d'un sujet à l'autre. Ordinairement il laisse pénétrer le bout du doigt, et peut être assez large et assez élastique pour permettre les rapprochements sexuels sans déchirure de la membrane. Rarement l'ouverture hyméniale est très étroite. On en a vu, cependant, qui donnaient à peine passage à une sonde. Dans quelques cas l'hymen est imperforé. Il devient alors épais, rigide, acquérant une consistance semi-cartilagineuse. Son mode de développement n'est pas encore parfaitement connu[1], et les observations d'hymens doubles superposés sont bien difficiles à interpréter, avec les théories généralement admises aujourd'hui sur ce point d'embryologie.

Il est souvent difficile de savoir si l'on a affaire à une atrésie de l'hymen, ou de la partie inférieure du vagin. Dans le second cas, il existe au-dessous de la membrane oblitérante un bourrelet circulaire qui en est séparé par un sillon plus ou moins profond ; ce qui ne s'observe pas dans le premier.

L'oblitération congénitale de l'utérus est beaucoup plus rare que celle qui se produit pendant la vie extra-utérine. Celle-ci se rencontre le plus souvent à l'orifice externe, et résulte, soit de la formation de tissu fibreux cicatriciel,

---

[1] Voyez *Centralblatt f. Gyn.*, 1878, p. 503.

soit d'adhérences établies entre la muqueuse du vagin et du col utérin. L'atrésie de la cavité cervicale est très fréquente dans la vieillesse. Elle existe chez plus d'un quart des femmes ayant dépassé l'âge de cinquante ans (Hennig).

Une flexion compliquée de la présence d'un polype ou l'existence d'un polype sans flexion peuvent obstruer l'orifice utérin et donner lieu à l'hématomètre.

Si c'est à l'hymen que siège l'obstacle, la tumeur se forme surtout aux dépens du vagin. L'utérus est situé à la partie supérieure et ne participe qu'à la longue à la dilatation.

Si le segment inférieur du vagin manque ou est oblitéré, c'est au-dessus de ce point que se produit la dilatation. L'orifice externe est élargi, mais l'isthme résiste souvent très-longtemps, et la cavité utérine est peu distendue, au moins dans la période rapprochée du début.

Quand l'orifice externe est la cause de la rétention, tout l'utérus est dilaté, formant une tumeur globuleuse à parois épaisses, sur laquelle on ne peut plus constater l'existence du col.

S'il s'agit de l'orifice interne, le col reste à peu près normal, et ce n'est qu'à partir de l'isthme que la masse arrondie se développe. Plus l'obstacle siège haut, plus les trompes participent à la distention. Cette dilatation tubaire est rare et tardive, dans les cas d'atrésie de l'hymen. La tumeur des trompes ne paraît pas résulter, le plus souvent, du reflux du sang, mais bien de l'accumulation des liquides transsudés à la surface de leurs parois.

On a vu une énorme distention des trompes coïncider avec un orifice tubo-utérin très étroit ou même oblitéré[1].

____

[1] Voyez Gosselin, *Gaz. des hôpit.*, 1867, p. 226.

L'issue dans la cavité péritonéale, du sang contenu dans la trompe, peut se produire peu à peu et lentement, ou être la conséquence d'une rupture. Dans les deux cas, il en résulte une hématocèle.

La déchirure des trompes, plus rarement celle de l'utérus, ont lieu de deux façons différentes. Ou bien sous l'influence de l'excès de tension, les parois finissent par céder. Ou bien à la suite d'une ponction, le retrait trop brusque de la tumeur amène sur les adhérences des tiraillements suffisants pour entraîner une solution de continuité.

Les caractères du liquide varient selon la durée de la maladie. Le plus souvent roussâtre ou couleur chocolat, il se compose d'autres fois de caillots nageants dans du sérum.

La quantité de ce liquide peut atteindre jusqu'à 3 et 4 litres.

Chez les vieilles femmes, l'oblitération du museau de tanche amène une accumulation de sérosité, plus ou moins mélangée de pus. Des cas du même genre ont été observés chez le nouveau-né[1]. On a rencontré un liquide purulent, surtout dans les cas d'atrésie, se produisant à une époque rapprochée de l'accouchement.

Certains auteurs ont avancé que dans les hématomètres d'ancienne date, la quantité de sang était moindre que dans celles développées depuis peu. Cette différence pourrait s'expliquer de deux façons. Ou parce que les adhérences faciliteraient l'absorption des liquides. Ou parce que l'obstacle apporté à leur écoulement en diminuerait la production. Peut-être chacune de ces deux causes y entre-t-elle pour une certaine part.

Symptômes. — C'est ordinairement vers l'âge de la pu-

---

[1] Hergott, thèse d'agrégation, 1878, p. 225.

berté que l'atrésie des voies génitales donne lieu à des accidents. C'est à titre d'exception qu'on en voit se produire chez des enfants, par accumulation de mucus ou de muco-pus au-dessus du point oblitéré.

Au moment où le développement de tous les organes annonce l'apparition des premières règles, les jeunes filles éprouvent les diverses sensations du molimen menstruel, sans écoulement de sang. Au début, les malades accusent un sentiment de gêne, de pesanteur dans le bassin. Les douleurs perçues dans la région lombaire s'irradient vers le pubis, le périnée, la partie supérieure des cuisses. Après une courte durée, ces symptômes disparaissent, et tout rentre dans l'ordre pendant 28 ou 30 jours.

Vers cette date, une nouvelle crise se manifeste, pour cesser de nouveau et se reproduire ainsi périodiquement un certain nombre de fois. Les manifestations douloureuses augmentent d'intensité à chaque nouvelle époque, et se compliquent de difficultés dans la miction et la défécation. On observe alors sur la ligne médiane de la région hypogastrique une tumeur rénitente. Celle-ci, peu sensible à la pression, arrive quelquefois, par ses progrès lents et successifs, à dépasser le niveau de l'ombilic, comme l'utérus au terme de la grossesse.

Outre la tumeur médiane, il en existe souvent deux autres situées latéralement et formées par les trompes distendues.

Si l'hymen est imperforé, on voit, entre les grandes lèvres, une saillie arrondie, rosée, du volume d'un marron ou d'un œuf de poule.

Le refoulement des parois abdominales produit une fluctuation obscure. On a pu constater des contractions de l'utérus, dont chacune augmentait la saillie de la tumeur à la vulve.

Dans l'atrésie de la région moyenne ou supérieure du vagin, on ne trouve pas de membrane tendue et visible au dehors. Il faut alors introduire deux doigts, l'un dans le vagin et l'autre dans le rectum, pour se rendre compte des rapports. Si la cavité vaginale manque, on associera le toucher rectal à l'introduction d'une sonde dans la vessie. Si le col utérin est seul en cause, le doigt chemine librement dans le conduit vaginal et rencontre, au-dessus du museau de tanche ayant subi des modifications variables selon les cas, une tumeur globuleuse.

A la longue les troubles digestifs se montrent à leur tour, donnant lieu à des vomissements. Les douleurs, localisées d'abord aux époques menstruelles, se prolongent de plus en plus jusqu'à devenir continues. Elles sont quelquefois très violentes, et les femmes ayant eu des enfants, c'est-à-dire dans certaines atrésies acquises, les comparent aux douleurs de l'accouchement. Enfin les malades épuisées par la fièvre hectique finissent par succomber.

La rupture de l'obstacle, ou d'un point quelconque des organes distendus, peut amener la guérison aussi bien que la mort subite.

La déchirure de la membrane oblitérante se produit à la suite d'un effort ou par une destruction gangréneuse. Si la solution de continuité a lieu sur l'utérus ou les trompes et que le sang pénètre dans le péritoine, la mort, sans être constante, en est néanmoins la conséquence la plus ordinaire.

Une terminaison heureuse peut être amenée par l'enkystement des produits épanchés et plus tard par leur élimination au moyen d'une fistule rectale. On a vu, après l'établissement d'adhérences épaisses, l'utérus s'ouvrir dans l'estomac, dans la vessie, et l'écoulement menstruel se faire jour par l'urèthre.

La rupture a lieu à des époques variables, 13, 15 mois, ou plusieurs années après le début des premiers symptômes. La péritonite se produit, chez certaines malades, en l'absence de toute solution de continuité.

Toutes les fois que l'hématomètre se complique de péritonite ou d'hématocèle, on voit s'ajouter aux symptômes déjà existants ceux qui sont propres à ces dernières affections, vomissements, ballonnement de l'abdomen, soif vive, facies abdominal, prostration des forces.

La rétention de liquides autres que du sang (hydromètre), chez les vieilles femmes, donne lieu à quelques coliques utérines.

Celles-ci ne sont pas comparables aux violentes douleurs dysménorrhéiques de l'hématomètre.

Les symptômes résultant de l'atrésie des organes génitaux disparaissent le plus souvent au moment de la ménopause. La cessation de toute manifestation menstruelle se montre, chez ces malades, beaucoup plus tôt qu'à l'état normal. C'est surtout à ce moment qu'un hématomètre peut se transformer en hydromètre.

Diagnostic. — Quand après avoir détruit l'obstacle qui semblait s'opposer à l'écoulement des liquides on ne rencontre pas de sang ou de mucus, il faut chercher au-dessus une autre cause d'obstruction. Car nous avons vu que dans les atrésies compliquées, il existe plusieurs diaphragmes superposés.

On ne confondra pas l'hématomètre avec l'hématocèle. Dans cette dernière affection, la tumeur est indépendante de l'utérus, tandis que dans la première, cet organe participe plus ou moins complétement à sa formation. Les deux lésions peuvent se trouver réunies, si l'épanchement intra-péritonéal est consécutif à la distension des trompes.

Des douleurs revenant régulièrement à époque fixe, pour

diminuer ou disparaître dans l'intervalle de deux crises, ont un caractère presque pathognomonique. Si, en même temps, on observe une tuméfaction de l'abdomen dont l'augmentation de volume coïncide avec les crises douloureuses, on pensera avant tout à une rétention du flux menstruel.

Le diagnostic de l'hématomètre et de la grossesse au début présente, dans certains cas, des difficultés. La persistance de l'hymen ne donne pas d'indication précise, les cas de grossesse coexistant avec un hymen intact n'étant pas très rares. Le dire des malades, souvent intéressées à cacher la vérité, n'a pas non plus une grande importance à cet égard. Les douleurs dysménorrhéiques de la rétention ne ressemblent guère aux légers troubles de la sensibilité qui accompagnent souvent la gestation. Les vomissements, le gonflement des seins, s'observent dans les deux cas. Si l'oblitération siège à l'orifice inférieur du vagin, la tumeur rouge, violacée, rénitente, qu'on rencontre à la vulve, sera facile à reconnaître. Si l'obstacle est situé plus haut, sur le col utérin par exemple, les difficultés augmentent. L'utérus distendu par du sang est sphérique; sa consistance diffère de celle de l'organe gravide. La tuméfaction produite par l'atrésie de l'orifice externe pourrait être confondue avec un corps fibreux. Mais les symptômes, la marche des accidents causés par les corps fibreux, n'ont pas la même physionomie. Dans le cas de corps fibreux, l'hystéromètre pénètre toujours à une profondeur plus ou moins grande, contrairement à ce qui arrive dans l'atrésie du col.

La nature du liquide contenu dans la tumeur sera en rapport avec l'âge des malades. On a vu cependant chez des femmes de 18 à 25 ans, la ponction ne donner lieu qu'à l'issue de mucus, ou de sérosité plus ou moins purulente. Et d'un autre côté, chez des sujets de plus de 60 ans, on peut rencontrer une accumulation de sang dans l'utérus.

Ces cas d'hématomètre, chez des vieilles femmes, sont le plus souvent en rapport avec l'existence d'un polype· ou d'une métrite interne chronique.

Pronostic. — Le pronostic dépend du point où siège l'obstacle et du degré de développement de la tumeur. Si c'est l'hymen qui est en cause, et que l'on opère avant que la tuméfaction soit considérable, les malades guérissent le plus souvent[1].

Les tumeurs atteignant ou dépassant la région ombilicale entraînent avec elles un pronostic grave. Soit qu'on s'abstienne, soit qu'on intervienne, comme l'a fait observer M. Gosselin[2].

Dans les atrésies siégeant à la partie supérieure du vagin, outre les dangers de l'hématomètre, on a à redouter ceux de l'opération grave et laborieuse sur laquelle nous nous sommes suffisamment étendus à propos des vices de conformation de ce conduit[3].

Dans les oblitérations du col, les tentatives opératoires sont si souvent suivies de mort, que quelques chirurgiens ont érigé l'abstention en principe.

La péritonite due à un épanchement sanguin est infiniment moins grave que celle qui se développe sous d'autres influences, à moins que la quantité de sang ne soit très-abondante.

Il faut aussi établir une différence, au point de vue de la gravité, entre les atrésies congénitales et acquises. Les dernières donnent lieu à des accidents plus sérieux et à marche plus rapide. Nous n'avons pas besoin d'insister sur l'impor-

---

[1] D'après la statistique de Puech, toutes les opérations pratiquées dans le courant de la première année après le début des accidents ont été suivies de succès. La mort n'est survenue que dans des cas de plus ancienne date.

[2] Gosselin, *Gaz. des Hôpit.*, *loc. cit.*, et *Clinique chirurgicale de la Charité*, t. II, p. 451.

[3] Voyez page 153.

tance de l'atrésie des voies génitales relativement à la fonction de reproduction, qu'elle entrave d'une façon absolue.

Le pronostic de l'hydromètre est beaucoup plus bénin que
celui de l'hématomètre.

Souvent les produits accumulés se font jour spontanément, quand on a affaire à la première des deux affections.

Étiologie. — La forme la plus fréquente d'atrésie des
voies génitales est celle qui est due à une imperforation
de l'hymen. La plus rare est celle qui résulte d'une oblitération du col utérin.

L'obstacle à l'écoulement des règles peut être congénital
ou acquis. Cette seconde catégorie est consécutive le plus
souvent à l'accouchement, à la gangrène, à des ulcérations
ou à des cautérisations. La blennorrhagie et la syphilis ne
sont guère cause d'oblitération, et il est probable que des
cas cités comme d'origine syphilitique étaient plutôt dus à
des cautérisations [1].

Un degré considérable d'étroitesse du col, sans atrésie
complète, peut donner lieu à tous les accidents de l'hématomètre (Bernutz).

Traitement. — C'est en général, comme nous l'avons vu,
à l'époque de l'établissement des règles, que se manifestent
les premiers troubles consécutifs à l'oblitération du conduit
vulvo-utérin. Si, par une circonstance exceptionnelle, on
venait à constater un vice de conformation de ce genre chez
un enfant, il serait préférable de ne pas opérer avant la
puberté. Beaucoup de femmes atteintes d'un tel arrêt de
développement ne voient jamais apparaître les phénomènes
de la menstruation. Il serait donc inutile de les exposer
aux chances d'une opération dont le besoin ne se ferait
jamais sentir.

[1] Bernutz et Goupil, *loc. cit.*, t. I, p. 88.

Dans les cas d'oblitération acquise, l'âge de la malade doit entrer pour une grande part dans la décision à prendre. Nous savons, en effet, que, le plus souvent, la ménopause fait disparaître tous les accidents, et s'établit de meilleure heure chez les femmes atteintes d'atrésie.

Dans les cas d'oblitération congénitale, il faut agir dès que la tuméfaction est appréciable, et avant qu'elle n'ait pris un trop grand développement. On opérera de préférence pendant l'espace intermenstruel.

Si l'obstacle siège à l'hymen, on peut pratiquer une incision cruciale, ou exciser un lambeau du tissu saisi avec des pinces. Dans les cas de tumeur volumineuse, ayant atteint par exemple les dimensions d'une tête de fœtus, il est préférable de pratiquer une piqûre au lieu d'une large ouverture, pour que le sang, ne s'écoulant que goutte à goutte, ne donne pas lieu au retrait brusque des parois.

L'abdomen sera maintenu par un bandage. On a conseillé, en outre, d'administrer, avant l'opération, une dose d'ergot de seigle.

Si la membrane oblitérante occupe la partie inférieure du vagin, le traitement est encore facile, et l'incision ou la ponction suffiront. Il n'en est plus de même si le vagin manque en totalité ou en partie.

Il faut alors recourir à une opération longue et difficile, ayant de grands rapports avec le procédé opératoire que nous avons décrit à propos des vices de conformation de ce canal. Pour cela, la malade sera placée dans la position de la taille. Une sonde introduite dans la vessie et confiée à un aide, et l'index de la main gauche dans le rectum, permettront au chirurgien de se guider et d'éviter la blessure de l'un ou l'autre des deux organes. Après avoir incisé la peau transversalement, à égale distance des deux orifices, on doit chercher à arriver peu à peu jusqu'à la tumeur, plutôt à l'aide des doigts qu'avec le bistouri, en déchirant et décollant les tissus. Le second temps consiste à ponctionner la poche avec un trocart, en ayant soin de ne pas comprimer l'abdomen. Il est nécessaire ensuite de dilater l'orifice pendant un certain temps, pour s'opposer au rétrécissement consécutif.

Si le col utérin lui-même est oblitéré, on ponctionnera la tumeur avec un trocart. Dans les cas d'atrésie de l'orifice interne, le museau de tanche guidera l'opérateur. Si c'est l'orifice externe qui est fermé, on déterminera aussi exactement que possible la situation de la vessie et du rectum, par rapport à l'endroit que l'on choisira pour introduire la pointe de l'instrument. La ponction par le rectum doit être réservé pour des cas d'absence du vagin où ce serait la seule ressource.

Après l'opération, les malades garderont le repos absolu. Elles seront soumises, en outre, à la diète pendant vingt-quatre ou quarante-huit heures, en se contentant d'administrer des boissons glacées, en petite quantité à la fois.

Il sera utile de continuer les précautions jusqu'après la prochaine époque menstruelle.

Dans l'hydromètre, la ponction suffira. On peut même, dans bien des cas, au moyen d'une simple sonde, franchir l'obstacle qui s'opposait à l'issue des liquides.

De l'hématomètre unilatérale[1].

Nous avons vu que l'utérus et le vagin pouvaient, l'un et l'autre, présenter une disposition double. Avec cette anomalie coexiste quelquefois une oblitération des deux cornes utérines ou utéro-vaginales, ce qui amène une hématomètre

---

[1] Désignée par Puech sous le nom d'*atrésie complexe*. Voyez Puech, *Atrésie des voies génitales de la femme*, 1864, et *Annales de Gynécologie*, 1874 et 1875.

double. Beaucoup plus souvent l'atrésie ne porte que sur une des moitiés et donne lieu à l'*hématomètre unilatérale*.

Anatomie pathologique. — La disposition et le siège de la partie oblitérée offrent de grandes variétés dans cette forme d'hématomètre. Ou bien les deux tubes de Müller se sont complètement développés dans toute leur étendue, sans se fusionner, et il existe un hymen imperforé à l'extrémité de l'un seulement. Ou les deux canaux ont également acquis leur développement, mais un seul s'est ouvert dans le sinus urogénital.

Un des tubes de Müller a été frappé d'arrêt dans sa partie inférieure, et il n'existe qu'une cavité vaginale supérieure. Le vagin peut aussi être unique, et l'utérus double mais oblitéré à l'un de ses orifices inférieurs.

On a vu enfin un utérus bicorne, dont une moitié restée rudimentaire était creusée d'une cavité close à ses deux extrémités, vaginale et péritoniale. On a même trouvé une atrésie double superposée, siégeant sur l'utérus et le vagin (Otto).

Le liquide contenu dans la tumeur est, le plus souvent, couleur chocolat ou rougeâtre, comme dans l'hématomètre ordinaire. Il peut également être constitué par du mucus ou du pus.

Symptômes. — Quoique ce soit généralement au moment de la puberté que se développent les premiers accidents dans l'hématomètre unilatérale, on voit quelquefois les symptômes de l'affection ne se montrer qu'un temps plus ou moins long après la première menstruation, quand une certaine quantité de sang s'est déjà accumulée peu à peu au-dessus de l'obstacle.

L'apparition des douleurs coïncide avec une période cataméniale, mais pas aussi constamment que pour l'hématomètre ordinaire, et les phénomènes douloureux commencent dans certains cas, pendant l'espace intermenstruel. Quel qu'ait été leur mode d'apparition initiale, ces crises une fois produites se répètent régulièrement à époque fixe. Elles ont les mêmes caractères que celles de l'hématomètre ordinaire, s'accompagnant également de ténesme vésical et rectal.

L'état de la menstruation est des plus variables. Le plus souvent normale, l'hémorrhagie cataméniale peut faire défaut pendant assez longtemps, ou donner lieu à des ménorrhagies.

En combinant le palper au toucher, on constate l'existence d'une tumeur presque toujours indolente, de consistance tantôt dure et élastique et tantôt fluctuante. Quelquefois cylindrique, elle rappelle par sa courbure la forme d'un fer à cheval. La tuméfaction s'observe surtout sur les parties latérales, quoiqu'elle puisse devenir médiane, sous l'influence d'un mouvement de torsion du vagin. Facile à limiter, du côté des parois abdominales, elle se confond en arrière avec l'utérus, dont une partie rétrécie la sépare.

Les caractères de la tumeur diffèrent selon les conditions de son développement. Quel que soit le siège de l'obstacle, les pressions opérées sur l'hypogastre seront perçues par le doigt introduit dans le vagin, et, réciproquement, le refoulement imprimé à la tumeur vaginale sera senti par la main appliquée sur l'abdomen.

L'issue spontanée des liquides à l'extérieur s'observe plus souvent dans l'hématomètre unilatérale que dans les formes communes. Elle résulte de la rupture de l'obstacle, ou de la perforation de la cloison qui sépare les deux utérus ou les deux vagins. Le sang peut également s'épancher dans le péritoine, soit peu à peu, soit par une déchirure de la poche hématique. La péritonite est la conséquence de cet accident, comme elle se développe aussi en l'absence de toute solution de continuité.

La conception peut se produire dans la corne libre, quoique la compression exercée par la tumeur doive la rendre plus difficile. La grossesse a été observée dans une corne imperforée à sa partie inférieure. Nous chercherons à expliquer par quel mécanisme, quand nous parlerons des grossesses extra-utérines, avec lesquelles on a quelquefois confondu, à tort, l'hématomètre unilatérale suivie de conception.

Diagnostic. — L'écoulement régulier du flux menstruel par la corne restée perméable a pu donner le change et faire prendre l'hématomètre unilatérale pour une simple dysménorrhée. Un examen attentif ne permettra pas de commettre cette erreur, surtout si le dédoublement des organes génitaux est nettement dessiné. Une tumeur cylindrique élastique, ou presque fluctuante, le plus souvent située latéralement, ne ressemble guère à d'autres productions. La nature du liquide obtenu par une ponction exploratrice peut donner des indications utiles. Le cathétérisme de la vessie éloignera immédiatement la possibilité d'une cystocèle.

Les kystes du vagin ou de la glande vulvo-vaginale n'atteignent pas des dimensions comparables à celles de la tumeur due à l'hématomètre et ne remontent pas jusque dans la cavité pelvienne.

Le thrombus a des caractères également différents, et ne se développe guère en dehors de la grossesse ou de l'accouchement.

Un kyste de l'ovaire, fixé par des adhérences, pourrait présenter quelques signes communs, mais la forme du kyste est moins cylindrique que celle produite par la rétention des liquides dans une corne imperforée. En outre, le mode de développement par poussées successives, se répétant régulièrement chaque mois, et la nature des douleurs ne rappellent en rien la marche des kystes ovariques.

L'hématocèle se distingue de l'hématomètre par le siège et la forme de la tuméfaction. Nous avons cependant vu que, dans quelques cas, la tumeur résultant de la seconde affection est également située sur la ligne médiane. Mais leur marche est essentiellement différente. L'une se montre pendant toute la période d'activité sexuelle, l'autre est presque l'apanage exclusif des premières années qui suivent la puberté. L'une se produit tout d'un coup, et l'augmentation de volume, rapidement arrivée à son maximum, diminue ensuite peu à peu, tandis que l'autre augmente lentement et progressivement.

Le diagnostic de l'hématomètre unilatérale présente de plus grandes difficultés s'il y a absence du vagin d'un côté, avec une corne utérine rudimentaire. C'est dans ces cas qu'un corps relié à l'utérus par un étranglement, une espèce de cordon, pourrait rappeler la disposition de certains fibroïdes pédiculés. La consistance de la tumeur est différente dans les deux cas, et une ponction exploratrice lèverait tous les doutes. L'hématomètre et l'hydromètre, résultant d'une même lésion, ne diffèrent que par la nature du liquide contenu dans la cavité distendue.

Pronostic. — Le pronostic de l'hématomètre unilatérale est moins grave que celui de la forme commune. La santé générale s'altère plus lentement, ce qu'explique la différence qui existe entre ces deux variétés. Dans un cas, les règles s'écoulent par un des orifices, tandis que dans l'autre il y a rétention complète du flux menstruel. La guérison se produit aussi par la déchirure spontanée de la cloison ou de la membrane oblitérante. La fréquence plus grande de cette rupture résulte de l'épaisseur moindre des tissus interposés. Ce mode de terminaison n'est pas toujours favorable et les malades peuvent succomber à des accidents septicémiques. Les causes qui amènent la mort sont les mêmes dans l'hématomètre unilatérale que dans l'hématomètre ordinaire.

Étiologie. — La variété d'affection qui nous occupe n'est pas très-rare. Schrœder en a réuni 43 observations [1]. Sur ce nombre, 34 étudiées cliniquement se divisent ainsi relativement au point où siégeait l'obstacle ; 13 atrésies utérines, 13 vaginales supérieures ou moyennes, 5 de la partie inférieure du vagin, une seulement portait sur l'hymen. Des 5 cas trouvés à l'autopsie, 3 résultaient d'oblitérations de l'utérus, et deux d'oblitérations du vagin. Enfin, sur les 6 observés chez des enfants, il existait une fois une atrésie de l'utérus et du vagin, et du vagin seulement pour les trois autres. Dans 24 observations de Puech, 11 fois la membrane obturatrice siégeait sur l'utérus, et 13 fois sur le vagin.

On voit, par ces chiffres, que le vagin et l'utérus sont beaucoup plus souvent en cause que la membrane hymen [2]. Contrairement aux autres vices de conformation, l'hématomètre unilatérale se rencontre plus souvent à droite qu'à gauche (sur 28 cas relevés par Puech, il y en avait 20 à droite et 8 à gauche).

Les accidents auxquels donne lieu l'absence de communication d'une corne rudimentaire avec l'extérieur peuvent ne se montrer que très-tard. On a cité des malades chez lesquelles plusieurs accouchements avaient eu lieu sans déceler aucune disposition anormale, et ce n'était qu'à la troisième ou quatrième couche, que se produisait une hydromètre considérable dans la cavité oblitérée.

---

[1] Schrœder, *loc. cit.*, p. 55.

[2] Nous avons vu que dans l'hématomètre ordinaire, c'est au contraire l'hymen imperforé qui est la cause la plus fréquente de la rétention du flux menstruel.

Traitement. — Si le vagin est le siége de la tumeur, il sera facile d'inciser ou de ponctionner celle-ci, avec les précautions que nous avons indiquées.

Si c'est l'utérus, le trocart doit être introduit dans le voisinage du col.

Dans les cas d'une corne rudimentaire pédiculée, le choix du mode opératoire est souvent embarrassant. On a conseillé de diviser l'opération en deux temps, séparés l'un de l'autre par une durée de deux mois environ.

La première partie consiste à amener des adhérences au moyen de la potasse caustique, et la seconde à faire une ponction. Des cas de guérison ont été obtenus par ce procédé (Hégar).

Comme on le voit, c'est la méthode de Récamier pour les kystes, appliquée à cette forme d'hématomètre.

Une fois la poche évacuée, quelle que soit l'espèce à laquelle nous ayons affaire, une seconde indication se présente, c'est d'empêcher le rétrécissement secondaire, en maintenant l'orifice dilaté. Quand on pratique la ponction, il est utile d'éviter toute pression sur l'abdomen, contrairement à ce qu'on a coutume de faire quand on vide la vessie ou un épanchement ascitique. Il faut laisser le liquide s'écouler lentement, et si la tumeur est volumineuse il sera prudent de ne pas extraire immédiatement tout le contenu.

HYPERTROPHIES DE L'UTÉRUS [1]

Pour terminer l'histoire des anomalies de l'utérus et des accidents auxquels elles peuvent donner lieu, il nous reste à étudier les cas où l'organe utérin adulte dépasse ses dimensions normales en totalité ou partiellement.

Nous ne reviendrons pas ici sur ce que nous avons déjà dit relativement à l'hypertrophie congénitale de l'utérus. (Voyez page 265.)

HYPERTROPHIE GÉNÉRALE DE L'UTÉRUS.

L'hypertrophie généralisée à toute la paroi de l'organe utérin est un phénomène presque toujours secondaire. Le plus souvent cet état anatomique est la conséquence d'une métrite.

On le rencontre aussi à la suite de la rétention du flux menstruel. Dans l'hématomètre ou rétention complète, la distention de la cavité l'emporte sur l'épaississement des parois. C'est l'inverse dans les cas de rétention incomplète, quand les règles ne s'écoulent que difficilement, mais arrivent cependant à se faire jour. Dans ces circonstances, la cavité se distend moins, et les parois acquièrent une épaisseur plus grande.

Les corps fibreux, les diverses espèces de polypes, sont une cause d'épaississement et d'augmentation de volume de l'utérus. Ces modifications se produisent, dans ces cas, par un mécanisme analogue à celui de la grossesse, véritable hypertrophie physiologique transitoire.

A la suite de l'accouchement, l'organe gestateur peut ne pas revenir à son état normal, l'involution restant incomplète[1]. C'est ce qu'on a appelé les hypertrophies passives, par opposition aux autres formes déjà signalées, qui seraient des hypertrophies actives. Comme nous le verrons plus tard, ce défaut d'involution joue un grand rôle dans l'étiologie de la métrite chronique, dont il est souvent le point de départ.

En dehors de toutes ces causes, la plupart des auteurs admettent une hypertrophie essentielle de l'utérus. Nous ne connaissons pas d'observation probante de ce genre d'affection, et celles qui ont été invoquées dans ce sens seraient

---

[1] Voyez Chenet, *Thèse de doctorat.* Paris, 1877.

susceptibles d'interprétations très variables[1]. La différence
anatomique que l'on a voulu établir, en se basant sur
l'augmentation du tissu musculaire dans l'hypertrophie vraie
et du tissu conjonctif dans la métrite chronique, est loin
d'être démontrée, ainsi que nous le signalerons à propos
de l'anatomie pathologique des inflammations utérines.

En somme, s'il existe une forme primitive et essentielle
d'hypertrophie générale de l'utérus, elle est très rare et fort
mal connue. Aussi ne chercherons-nous à en établir ni la
symptomatologie ni le traitement. Et les auteurs qui ont agi
autrement nous semblent s'être plutôt basés sur des analogies
et des idées théoriques, que sur des faits d'observation.

HYPERTROPHIES PARTIELLES DE L'UTÉRUS.

Ce que nous venons de dire de l'existence problématique
de l'hypertrophie primitive générale de l'utérus est loin de
pouvoir s'appliquer aux hypertrophies partielles. Celles-ci
sont, au contraire, fréquentes. D'abord les corps fibreux
pourraient rentrer dans cette catégorie. Mais cette idée,
admissible au point de vue anatomique, ne le serait plus
relativement à la clinique, et l'histoire de ces néoplasmes,
souvent énucléables, sera mieux placée dans la description
des tumeurs utérines.

Les observations d'hypertrophie partielle du col ne sont
pas de date récente. Il y a déjà plus de deux siècles que
Morgagni décrivait en détail un cas très net de cette affection. Mais ces faits épars, confondus la plupart du temps
avec le prolapsus utérin, étaient restés dans l'ombre et
n'avaient guère attiré l'attention. C'est au mémoire d'Huguier, lu à l'Académie de médecine en 1859 et publié en 1860,
qu'on doit d'avoir mis en lumière la fréquence relative de

----

[1] Voyez l'observation de Tillaux, *Société de chirurgie*, 1868, citée par Courty,
loc. cit., p. 707.

l'élongation hypertrophique du col et l'importance qu'il y a
à distinguer cet état anatomique du véritable prolapsus.

On peut reprocher à Huguier d'avoir exagéré la fréquence
de l'hypertrophie et la rareté du prolapsus vrai.

Jusqu'à ces dernières années, les différents auteurs de
gynécologie avaient bien peu ajouté aux notions contenues
dans le mémoire d'Huguier.

D'après lui, il y aurait deux formes principales d'élongation. Celle de la portion sous-vaginale, c'est-à-dire de la
partie située au-dessous de l'insertion du vagin, et celle de
la partie sus-vaginale située au-dessus de cette insertion.

Cependant, en étudiant attentivement les rapports anato-

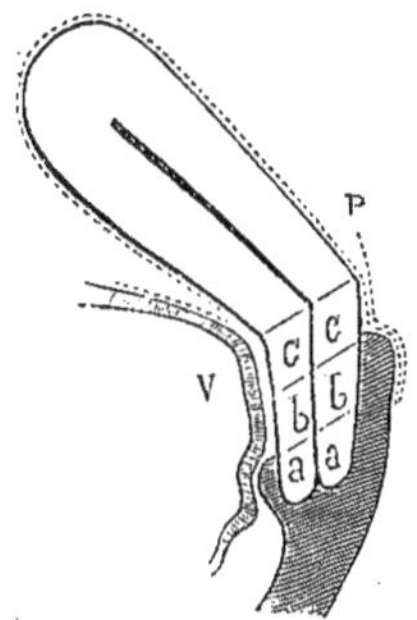

Fig. 64. — Figure schématique montrant les trois segments du col.

a. a. Segment vaginal. — b. b. Segment moyen. — C. C. Segment sus-vaginal. — V. Vessie. —
P. Péritoine dont le trajet est indiqué par une ligne ponctuée.

miques de l'utérus et du vagin, on voit que celui-ci s'insère
beaucoup plus bas en avant qu'en arrière. De sorte qu'il
existe là une portion du col qui est sous-vaginale en arrière
et sus-vaginale en avant (fig. 64, b. b). L'hypertrophie peut
porter uniquement sur cette partie moyenne, et la maladie,
dans ce cas, présente une forme et des rapports tout spéciaux [1].

L'augmentation de volume pouvant atteindre isolément

____
[1] Voy. Crevet, *Thèse d'Erlangen*, 1878.

chacun de ces segments, nous admettrons donc trois formes de l'élongation du col :

1° L'hypertrophie du segment vaginal ;

2° L'hypertrophie du segment sus-vaginal ;

3° Enfin, l'hypertrophie du segment moyen.

1° Hypertrophie du segment vaginal.

Anatomie pathologique. — Ce qui caractérise cette forme d'élongation, c'est sa régularité.

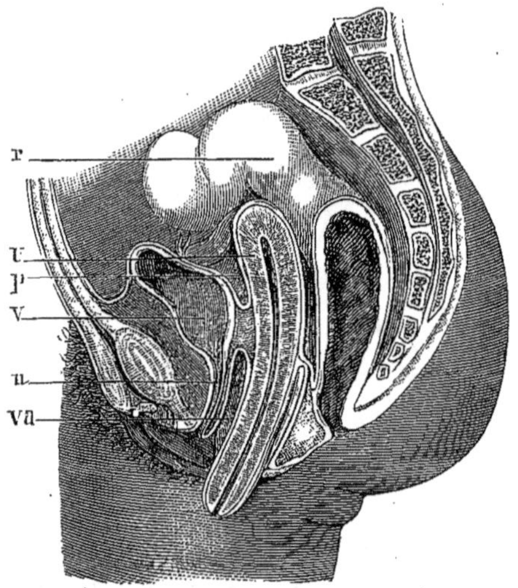

Fig. 65. — Hypertrophie du segment vaginal.

r. Rectum. — U. Utérus. — p. Péritoine. — V. Vessie. — u. Urèthre. — va. Vagin.

Les tissus profonds sont normaux, ainsi que la muqueuse. La partie hypertrophiée, de consistance également normale, peu épaissie, est remarquable par sa longueur et sa forme conique (fig. 65). Quelquefois, dans les cas peu développés, le col reste inclus dans le vagin, d'autres fois, il dépasse l'anneau vulvaire.

L'orifice externe est ordinairement rétréci, au point de ne pouvoir admettre l'extrémité d'un hystéromètre. Les observations où l'on a décrit un écartement des lèvres du museau de tanche doivent être plutôt considérées comme des hypertrophies dues à la grossesse.

Plusieurs lésions peuvent compliquer l'élongation du col. On a signalé la présence d'ulcérations, l'oblitération de l'orifice externe, l'atrophie du corps de l'utérus, celui-ci n'étant plus représenté que par le col long de 6 à 8 centimètres. Diverses déviations se combinent souvent avec l'augmentation de volume du museau de tanche. La pelvipéritonite et les abcès pelviens en sont également quelquefois la conséquence.

Selon que l'hypertrophie atteint davantage certains éléments, on a décrit des formes distinctes, telles que l'hypertrophie kystique, due à un développement exagéré des glandes, l'hypertrophie vasculaire, quand les vaisseaux sanguins sont plus nombreux qu'à l'état normal.

Symptômes. — Les symptômes ressemblent beaucoup à ceux du prolapsus, sauf que les souffrances sont ordinairement plus intenses dans l'un que dans l'autre. Ce sont des tiraillements dans les lombes ou dans l'abdomen, de la pesanteur dans le bassin. Le coït est souvent péniblement supporté. Les malades éprouvent une douleur vive à la région vulvaire et surtout dans le ventre, si elles s'assoient brusquement.

La présence de la tumeur au voisinage de la vulve, et un écoulement plus ou moins abondant, amènent des démangeaisons, des excoriations, comme dans le prolapsus.

Diagnostic. — Le diagnostic est facile. La présence du col allongé à l'orifice vulvaire, malgré la situation normale du fond de l'utérus, la profondeur des culs-de-sac conservée, l'absence de cystocèle, tous ces caractères ne permettent pas de confondre l'élongation du segment vaginal avec l'élongation de la partie sus-vaginale. La position du corps utérin suffit aussi pour la différencier immédiatement d'avec le prolapsus.

Pronostic. — Cette forme d'hypertrophie du col n'a pas de tendance à se modifier spontanément et s'accentue de plus en plus. Elle peut être une cause de gêne, de souffrances, et principalement de stérilité. Cependant ce n'est point un obstacle absolu à la fécondation, et nous avons vu des femmes devenir enceintes, malgré cette disposition anatomique très accusée[1]. C'est la moins grave des trois, surtout par la bénignité relative des opérations qui doivent lui être appliquées.

Étiologie. — Cette variété de l'affection que nous décrivons se développe sous l'influence de causes absolument inconnues. On l'observe chez des femmes nullipares, même chez des vierges, et tous les auteurs en admettent une forme congénitale.

Beaucoup de gynécologistes ont fait jouer un rôle important à la grossesse, dans la production de cette difformité. Dans ces cas, on a confondu deux affections distinctes et d'origine diverse. En effet, souvent à la suite de l'accouchement, on voit le col conserver un volume exagéré, soit dans son ensemble, soit sur un de ses points seulement. Nous reparlerons de ces hypertrophies partielles à propos de la métrite chronique. Elles sont souvent consécutives aux déchirures profondes, produites par la parturition, sur un point quelconque de l'orifice externe. Ces hypertrophies parfois très considérables, où le col est irrégulier, couvert de nodosités, de bosselures, ne ressemblent pas à la variété qui nous occupe, dans laquelle le col est mince, régulier et remarquable surtout par sa longueur (fig. 66)[2].

---

[1] Voyez le travail de Dupuy, *Progrès médical*, 1875 et 1876.

[2] Guéniot a décrit une forme d'hypertrophie œdémateuse du col spéciale aux femmes enceintes, qu'il ne faut pas confondre avec l'œdème résultant de la pression de la tête.

Traitement. — Le traitement consiste à retrancher la partie hypertrophiée. L'éloignement des points sur lesquels on opère, d'avec le péritoine et la vessie, rend l'excision plus facile et moins dangereuse, dans cette forme d'allongement, que dans les deux autres dont nous allons poursuivre l'étude.

Nous avons à notre disposition les divers procédés employés pour l'amputation du col utérin ; les ciseaux, le bistouri, le thermocautère, l'écraseur, l'anse galvanocaustique.

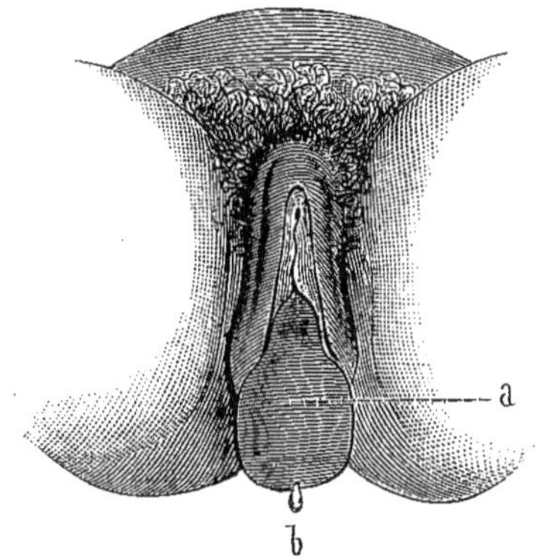

Fig. 66. — Hypertrophie du segment vaginal.

a. Partie hypertrophiée faisant saillie à la vulve. — b. Gouttelette de mucus s'échappant par l'orifice du col.

La présence du col au voisinage de la vulve empêche qu'on ait à discuter, si on doit ou non pratiquer des tractions, question importante sur laquelle nous reviendrons.

Si l'on a recours aux ciseaux, il faut, préalablement, au moyen de l'index et du médius gauches introduits dans le vagin, conduire une pince de Museux (fig. 67) pour fixer l'utérus. La pince sera tenue de la main gauche et les deux doigts qui lui ont servi de conducteur rempliront le même

rôle pour les ciseaux. La section doit se faire lentement et
à petits coups, afin de diminuer autant que possible les
chances de l'hémorrhagie. C'est pour ob-
vier à ce même inconvénient, que le docteur Clarck a préconisé ses ciseaux à
mors dentelés.

Le bistouri expose aux accidents hémor-
rhagiques encore plus que les ciseaux. Le
thermocautère est plus avantageux à ce
point de vue.

Au moyen de l'écraseur on est presque
à l'abri des pertes de sang trop abondantes,
surtout si l'on a soin de sectionner lentement les tissus. Mais cet instrument,
appliqué dans cette région, présente un
grand inconvénient, c'est la difficulté qu'on
éprouve à limiter son action. Aussi est-il
arrivé, même à des chirurgiens habiles,
de pénétrer involontairement dans la cavité péritonéale. Quoique cet accident ne
soit pas fatalement mortel, il n'en est pas
moins redoutable et doit être évité à tout
prix, surtout quand il s'agit d'une affection qui ne présente par elle-même aucun
danger pour la vie. On a conseillé de traverser les tissus par deux aiguilles pla-
cées en croix, et créant ainsi un point
d'arrêt à la chaîne de l'écraseur. Pour

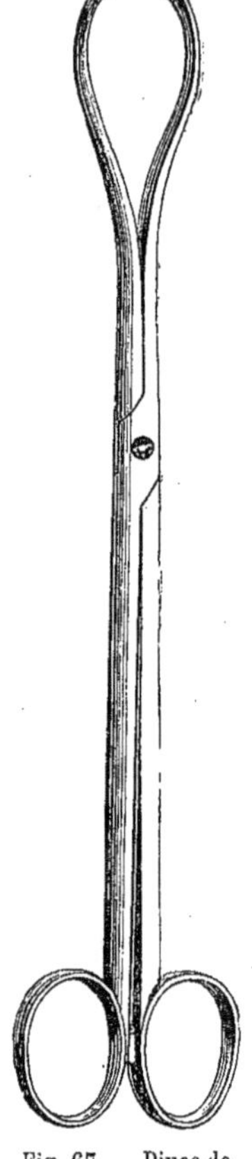

Fig. 67. — Pince de
Museux.

placer ces aiguilles, il faut la plupart du temps opérer
des tractions sur l'utérus, même quand l'extrémité du
museau de tanche fait saillie à la vulve. C'est là une manœuvre qui peut avoir des conséquences funestes[1].

[1] D'après Chassaignac, il faut circonscrire la tumeur en y passant d'avant en

Le meilleur de tous les procédés d'amputation du col, dans le cas d'élongation de la portion sous-vaginale, nous paraît être l'anse galvanocaustique. Celle-ci est plus facile à manier que la chaîne de l'écraseur et, chauffée au rouge sombre, elle sectionne les tissus sans donner lieu à aucune hémorrhagie. Le fil de platine formant un anse est porté par les index des deux mains le long de la paroi vaginale antérieure jusqu'au cul-de-sac correspondant. Les deux côtés de l'anse entourent le col et vont se rejoindre dans le cul-de-sac postérieur. Après avoir ainsi convenablement placé le fil de platine au point où doit porter la section, on serre au moyen d'un petit treuil sur lequel viennent s'enrouler les deux bouts. Souvent il est difficile d'empêcher le fil de glisser, à cause de la forme conique du col. L'instrument du docteur Chéron (fig. 68) nous paraît à ce point de vue présenter de grands avantages, pour les cas dont nous nous occupons en ce moment.

Les deux extrémités du fil de platine sont mises en rapport avec les rhéophores et l'on fait passer le courant d'une pile au bichromate de potasse, en ayant soin que le fil ne soit pas chauffé au delà du rouge sombre. Il n'y a plus qu'à serrer pour sectionner les tissus interposés à l'anse de platine.

Quand l'opération est terminée, on examine la surface de section, et après l'avoir détergée par une injection froide, on cautérise les points qui pourraient donner du sang.

Quelques gynécologistes ont proposé de placer une ligature à la partie supérieure du museau de tanche et d'amputer au-dessous de ce point[1]. Nous n'avons pas eu l'occasion

arrière un trocart courbe, autour duquel on jette une chaîne d'écraseur, on évitera ainsi de toucher le péritoine. Pozzi, *De la valeur de l'hystérotomie dans le traitement des tumeurs fibreuses de l'utérus*, Paris, 1875, p. 111.

[1] Schrœder, *loc. cit.*, p. 74.

de voir employer cette méthode, dont la conception nous
paraît logique.

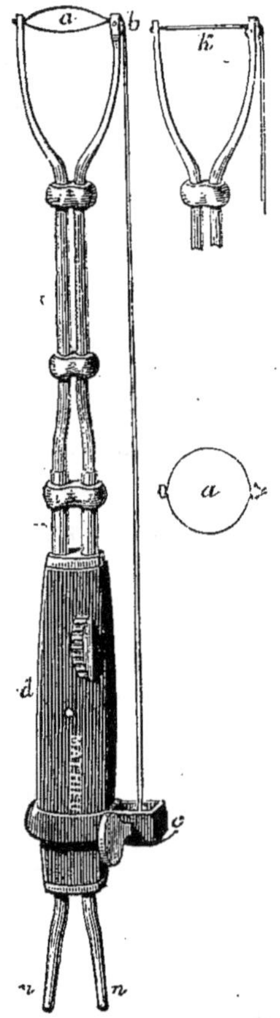

Fig. 68. — Galvano-cautère du docteur Chéron.

a. Anse formée par le fil de platine. — *b.* Galet vertical sur lequel passe le fil. — *n.n.* Tiges destinées
à être mises en rapport avec les rhéophores. — *k.* Les deux parties du fil rapprochées.

Si la section a été pratiquée au moyen de l'instrument
tranchant, on doit en recouvrir la surface avec la muqueuse, soit qu'on rapproche par quatre points de suture

les lèvres de la plaie (fig. 69), en ayant soin de laisser une ouverture correspondant à l'orifice externe (fig. 70). Soit

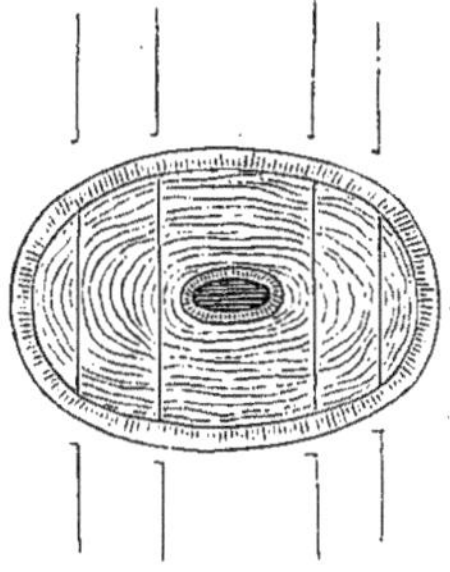

Fig. 69. — Procédé de Sims : fils destinés à rapprocher les bords de la plaie.

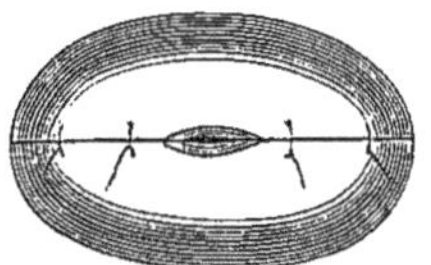

Fig. 70. — Procédé de Sims : les fils étant liés.

qu'on réunisse la muqueuse cervico-vaginale à celle qui revêt le canal cervical (fig. 71). Ce second procédé nous

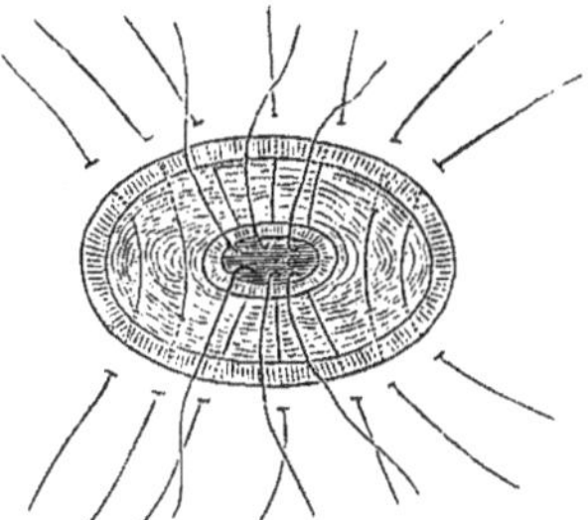

Fig. 71. — Fils destinés à réunir la muqueuse cervico-vaginale à celle qui revêt le canal cervical (procédé d'Hégar).

paraît préférable, aussi bien au point de vue des hémorrhagies secondaires que des rétrécissements consécutifs.

2° Hypertrophie du segment sus-vaginal.

C'est principalement sur cette variété d'élongation qu'Huguier a appelé l'attention dans son mémoire. C'est en effet la plus importante, à cause des accidents qu'elle amène, et des difficultés opératoires créées par le voisinage de la vessie et du cul-de-sac postérieur, toujours entraînés par la partie hypertrophiée.

Anatomie pathologique. — Ici, comme nous l'avons dit (fig. 64, c. c), l'hypertrophie porte sur le segment du col situé au-dessus de l'insertion du vagin, et souvent aussi sur une petite partie du corps de l'utérus, dans le voisinage de l'isthme[1].

Le museau de tanche fait saillie à la vulve, comme dans

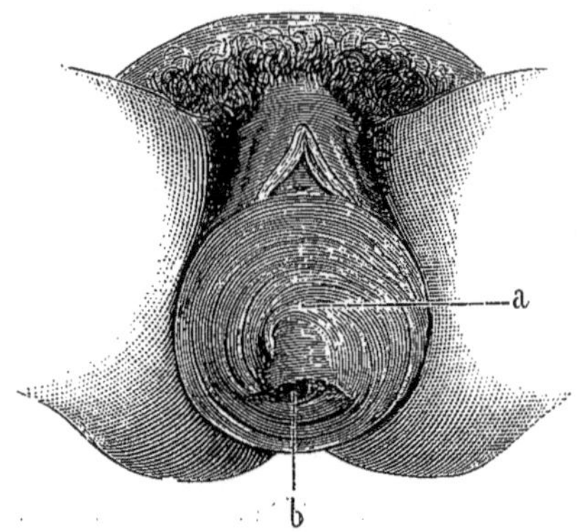

Fig. 72. — Hypertrophie du segment sus-vaginal.

a. Partie hypertrophiée faisant saillie à la vulve. — b. Orifice du col.

le prolapsus (fig. 72), tandis que le fond de l'utérus a gardé sa situation normale : quoiqu'à la longue il puisse y avoir un certain degré d'abaissement.

Quelle que soit l'origine de cet allongement, le vagin accompagne toujours la portion herniée.

Nous voyons qu'il existe une différence très-grande entre la première forme et celle-ci.

---

[1] Dans les cas de ce genre où nous avons fait l'examen histologique de cols hypertrophiés et amputés, il existait une hyperplasie de tous les tissus entrant dans la structure de l'utérus, muscles, glandes, tissu conjonctif, sans que leurs rapports réciproques parussent modifiés d'une façon notable.

En effet, nous rencontrons, dans ce cas-ci, à l'orifice vulvaire, une tumeur formée en avant par la vessie, en arrière par le cul-de-sac péritonéal postérieur et quelquefois par des anses intestinales, et au milieu par le col hypertrophié (fig. 73).

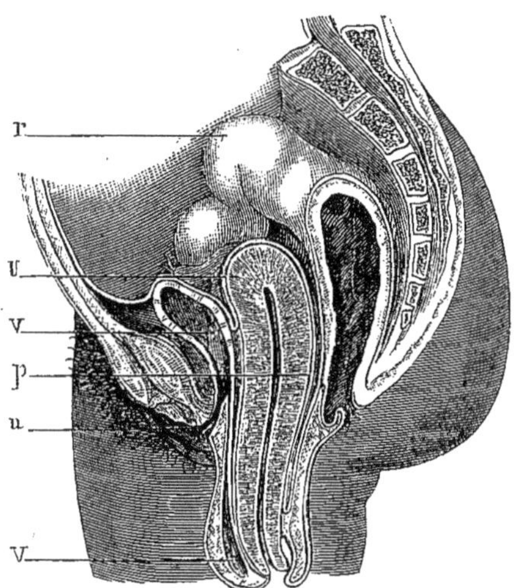

Fig. 73. — Hypertrophie du segment sus-vaginal.

r. Rectum. — U. Utérus. — v. v. Vessie. — p. Péritoine. — u. Urèthre.

Symptômes. — Les symptômes de cette variété d'élongation ressemblent également à ceux du prolapsus.

Les malades accusent des douleurs lombaires, un sentiment de pesanteur dans le bassin et comme un besoin constant d'expulser un corps étranger. Les liquides qui s'écoulent de l'utérus et du vagin sont causes d'excoriations et d'ulcérations dans la région vulvaire ou à la face interne des cuisses.

Virchow décrit cette affection sous le nom de prolapsus sans abaissement du fond de l'utérus.

La menstruation est quelquefois normale, plus souvent au contraire elle est troublée.

La modification qu'on observe le plus fréquemment est une augmentation dans la quantité du flux cataménial. Dans bien des cas, on rencontre des femmes atteintes d'hypertrophie de la partie sus-vaginale du col, chez lesquelles les règles continuent à se montrer longtemps après l'âge ordinaire de la ménopause.

Les complications du côté de la vessie, que nous observons assez fréquemment dans le prolapsus, sont plus rares dans l'allongement hypertrophique. Souvent en effet, dans ce dernier, l'augmentation de volume du col comprime le diverticulum formé par la partie herniée de la vessie. Sous l'influence de cette compression, l'urine n'arrive pas jusque dans cette espèce de cul-de-sac, et si l'on pratique le cathétérisme, la sonde n'y pénètre que difficilement.

A l'autopsie on a trouvé cette portion de la vessie absolument vide. C'est à cela qu'on peut attribuer la rareté plus grande des accidents urinaires dans l'élongation que dans le prolapsus.

Quand le col hypertrophié donne lieu à la rétention d'urine ou empêche la défécation, c'est ordinairement par la pression directe qu'il exerce sur l'urèthre ou le rectum.

Diagnostic. — On doit se demander d'abord si l'élongation est primitive ou secondaire. Quelquefois la situation du vagin par rapport à l'utérus peut donner des indications à ce sujet. Mais, dans le plus grand nombre des cas, cette question est difficile à résoudre. Du reste elle ne présente pas grand intérêt au point de vue pratique.

C'est cette forme qu'on confond le plus souvent avec le prolapsus. Cependant l'erreur n'est guère possible avec un peu d'attention.

D'abord l'hystéromètre nous indique que l'utérus au lieu de 6, 7, 8 centimètres qu'il mesure à l'état normal, ou même quand il y a dilatation de sa cavité dans les cas de métrite, atteint ici une longueur de 12, 15 et même 20 centimètres.

Les différences dans le mode de réduction fournissent aussi des signes caractéristiques. Dans le prolapsus, le premier temps de la réduction est souvent difficile, impossible même dans certains cas, surtout au moment des règles. Au contraire, le second temps est facile, et dès que l'utérus a franchi l'anneau vulvaire, il remonte, pour ainsi dire, de lui-même vers sa situation normale. En outre, les femmes sont soulagées, et l'organe peut être maintenu par un pessaire. Au contraire, dans l'allongement du col, la réduction est facile jusqu'à ce que le museau de tanche arrive à l'entrée du vagin. Mais pour le ramener à sa position normale, on éprouve une résistance considérable, et on sent le fond de l'utérus au-dessus du pubis tandis que son extrémité inférieure est encore à la vulve. En même temps les malades se plaignent d'éprouver un certain malaise, souvent même de véritables douleurs.

Pronostic. — Comme nous l'avons déjà dit au commencement de ce chapitre, l'élongation du segment sus-vaginal est la forme la plus grave de cette affection, quoiqu'elle ne compromette que rarement par elle-même la vie des malades. Mais si elle n'a pas grande influence sur la durée de la vie, les conditions de l'existence subissent, de son fait, de biens tristes modifications. En outre, les opérations qu'on peut tenter pour obtenir la guérison présentent d'assez grands dangers.

Étiologie. — Quoique cette hypertrophie se développe, comme la précédente, sous des influences peu connues, dans certains cas elle est consécutive à un prolapsus du vagin. Cette cause, déjà signalée par Cruveilhier, a été dernièrement remise en lumière par Spiegelberg.

Le vagin, en se portant vers l'orifice vulvaire, tire dans tous les sens sur le col à son point d'insertion. Si l'utérus n'est pas solidement fixé, si les ligaments sont distendus ou ramollis, cette traction prolongée et continue amène le prolapsus. Si, au contraire, les ligaments sont sains et que l'organe soit solidement maintenu à sa place, il y a allongement, et non seulement allongement, mais augmentation de volume. Cette dernière modification est presque toujours secondaire.

Dans d'autres cas, l'élongation est le phénomène initial, et celle-ci, en s'accentuant de plus en plus, entraîne le vagin vers la région vulvaire. C'est surtout alors que les parois vaginales sont tendues et se portent directement de l'orifice utérin à leurs insertions pelviennes. Il n'y a plus de culs-de-sac, ni de saillie du museau de tanche, et c'est au-dessus de cette espèce de diaphragme qu'on rencontre le col hypertrophié, mince, allongé, fusiforme, et donnant aux doigts qui le pressent une sensation de résistance.

Cette variété d'élongation s'observe plus ordinairement chez des femmes ayant eu plusieurs enfants, et on a considéré les accouchements répétés et laborieux comme une cause prédisposante. On a également invoqué, à ce point de vue, le tempérament lymphatique, l'embonpoint exagéré, les professions qui forcent à travailler longtemps debout. Il n'en est pas moins vrai que l'étiologie de cette affection est encore très obscure.

Traitement. — L'impossibilité de réduire l'utérus et de le maintenir réduit transforme cette variété d'hypertrophie en une grave infirmité.

Si l'augmentation de volume n'est pas trop considérable, on arrive à obvier aux principaux accidents, au moyen d'une réduction incomplète, maintenue par des pessaires plats prenant leurs points d'appui sur les parties latérales du vagin et du bassin, sans comprimer le rectum et la vessie.

On a pu quelquefois obtenir la réduction et la maintenir, en amenant une antéflexion complète. Ce résultat heureux doit être considéré comme tout à fait exceptionnel.

Enfin, dans les cas extrêmes, il ne reste pas d'autre moyen de traitement que l'amputation conoïde du col, décrite et patronnée par Huguier. Mais le voisinage de la vessie en avant, et du péritoine en arrière, rend cette opération difficile et dangereuse.

Elle est destinée à retrancher, non seulement la portion

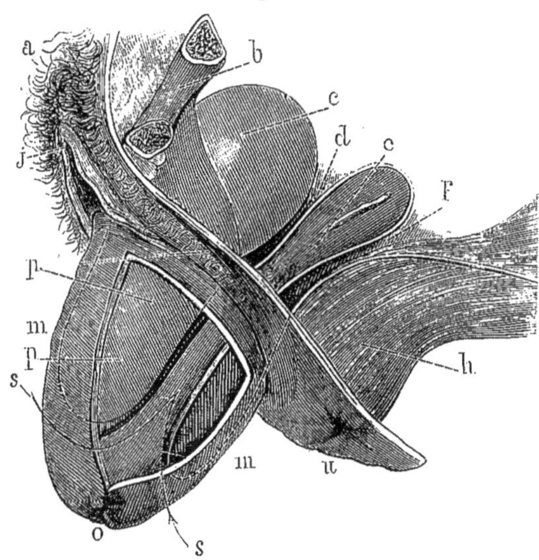

Fig. 74.—Amputation conoïde (d'après Huguier). La figure indique les rapports de l'utérus avec la vessie et le péritoine, un lambeau de la surface de la tumeur ayant été enlevé.

a. Mont de Vénus. — b. Symphyse pubienne. — j. Grandes lèvres. — c. Partie supérieure de la vessie. — p. p. Partie inférieure de la vessie. — e. Utérus. — d. Cul-de-sac péritonéal antérieur. — r. Cul-de-sac péritonéal postérieur. — h. Rectum. — u. Anus. — m. m. Parois du vagin. — o. Orifice du col.—s. s. Ligne indiquant la route suivie par le bistouri dans l'épaisseur du tissu utérin. (Les lignes ponctuées indiquent la limite de la vessie en avant et du cul-de-sac péritonéal en arrière.)

vaginale, mais encore une partie du segment sus-vaginal (fig. 74).

La femme étant placée dans le décubitus dorsal, les

jambes et les cuisses fléchies et écartées comme pour l'examen au spéculum, on saisit le col avec des pinces de Museux que l'on confie à un aide. L'index gauche introduit dans le rectum et recourbé en avant vient faire saillie à la partie inférieure de la tumeur. C'est là un point de repère qui permet d'éviter de blesser le cul-de-sac péritonéal. En avant de ce point, on pratique une incision courbe à concavité postérieure, de 3 à 4 millimètres de profondeur, embrassant la moitié postérieure du col utérin, puis par de petits coups lents et dirigés obliquement on arrive peu à peu jusqu'à la cavité cervicale. On introduit ensuite dans la vessie une sonde d'homme, dont le bec est senti à la partie la plus déclive du diverticulum formé par le réservoir urinaire. A 1 centimètre au-dessous de ce point, on fait une deuxième incision semilunaire à concavité antérieure, qui ira rejoindre la première (fig. 74, s. s). La partie enlevée présente ainsi la forme d'un cône, dont la base correspond à l'extrémité inférieure du col.

Si, pendant l'opération, des vaisseaux donnent du sang, comme il est difficile de porter une ligature dans un tissu aussi dense que celui de l'utérus, Huguier conseille de traverser le point d'où provient l'hémorrhagie avec une épingle recourbée sur laquelle on étreint les tissus, comme dans les ligatures faites à l'aide du tenaculum. L'épingle privée de sa pointe sera laissée en place, jusqu'à ce qu'elle tombe spontanément.

L'opération terminée, il faut réduire ce qui reste de la tumeur et introduire une mèche de charpie dans le vagin, le tout maintenu par un bandage en T.

Kehrer[1] a modifié le procédé d'Huguier, en taillant deux lambeaux latéraux qu'on réunit ensuite par quelques points de suture. Il conseille en outre des injections quotidiennes avec un liquide contenant 2/100 d'acide phénique.

[1] *Arch. f. Gyn.*, 1876, t. X, p. 31.

3° Hypertrophie du segment moyen.

Nous avons vu que la partie moyenne du col (fig. 64, b. b) est intra-vaginale en arrière et sus-vaginale en avant. Cette portion peut s'hypertrophier isolément, et, quoiqu'on ait rarement appelé l'attention sur elle, ce serait, d'après quelques auteurs, une des formes les plus fréquentes d'élongation.

Anatomie pathologique. — L'utérus atteint, dans ces cas, jusqu'à 15 centimètres de long (fig. 75). Dans ceux où l'exa-

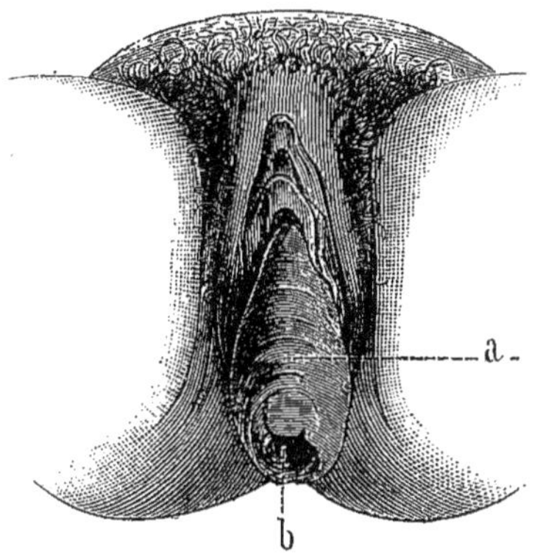

Fig. 75. — Hypertrophie du segment moyen.

a. Partie hypertrophiée saillante à la vulve. — b. Orifice du col.

men histologique a été fait, la partie allongée du col était presque uniquement formée de tissu conjonctif. A peine y rencontrait-on quelques fibres musculaires (Crevet). Le rapport des parties est ici tout différent de ce qu'il est dans les deux autres variétés d'élongation.

La vessie est entraînée très bas au devant de la tumeur. Le cul-de-sac vaginal antérieur a presque disparu, tandis qu'en arrière le vagin et le cul-de-sac postérieur ont conservé leur situation et leur longueur normale (fig. 76).

Symptômes. — Les symptômes subjectifs de cette forme

d'allongement sont les mêmes que ceux des deux autres : nous n'avons donc pas à y insister.

Diagnostic.— Le diagnostic est facile, puisque l'on constate

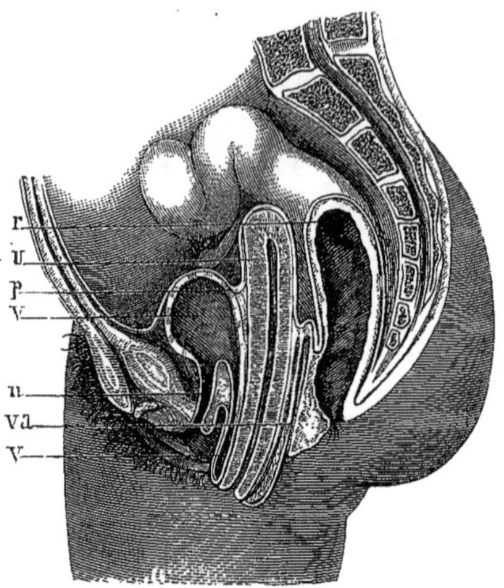

Fig. 76. — Hypertrophie du segment moyen.

r. Rectum. — U. Utérus. — p. Péritoine. V. V. Vessie formant un diverticulum. — u. Urèthre. — va. Paroi postérieure du vagin ayant conservé sa longueur normale.

le prolapsus complet de la partie antérieure du vagin, tandis que le cul-de-sac postérieur n'a rien perdu de ses dimensions et de sa profondeur ordinaires.

Pronostic. — La gravité du pronostic occupe une place intermédiaire entre les deux variétés précédentes d'élongation. Plus grande que dans l'hypertrophie du segment vaginal, elle est moindre que dans la forme sus-vaginale, les opérations qu'elle entraîne étant beaucoup moins sérieuses.

Étiologie.—Ordinairement cette affection est consécutive à un abaissement de la paroi antérieure du vagin qui amène l'allongement de la lèvre correspondante, et peu à peu aussi de la lèvre postérieure. Cette variété d'élongation hypertrophique ne s'accompagne pas de prolapsus utérin, tandis que les deux autres sont souvent compliquées d'un certain degré d'abaissement. Dans sept cas observés par Schrœder, trois fois l'utérus était fixé, deux fois par des adhérences péritonéales, une autre fois par un gros corps fibreux.

Traitement. — La situation des différentes parties et leurs rapports réciproques entraînent certaines modifications dans le manuel opératoire.

La possibilité où l'on est, dans ces cas-ci, de mieux connaître la situation de la vessie, d'un autre côté, l'absence de péritoine au voisinage de la tumeur, rendent l'opération moins grave et moins difficile que dans les cas d'élongation de la portion sus-vaginale [1].

Voici, en résumé, le procédé indiqué par Schrœder (fig. 77) [2]. La malade étant anesthésiée et maintenue dans une position convenable, on saisit le col avec des pinces de Museux, et on pratique deux incisions latérales jusqu'à la hauteur où la section doit atteindre la lèvre postérieure. Celle-ci sera séparée au moyen de deux incisions se rejoignant sous un certain angle, de sorte que la partie enlevée ait la forme d'un coin (fig. 77). Les deux lèvres de la plaie sont ensuite rapprochées par quelques points de suture. Les fils doivent pénétrer profondément dans le tissu utérin, de façon à venir ressortir le plus près possible du sommet de l'angle, pénétrer de nouveau sur le point opposé pour se faire jour à la surface postérieure. Il ne reste plus alors qu'à lier les deux bouts.

Pour sectionner la lèvre antérieure, on commence l'incision à un centimètre au-dessous du diverticulum vésical, dont on fixe exactement la situation au moyen d'une sonde d'homme introduite dans le réservoir urinaire (fig. 77),

[1] Spiegelberg, *Arch. f. Gyn.*, p. 9, t. V.
[2] *Loc. cit.*, p. 84.

puis on dirige la section obliquement de bas en haut et d'avant en arrière jusqu'au niveau du point où a porté l'amputation de la lèvre postérieure.

On applique également des points de suture, avec la seule différence que l'aiguille doit ressortir vers la partie moyenne de

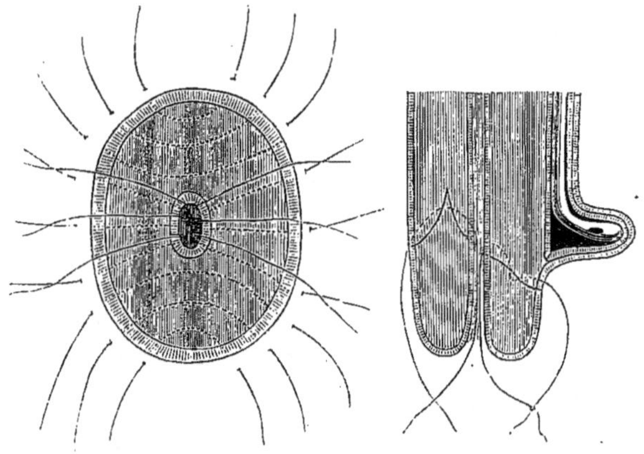

Fig. 77. — Amputation du col dans le cas d'hypertrophie du segment moyen.

Coupes longitudinale et transversale indiquant la ligne de section et le trajet des fils (les lignes ponctuées indiquent leurs trajets dans l'épaisseur des tissus).

la surface de section et piquer de nouveau pour se porter en arrière et aboutir un peu au-dessus du bord de la muqueuse sectionnée. Quand on a ainsi suturé isolément les deux lèvres, on réunit les angles de la plaie par quelques autres points.

Plusieurs chirurgiens ont proposé, pour mieux se rendre compte des rapports de la vessie avec le col, de dilater préalablement l'urèthre avec la laminaria, au point d'y introduire le doigt. Cette pratique ne nous paraît pas nécessaire, et les indications fournies par le bec du cathéter sont presque toujours suffisantes. Pour éviter les hémorrhagies auxquelles expose ce procédé opératoire, Schrœder conseille de placer une ligature fortement serrée au-dessus du point où on doit opérer. La méthode des sutures profondes diminue beaucoup les chances d'une hémorrhagie secondaire.

DE LA MÉTRITE

De la métrite en général.

La métrite a été divisée d'une façon bien différente selon
le point de vue où l'on s'est placé. Les uns, se basant sur
des faits d'ordre clinique, admettent les métrites aiguë et
chronique, hémorrhagique, purulente. D'autres, invoquant
des considérations étiologiques, ont décrit une métrite
blennorrhagique, une métrite puerpérale. Enfin, quelques
auteurs ont invoqué l'anatomie pour établir des caractères
différentiels, et nous trouvons alors les métrites du corps
et du col, polypeuse, ulcéreuse, granuleuse, et cette longue
série d'épithètes données à l'affection qui nous occupe.

Parmi toutes ces espèces, un petit nombre seulement doit
être conservé.

D'abord, quand il s'agit de classification, nous ne devons
jamais oublier qu'il n'en existe pas dans la nature. La
classification est une vue de l'esprit, qui nous représente
comme séparés les uns des autres des objets qui ne le sont
pas en réalité. C'est un moyen nécessaire pour offrir à la
pensée certains points de repère, permettant de mieux
décrire, et de mieux comprendre par conséquent les phénomènes que nous observons.

Mais ces points de repère ne sont utiles qu'à la condition d'être précis, faciles à retrouver; et rien n'obscurcit
plus une question que l'abus de la classification et la mul-
tiplicité d'espèces mal définies.

Aussi peut-on dire que c'est là un des chapitres les plus
confus de la pathologie des organes génitaux de la femme.
Cette obscurité tient à une série de causes, dont la principale consiste en ce que, la métrite entraînant rarement la

mort, on n'a étudié qu'exceptionnellement les lésions qui la constituent.

C'est certainement cette ignorance anatomique qui a amené les auteurs à distinguer plusieurs espèces d'inflammations utérines, dont les altérations sont toutes à peu près identiques et peuvent se trouver réunies sur un même organe.

Les métrites catarrhale, hémorrhagique, villeuse, granuleuse, polypeuse, et une quantité d'autres formes décrites par différents gynécologistes, ne sont pas des affections distinctes, mais bien des manifestations variables d'une même affection. Beaucoup d'auteurs ont également séparé de la métrite et décrit comme des états pathologiques indépendants la plupart des signes qui nous servent à la caractériser.

C'est ainsi que la fluxion, la congestion, l'engorgement de l'utérus, sont traités dans des chapitres distincts. Et quand on veut se rendre compte des caractères qui permettent de séparer les uns des autres ces divers états morbides, on voit qu'il n'en existe pas en réalité. Car nous ne pouvons considérer comme tels « l'augmentation de volume du col, bien autrement marquée dans la métrite que dans la congestion, » ou « la présence d'ulcérations, lesquelles d'ailleurs ne sont rien moins que constantes[1] ».

Nous ne confondons pas, pour cela, la congestion et l'inflammation, qui représentent des processus pathologiques différents.

Mais, dans l'état actuel de la science, il ne nous paraît pas possible, pour l'utérus, d'établir une distinction anatomique ou symptomatique entre les deux. C'est ce qui nous a engagé à les réunir dans une même description,

____

[1] Aran, *loc. cit.*, p. 399.

avec d'autant plus de raison que l'une n'est souvent que la première phase de l'autre.

Les anciens cliniciens avaient depuis longtemps constaté ces faits, démontrés d'une façon plus nette et plus précise par les expérimentateurs modernes. Quand on étudie l'inflammation provoquée dans le mésentère de la grenouille, soit, encore mieux, dans le poumon du même animal, au moyen de l'ingénieux appareil d'Holmgren, on voit, à la suite de l'irritation, la circulation se ralentir, puis s'arrêter dans les capillaires, et enfin les globules blancs du sang sortir des vaisseaux et infiltrer les tissus voisins.

Si l'irritation cesse, la circulation reprend son cours et tout rentre dans l'ordre. Si, au contraire, l'excitation continue, l'inflammation s'accentue de plus en plus. Les éléments infiltrés, trop nombreux pour être repris par la circulation, subissent la dégénérescence graisseuse et arrivent à former du pus.

Sous l'influence du processus inflammatoire, on observe, outre ces phénomènes vasculaires proprement dits, une participation des éléments extra-vasculaires préexistants, qui se gonflent, peuvent présenter des mouvements amiboïdes et prolifères [1].

Les arguments qui nous ont engagé à rapprocher la congestion de l'inflammation pourraient, pour la plupart, se rapporter également à ce que quelques auteurs ont décrit sous le nom vague d'engorgement [2].

Nous ne voulons pas pousser plus loin cette incursion dans le domaine de la pathologie générale. Il était cependant nécessaire d'indiquer les raisons qui nous ont engagé

---

[1] Voyez, au sujet de la pathogénie de l'inflammation, les leçons de M. Charcot, dans le *Progrès médical*, 1877, p. 800.

[2] Voyez, à propos de l'engorgement, *Les lymphatiques utérins et leur rôle dans la pathologie utérine*, par Lucas-Championnière (*Arch. de tocologie*, 1875, t. II, p. 529).

à ne pas décrire, comme des affections distinctes, une série de manifestations morbides dont l'ensemble constitue l'état pathologique que nous désignons sous le nom de *métrite*.

Quand l'utérus est atteint de métrite, le plus souvent tout l'organe est malade, la muqueuse aussi bien que les tissus qu'elle recouvre, le corps comme le col, souvent même le revêtement péritonéal. Néanmoins il n'est pas douteux que les lésions puissent, dans certains cas, sans se limiter, dans le sens précis du mot, à la muqueuse ou au parenchyme, à la cavité du corps ou à celle du col, prédominer sur un de ces points, et selon ces prédominances les symptômes cliniques diffèrent.

En outre, quoiqu'on ne l'ait pas constaté anatomiquement, il est possible, surtout dans les formes chroniques, qu'on rencontre dans l'utérus l'inflammation uniquement bornée aux éléments épithéliaux, comme on l'a observé pour d'autres organes[1].

Mais c'est là une hypothèse qui n'a pas été confirmée jusqu'à présent, par le résultat de nos recherches, dans les cas où nous avons eu l'occasion d'étudier les altérations *histologiques* de la métrite.

Nous diviserons d'abord la métrite en *aiguë* et *chronique*.

DE LA MÉTRITE AIGUË.

La métrite aiguë, en dehors de l'état puerpéral, est une affection rare. Son existence a même été mise en doute par quelques auteurs[2]. Ce doute ne paraît pas possible aujourd'hui. Et nous croyons avoir observé des cas de métrite

[1] Voyez à ce sujet les leçons de M. Charcot, *Progrès médical*, 1878, p. 85.

[2] M. A. Guérin considère, au contraire, la métrite aiguë comme une affection fréquente en dehors de l'état puerpéral, principalement chez les femmes vierges d'enfants (*Ann. de Gyn.*, 1874, t. II, p. 9).

aiguë, quoique leur terminaison favorable n'ait pas laissé
contrôler le diagnostic clinique par un examen nécroscopique.

Dans la plupart des traités de gynécologie, on divise la
métrite en interne ou muqueuse, et parenchymateuse. Si
cette classification peut être conservée pour la forme chronique, par des raisons que nous exposerons plus tard, nous
la croyons non seulement inutile, mais complètement illusoire, pour la métrite aiguë.

Comment admettre, en effet, qu'une muqueuse aussi mince
que la muqueuse utérine puisse présenter des lésions consécutives à un état aigu, sans que les tissus qui la supportent
soient eux-mêmes malades? Comment admettre que les
glandes soient atteintes, sans qu'on observe en même temps
une altération de leurs gaînes lymphatiques, qui communiquent si largement avec les espaces lymphatiques du
parenchyme, ainsi que l'anatomie normale nous l'a montré?

Anatomie pathologique. — La métrite aiguë affecte ordinairement le corps et le col de l'utérus, ordinairement plus
le corps que le col.

On trouve l'organe augmenté de volume. Le tissu est
ramolli, d'une couleur plus rouge et plus foncée qu'à
l'état sain et parsemé irrégulièrement de points colorés en
jaune. Les vaisseaux sont dilatés et gorgés de globules sanguins. Tous les tissus sont infiltrés d'éléments embryonnaires.

La muqueuse est le siège d'une rougeur plus ou moins vive,
tantôt uniforme, tantôt, et le plus souvent, constituée par
des arborisations vasculaires très fines ou par de véritables
ecchymoses. L'épithélium normal de revêtement a disparu
et les glandes dilatées plongent dans un tissu embryonnaire.
Une certaine quantité d'un liquide jaunâtre, purulent, fréquemment teinté de sang, se trouve contenu dans l'utérus,

qui est en général dilaté[1]. L'orifice de communication des deux segments est assez largement ouvert et permet au mucus du corps de pénétrer facilement dans le col.

La cavité cervicale peut participer à l'inflammation du corps utérin. Ce fait n'est pas constant, et on voit quelquefois les lésions inflammatoires s'arrêter brusquement à l'orifice interne et ne pas s'étendre au delà. D'où il suit que le parenchyme du col présente des lésions moins accentuées que celui du corps.

C'est surtout chez les vierges que cette disposition existe.

Souvent, dans la métrite aiguë, la surface externe du museau de tanche présente de la rougeur, souvent aussi des érosions, et sur les points érodés un développement remarquable des papilles.

Les abcès de l'utérus sont rares. Quelques cas, cependant, ont été observés; un en particulier relaté en détail par Scanzoni[2]. Quant aux soi-disant abcès utérins diagnostiqués pendant la vie et ouverts spontanément dans le rectum ou le vagin, il est beaucoup plus logique d'admettre, dans ces cas, l'existence de collections purulentes extra-utérines, si fréquentes à la suite des lymphangites. Nous reviendrons sur ces faits à propos de la pelvipéritonite.

La rareté des collections purulentes dans l'utérus ne doit pas nous surprendre. Les abcès sont relativement rares dans les muscles[3]. En outre, son tissu conjonctif est très dense, pauvre en éléments cellulaires. On comprend que cet organe éminemment contractile chasse le pus contenu dans

---

[1] Cette dilatation, admise par Aran, a été rejetée par M. Guérin, qui croit plutôt à une diminution de la cavité utérine sous l'influence de la métrite aiguë (Guérin, *Ann. de Gyn.*, *loc. cit.*, p. 6).

[2] Scanzoni, *loc. cit.*, p. 148.

[3] Sauf cependant les abcès métastatiques, dans l'infection purulente par exemple.

ses lacunes et ses fentes, et que celui-ci se porte tout naturellement aux deux extrémités libres du système lymphatique, la cavité utérine ou le péritoine.

On peut trouver comme complications de la métrite aiguë les lésions d'une vaginite, d'une cystite, d'une rectite, d'une inflammation de la trompe ou du péritoine.

Les plus communes sont celles du vagin qui, dans un assez bon nombre de cas, précèdent la métrite, dont elles ont été le point de départ.

Cet organe est alors d'un rouge foncé, ses rides sont plus marquées qu'à l'état normal. Sa surface devient papilliforme et donne au doigt, dans le toucher, une sensation que l'on a comparée à celle produite par une langue de chat. Cette disposition est moins appréciable avec le spéculum. Nous avons déjà eu l'occasion de nous étendre sur l'anatomie pathologique de ce genre de lésions, à propos de la vaginite.

Symptômes. — La métrite aiguë débute souvent par un frisson. Ce symptôme est moins constant et n'atteint pas le même degré d'intensité dans la forme aiguë simple que dans le métropéritonite puerpérale, dont nous n'avons pas à nous occuper ici, son histoire concernant plutôt les traités d'accouchement.

Les malades atteintes de métrite aiguë présentent une température élevée, leur pouls est fréquent, en un mot on constate chez elles un état fébrile plus ou moins intense. Elles accusent une douleur hypogastrique s'irradiant dans la région lombaire. Souvent elles se plaignent d'une sensation de chaleur ardente à l'hypogastre, propagée jusqu'au vagin et à la vulve, sensation que M. Courty considère comme caractéristique.

Les vomissements sont rares s'il n'y a pas de complication du côté du péritoine. On observe quelquefois de la constipation, plus souvent de la diarrhée. Les selles sont douloureuses et suivies d'un ténesme très pénible. Il en est de même pour l'émission de l'urine.

La menstruation est diversement influencée, et presque toujours accompagnée de phénomènes douloureux. Tantôt il y a suppression des règles. D'autres fois au contraire l'écoulement sanguin est exagéré, il y a de véritables ménorrhagies. Dans d'autres cas, enfin, il est peu abondant, mais se prolonge bien au delà de la durée ordinaire.

Outre ces flux sanguins, variables, comme nous venons de le voir, il existe un écoulement mucopurulent ou purulent produit souvent en quantité notable, et qui constitue un des principaux caractères de la métrite.

Le ventre présente un certain degré de ballonnement, dû à de la tympanite intestinale. La palpation superficielle des parois abdominales est facilement supportée.

En associant le palper et le toucher, on peut s'assurer que l'utérus est sensible à la pression, que son volume est augmenté, sans que, cependant, le fond de l'organe s'élève beaucoup au-dessus du pubis. Son tissu paraît ramolli. Ses dimensions sont souvent mieux appréciées par le toucher rectal.

Le col est gros, saillant, œdémateux, l'orifice entr'ouvert.

Le doigt porté dans le vagin constate une augmentation de la température, quelquefois de la sécheresse, plus souvent un écoulement abondant.

Si l'introduction du spéculum n'est pas trop douloureuse et qu'on puisse y avoir recours, on observera la rougeur de toutes les parties. Le col est turgide, violacé. L'orifice externe laisse écouler un liquide puriforme ou tout à fait purulent. Souvent il existe des érosions ou même des ulcérations, à surface tantôt lisse, tantôt granulée, saignant au moindre contact.

En général, dans la métrite aiguë, on fait mieux de s'abstenir de l'examen au spéculum, dont l'application est toujours plus ou moins pénible.

D'après Aran, l'intensité des douleurs serait moindre quand les lésions sont plus accentuées du côté de la muqueuse, et d'autant plus développée que le parenchyme serait lui-même plus profondément atteint. Cette opinion d'Aran n'étant basée sur aucun examen nécroscopique demande à être confirmée par de nouveaux faits.

Diagnostic. — Le palper et le toucher combinés nous permettent de constater l'augmentation de volume et le degré de sensibilité de l'utérus. Ces signes, joints à la profondeur et à la consistance normale des culs-de-sac vaginaux, différencient la métrite aiguë de la pelvipéritonite, à la condition, toutefois, que les deux affections ne se trouvent pas réunies.

Les corps fibreux et les kystes de l'ovaire au début pourraient plutôt se confondre avec la métrite chronique. C'est donc après en avoir décrit les caractères que nous en ferons le diagnostic différentiel.

L'usage de l'hystéromètre doit être absolument rejeté comme moyen d'exploration, dans la période d'acuïté.

Pronostic. — La métrite aiguë non puerpérale guérit le plus souvent, après une durée qui varie de deux à quatre semaines.

Elle présente cependant certains dangers, par la possibilité des accidents péritonéaux. D'autres fois elle passe à l'état chronique.

Étiologie. — Cette affection est presque toujours consécutive à un accouchement ou à un avortement. Les imprudences trop tôt après les couches, les fatigues de tout genre, les rapprochements sexuels dans ces mêmes conditions, jouent un rôle important dans l'étiologie de l'affection dont nous nous occupons en ce moment. On a considéré la suppression brusque des règles par l'action du froid comme une cause fréquente de métrite aiguë.

Celle-ci peut également être consécutive à des accidents dysménorrhiques. En tout cas, il faut que le sujet présente une disposition individuelle bien spéciale, vu la fréquence des diverses formes de dysménorrhée et la rareté relative de la métrite aiguë[1]. Les instruments introduits dans la cavité utérine, les redresseurs, les pessaires intra-utérins, en sont aussi quelquefois le point de départ.

On a invoqué les excès de coït, la masturbation, comme causes de métrite aiguë.

Dans certaines circonstances, la blennorrhagie vaginale se propage vers la cavité utérine et amène, en outre, des accidents du côté du péritoine. On a rapporté des observations de ce genre dans lesquelles, à l'autopsie, on trouva les trompes saines, ce qui prouvait que ce n'était pas par elles et par continuité que l'inflammation avait gagné la séreuse.

Ces faits ne doivent plus nous surprendre aujourd'hui, grâce aux notions plus précises qu'on possède sur le système lymphatique de l'utérus, notions dont nous aurons si souvent l'occasion de constater l'importance.

Traitement. — Le traitement de la métrite aiguë diffère selon la période de la maladie que l'on observe. Au début, si la fièvre et les douleurs sont intenses, on peut avoir recours aux émissions sanguines au moyen de sangsues (15 à 20) appliquées sur l'abdomen. La saignée générale, conseillée autrefois, doit être absolument rejetée.

---

[1] Nous avons déjà rappelé plus haut que M. A. Guérin considère la métrite aiguë comme une affection beaucoup plus fréquente qu'on ne le croit en général.

Les bains complets tièdes, prolongés pendant deux et même trois heures, sont un puissant moyen de sédation, de beaucoup préférable aux bains de siège. La glace contenue dans un sac de caoutchouc, ou introduite en petits morceaux dans des cataplasmes, trouve ici son indication.

On aura soin de soutenir la vessie pleine de glace avec des rouleaux de linge placés latéralement, pour que son poids ne se fasse pas sentir trop fortement sur les parois abdominales.

En outre, il faudra séparer les téguments de l'appareil réfrigérant à l'aide d'une compresse mouillée. Sans cette précaution on s'exposerait à produire une eschare par congélation, accident qui a été souvent observé.

On associera à ces moyens des onctions avec divers liniments ou pommades[1] et l'administration à l'intérieur de l'opium sous forme pilulaire ou en injections hypodermiques[2].

S'il y avait de la constipation, l'opium pourrait être

---

[1] Frictions pendant 10 minutes avec 15 à 20 grammes de la pommade suivante :

Onguent napolitain . . .   50 grammes.
Extrait de belladone. . . }
Extrait d'opium. . . . . } āā 5 —

ou avec le liniment suivant :

Chloroforme . . . . 8 grammes.
Huile d'amandes douces . . . 50 —

Ajoutez

Teinture d'opium . . . . . . 4 —
     Agitez.

[2] Nous employons ordinairement pour les injections hypodermiques la formule suivante :

Chlorhydrate de morphine . . 0,50 centigr.

faire dissoudre dans

Eau distillée . . . . 20 grammes.

ajoutez

Glycérine (pure). . . . . . . 5 —

On commence par tâter la sensibilité du malade en injectant 10 gouttes de la solution, c'est-à-dire 1 centigramme du principe actif.

remplacé par le chloral. et l'on recommanderait l'usage des laxatifs ou de certains purgatifs [1]. S'il existait, au contraire, de la diarrhée, les préparations opiacées rempliraient un double but.

Outre l'introduction du médicament par la bouche ou le tissu cellulaire sous-cutané, on aura recours aux lavements laudanisés [2].

Il faut avoir soin de combiner ses doses pour éviter les accidents d'intoxication, et ne pas oublier que l'absorption par le rectum, quoique moindre que par les autres voies, est cependant notable [3].

Nous n'avons parlé jusqu'à présent, à propos des émissions sanguines, que des sangsues appliquées sur l'abdomen dans les cas d'une certaine acuïté. C'est qu'en effet, dans les premières périodes de la maladie, il faut éviter, autant que possible, l'introduction du spéculum qui exaspère les douleurs. Il n'en est plus de même quand la métrite passe de l'état aigu à l'état subaigu. On doit alors recourir aux saignées locales, non plus par l'intermédiaire des parois abdominales, mais appliquées sur l'utérus lui-même.

---

[1] L'huile de ricin à la dose de 20 à 50 grammes, ou les purgatifs salins, tels que les eaux de Sedlitz, de Birmenstorf, de Pulna, d'Hunyadi, le sulfate de soude et de magnésie (15 grammes de chaque), seront employés de préférence à l'aloès et même à la rhubarbe, qui congestionnent les organes pelviens et sont par conséquent contre-indiqués dans la métrite aiguë.

[2] 5 à 6 gouttes de teinture d'opium ou 10 gouttes de laudanum de Sydenham pour chaque demi-lavement; en donner deux par jour.

[3] A ce propos, nous nous permettrons une remarque qui s'applique à tous les médicaments un peu actifs, employés à doses considérables. Il faut toujours avoir soin de s'assurer que le rein fonctionne bien et élimine à mesure la substance dont l'accumulation dans l'organisme présenterait des dangers.

Les physiologistes ont montré, depuis longtemps, qu'à doses égales, un certain nombre de substances actives n'exercent aucune action fâcheuse à l'état normal, tandis qu'elles peuvent amener la mort si on lie les uretères. Or l'homme dont le rein est malade se trouve souvent dans des conditions comparables à un animal dont on a lié les uretères. Aussi nous imposons-nous toujours, comme règle, d'examiner les urines d'un malade, avant de le soumettre à de fortes doses d'un médicament toxique.

On a deux moyens à sa disposition pour obtenir ce résultat : les sangsues, ou les scarifications du museau de tanche.

Si le médecin choisit les sangsues, il doit les poser lui-même. Pour cette application il faut se servir d'un spéculum plein, qui protège mieux les parois vaginales. Après avoir saisi le col, on doit presser assez fortement avec l'extrémité de l'instrument sur le fond du vagin, afin que le museau de tanche soit seul engagé. On enlève les mucosités au moyen d'un peu d'ouate et d'une injection d'eau tiède. Un petit tampon d'ouate ou de charpie sera placé sur l'orifice externe, pour empêcher les sangsues de pénétrer dans la cavité utérine. On les introduit alors, rassemblées sur un linge, en les poussant profondément jusqu'au contact de la muqueuse cervicale.

Quand les sangsues ont pris, on peut retirer légèrement le spéculum, mais il ne faut l'enlever complètement que quand elles sont toutes tombées.

Ces quelques précautions sont nécessaires pour éviter les accidents qui pourraient résulter, si les petites plaies portaient sur la muqueuse vaginale, au lieu de la muqueuse cervicale. C'est dans des cas où les piqûres avaient intéressé les parois du vagin qu'on a vu se développer des lymphangites consécutives. Ce mode de saignées locales a été préconisé par une grand nombre de gynécologistes et présente quelques avantages.

Mais, pour la plupart des malades, nous préférons de beaucoup les scarifications aux sangsues. Ce second procédé n'a jamais amené d'accidents entre nos mains, et son application est extrèmement plus facile et plus prompte. Les scarifications consistent en une série de piqûres ou d'incisions superficielles, pratiquées autour de l'orifice externe.

On peut employer pour cet usage divers instruments, soit un long bistouri, soit un scarificateur spécial fixé sur un manche, ou mobile et se repliant de façon à pouvoir tenir dans une trousse de poche[1].

Pour pratiquer cette opération, il faut découvrir le col au moyen d'un speculum quelconque et être bien sûr de n'avoir saisi que le col, qui est souvent entouré d'un repli vaginal faisant hernie au fond de l'instrument. Le museau de tanche est à peu près insensible et la femme ne manifeste aucune douleur sous l'influence des scarifications. Il n'en serait pas de même, si l'on atteignait le vagin, ce conduit étant doué d'une sensibilité beaucoup plus vive.

On laisse s'écouler une certaine quantité de sang, variable selon les malades, et on retire ensuite le speculum.

Ce moyen remplace avantageusement les sangsues, dans la plupart des cas, et n'exige aucun soin consécutif.

Il faut répéter les émissions sanguines locales un certain nombre de fois, à trois ou quatre jours d'intervalle. On peut empêcher ainsi la métrite aiguë de passer à l'état chronique.

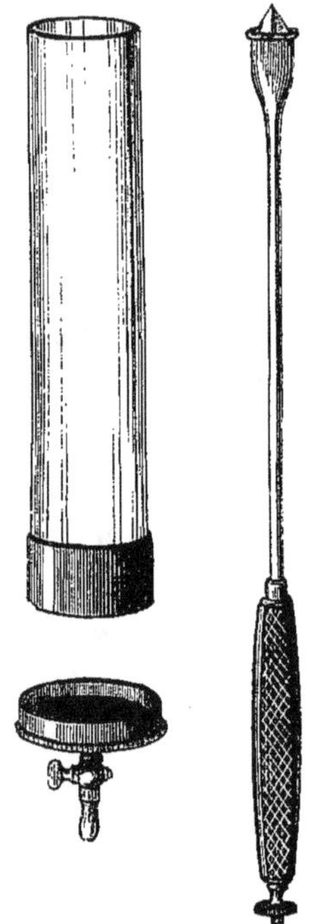

Fig. 78. — Speculum servant à scarifier et à appliquer une ventouse sur le col de l'utérus.

Souvent les époques menstruelles amènent de nouveaux accidents, chez des malades en apparence guéries. Aussi les

[1] Certains instruments ont le double avantage de servir en même temps de scarificateur et d'appareil à ventouse (fig. 78).

périodes cataméniales devront être surveillées pendant un certain temps.

DE LA MÉTRITE CHRONIQUE.

Nous avons été forcé de décrire la métrite aiguë, surtout son anatomie pathologique, d'après les auteurs qui ont traité cette question, n'ayant jamais eu l'occasion de faire nous-mêmes des autopsies de cas de ce genre. Il n'en est plus ainsi pour les formes chroniques, où nous avons pu, assez souvent, étudier les lésions histologiques de l'utérus chez des malades que nous avions suivies pendant un certain temps, et rapprocher, par conséquent, les symptômes cliniques, des altérations anatomiques observées après la mort. C'est pourquoi nous insisterons un peu plus, dans ce chapitre, sur la question d'histologie.

Nous avons vu, à propos de la métrite aiguë, que la division en métrite muqueuse et métrite parenchymateuse paraissait à peu près illusoire. Nous croyons cependant devoir la conserver pour les formes chroniques. Non que dans la métrite chronique, plus que dans la métrite aiguë, on rencontre ordinairement des lésions de la muqueuse laissant le parenchyme indemne, ou des lésions du parenchyme avec une muqueuse normale. Les examens nécropsiques que nous avons eu l'occasion de faire ont montré, qu'au moins dans ces cas la muqueuse et les tissus sous-jacents étaient tous deux atteints.

Cependant, selon que les lésions prédominent du côté de la muqueuse ou du côté du tissu fibro-musculaire, on observe un type clinique différent dans ses manifestations, et nécessitant d'autres modes de traitement.

Telles sont les raisons qui nous ont engagé à conserver, pour les formes chroniques de la métrite, ces anciennes divisions qui nous paraissent inutiles pour la forme aiguë.

De la métrite interne ou muqueuse chronique.

Nous traiterons d'abord de la métrite interne chronique, désignée par certains auteurs sous le nom de métrite catarrhale [1].

Anatomie pathologique. — Dans la métrite interne chronique, même lorsque le tissu utérin n'est encore que légèrement atteint, l'organe est augmenté de volume. Ces dimensions plus considérables ne sont pas dues à un épaississement des parois, mais bien à une dilatation excentrique qui peut en amener l'amincissement.

Les tissus sont ramollis et se laissent diviser plus facilement que ceux d'un utérus normal. En incisant l'organe dans le sens longitudinal, on voit que la dilatation, surtout accusée pour le corps, est moins marquée dans le col. Les cavités sont remplies d'un liquide puriforme, ou sanguinolent, conservant quelquefois des différences entre le corps et le col. Ces différences s'effacent d'autant plus que le liquide contient plus de pus. Souvent aussi l'on rencontre du sang, soit pur, soit mélangé de mucopus.

La muqueuse du corps utérin, considérablement épaissie, présente une coloration rouge ardoisée sur certains points, ecchymotique dans d'autres. Rarement lisse, elle se montre ordinairement hérissée de villosités, ou parsemée de gra-

[1] Dans beaucoup de traités des maladies des femmes on consacre un chapitre à part au *catarrhe utérin*. Les écoulements provenant des divers points de la muqueuse utérine nous paraissent constituer un symptôme et jamais une affection. Légers, fugaces dans certains cas, rebelles et abondants dans d'autres, ils n'en sont pas moins la résultante d'une altération plus ou moins profonde des éléments qui entrent dans la structure de la cavité utérine. Le coryza résultant d'un refroidissement et disparaissant spontanément en un ou deux jours est aussi bien un coryza que celui qui revêt une forme chronique et dure des mois et des années, comme on l'observe chez certains scrofuleux. Nous ne voyons pas pourquoi on nierait pour l'utérus ce qui est la règle pour toutes les autres cavités revêtues d'une muqueuse, et nous rangeons le catarrhe utérin parmi les symptômes de la métrite.

nulations, de fongosités, variant de la grosseur d'un pois à celle d'une framboise. Ces végétations siègent plus ordinairement sur la paroi postérieure. Elles arrivent à former des masses fongueuses qui, en se pédiculisant, constituent de véritables polypes[1].

L'existence de ces granulations, dans la métrite interne chronique, n'avait pas échappé aux observateurs qui nous ont précédé. Aran insiste sur les dispositions qu'elles présentent, et c'est contre elles que Récamier avait préconisé l'usage de la curette qui porte son nom.

Dans le col, on observe une exagération des plis de l'arbre de vie et un grand nombre de glandes muqueuses transformées en kystes de grosseur variable, connus sous le nom d'œufs de Naboth.

Quelquefois ces agglomérations kystiques oblitèrent la cavité cervicale et font saillie à l'orifice externe. Nous reviendrons sur cette question d'anatomie pathologique à propos des polypes muqueux.

On rencontre accidentellement, surtout chez les vieilles femmes, une métrite chronique, avec oblitération d'un des orifices, plus souvent de l'orifice interne. Cette disposition permet d'étudier avec plus de facilité la nature des deux liquides contenus dans la cavité du corps et dans celle du col. Nous avons déjà assez insisté sur les caractères qui les différencient pour n'avoir pas à y revenir ici. C'est principalement aussi chez les femmes avancées en âge qu'on observe ce développement énorme des œufs de Naboth, décrit sous le nom de métrite kystique du col[2].

---

[1] M. Slawiauski a fait de cette altération une forme particulière de *métrite villeuse*. (*Arch. de physiologie*, 1874, p. 86.) Ces altérations ont également été décrites comme des formes particulières de métrite, *métrite granuleuse, métrite polypeuse.*

[2] Howitz, *Om Cystendvikling i collum uteri.* Hosp. Tid., R. 2, p. 129, 1875. Analysé dans *Jahresbericht*, 1875, t. II, p. 577.

L'oblitération des orifices se produit sous l'influence de causes diverses. Des adhérences peuvent s'être établies entre les parois à la suite d'une inflammation ancienne, ou consécutivement à des cautérisations. Un polype amène quelquefois un résultat semblable. Dans certains cas, on a vu de petits polypes pédiculés, situés comme une espèce de soupape, se laisser refouler de bas en haut par l'introduction d'un hystéromètre.

Enfin il ne faut pas oublier que, sous l'influence de l'atrophie sénile, on observe assez fréquemment une oblitération des orifices, sans l'intervention d'aucune cause pathologique.

La muqueuse qui revêt la cavité cervicale s'hypertrophie au point de faire hernie en dehors du museau de tanche et de constituer une espèce de bourrelet muqueux. Nous avons déjà signalé cette disposition anatomique également désignée sous le nom d'*ectropion*. C'est surtout dans ces cas que l'on rencontre des œufs de Naboth sur la surface externe de la partie vaginale du col.

Les lésions les plus importantes ne peuvent se découvrir que par l'examen microscopique. Aussi cette étude présente-t-elle un grand intérêt, en nous donnant l'explication de la plupart des symptômes observés pendant la vie.

Presque tous ceux qui ont parlé des lésions histologiques de la métrite ont admis que, dans cette affection, l'épithélium cylindrique de revêtement de l'utérus se transforme en épithélium pavimenteux. Nous n'avons jamais observé cette transformation. Dans tous les cas, nous avons vu l'épithélium cylindrique disparaître de la surface et ne subsister que dans quelques glandes. Dans les parties superficielles, le tissu était formé par des éléments embryonnaires, et dans les parties profondes on rencontrait des cellules plates du tissu conjonctif. Ce sont peut-être ces derniers éléments, obtenus par le raclage, que quelques auteurs ont pris pour l'épithélium de la surface transformé.

Nous avons traité cette question avec les détails qu'elle comporte, à propos des changements que subit la muqueuse utérine sous l'influence de la grossesse[1]. Ici, nous croyons qu'il vaut mieux réserver l'histologie pour les faits intéressant directement la clinique. Nous n'insisterons donc pas davantage sur ce point, et passerons à l'étude des végétations, qui revêtent trois formes principales.

1° Dans certains cas, on observe une hypertrophie des

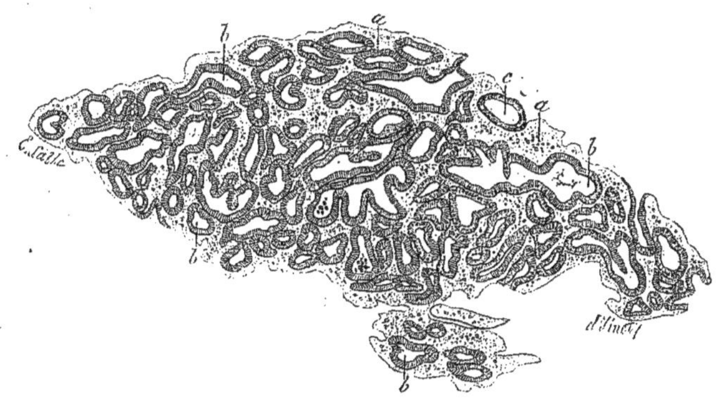

Fig. 79. — Coupe transversale d'une granulation dans un cas de métrite interne chronique (gross. de 40 diam.).

a. Stroma. — *b.* Coupe des glandes dilatées et revêtues de leur épithélium. — *c.* Coupe d'un vaisseau

glandes dilatées et devenues flexueuses, tout en conservant leur épithélium (fig. 79).

2° Dans d'autres, les végétations sont uniquement constituées par du tissu embryonnaire, avec de rares vaisseaux. Il ne subsiste que des traces de glandes et quelques restes d'épithélium plus ou moins dégénéré. On a

[1] De Sinéty, *Étude histologique sur la cavité utérine après la parturition* (*Arch. de physiologie*, 1876, p. 542).

affaire à un vrai tissu inflammatoire, comparable à celui qui constitue la surface d'une plaie exposée (fig. 80). Sur cer-

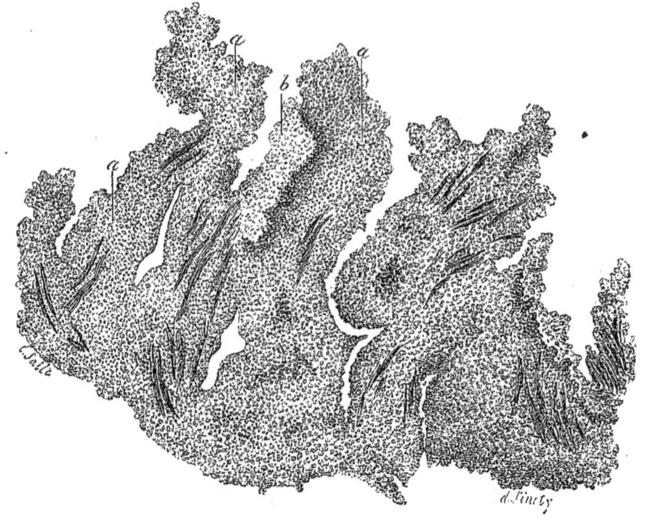

Fig. 80. — Coupe longitudinale d'une granulation formée d'éléments embryonnaires, dégénérés en certains points, dans un cas de métrite interne chronique (gross. de 40 diam.).

a. Tissu embryonnaire. — *b.* Points ayant subi la dégénérescence graisseuse.

tains points, il existe des îlots d'éléments dégénérés ne se laissant pas colorer par les réactifs, analogues à ceux qui s'observent dans les bourgeons produisant du pus. Cette dégénérescence des éléments embryonnaires nous explique l'abondance de l'écoulement muco-purulent observé pendant la vie.

5° Enfin certaines de ces fongosités sont presque uniquement composées de vaisseaux, dont quelques-uns extrêmement dilatés atteignent un diamètre considérable (fig. 81). On a encore ici l'explication anatomique de ces hémorrhagies si fréquentes dans la métrite interne.

Nous avons figuré des spécimens de ces trois sortes de granulations utérines, dont l'étude n'avait pas été suffisamment faite jusqu'à présent, et qui donnent, comme nous le disions plus haut, l'explication des principaux symptômes de la métrite chronique.

En effet, selon que l'une de ces trois espèces dominera, nous aurons affaire à un écoulemeut abondant et surtout

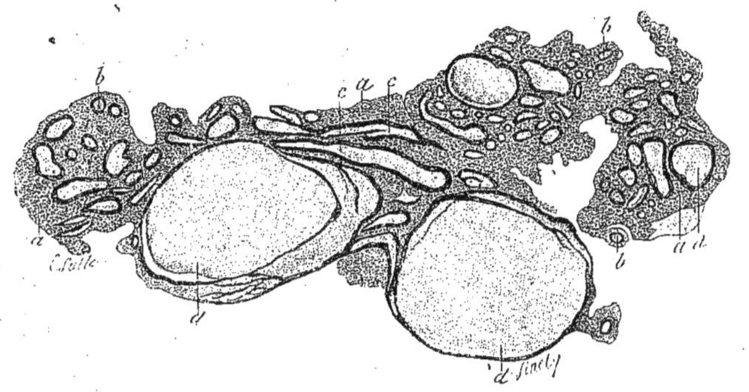

Fig. 81. — Coupe transversale d'une granulation constituée par des vaisseaux dilatés et remplis de globules sanguins dans un cas de métrite interne chronique (gross. de 40 diam.).

a. Stroma embryonnaire. — b. Vaisseaux coupés en travers. — c. Vaisseaux coupés longitudinalement — d. Vaisseaux dilatés remplis de globules sanguins.

muqueux si ce sont les glandes, purulent si ce sont les bourgeons peu vasculaires et dégénérés, hémorrhagique si ce sont les vaisseaux. On peut, sur un même utérus, rencontrer ces trois formes d'altération.

Quelquefois la muqueuse paraît presque unie et ne présente pas de saillies. Dans ces cas encore, l'examen histologique nous montre les mêmes lésions diffuses et envahissant à peu près également toute la muqueuse. Nous résumerons brièvement l'observation d'une femme d'une trentaine d'années, atteinte de métrite interne avec hémorrhagies, ayant succombé en quelques heures à des accidents urémiques.

La malade avait présenté tous les symptômes de la métrite interne chronique.

A l'autopsie nous avons trouvé les cavités dilatées, rem-

plies d'un mélange de sang et de mucopus, les parois amincies, le tissu friable.

Voici ce que l'on constatait sur les coupes obtenues après
durcissement et coloration au picro-carminate.

La muqueuse était considérablement épaissie, les glandes
très dilatées en certains points, mais toujours reconnaissables à leur revêtement épithélial nettement dessiné. Leur
lumière était oblitérée par des amas de petites cellules
rondes. Au lieu d'être rapprochées les unes des autres
comme à l'état normal, des espaces considérables uniquement formés d'éléments embryonnaires les séparaient les
unes des autres. Dans ce stroma embryonnaire, on rencontrait de nombreux vaisseaux s'avançant jusqu'à la surface
libre de la cavité utérine. Ceux-ci, encore remplis de globules
sanguins, expliquaient les hémorrhagies qu'avait présentées
la malade. L'épithélium de revêtement avait partout disparu,
excepté dans les glandes. Sur quelques points de l'épaisse
couche de tissu embryonnaire remplaçant la muqueuse, on
observait des îlots d'éléments dégénérés ayant pris l'aspect
de petites masses caséeuses.

Les lésions ne se bornaient pas à la surface de la cavité
utérine. On pouvait aussi les constater dans toute l'épaisseur
des parois.

Les fibres musculaires étaient conservées, mais entre les
faisceaux musculaires, et variant d'un point à un autre, on
trouvait des amas de petites cellules rondes semblables à
celles que nous avons signalées. Ces éléments, surtout très
nombreux autour des vaisseaux de petit calibre, formaient
en certains endroits des îlots qui, après l'action du picro-
carminate d'ammoniaque, tranchaient par leur coloration
rouge et étaient facilement reconnaissables, même à un faible
grossissement. Les altérations étaient beaucoup plus pro-
noncées dans la muqueuse que dans le stroma.

Ces lésions différaient de celles que nous avons eu l'occasion d'observer chez des femmes mortes au moment des règles. Chez ces dernières, les glandes ont conservé à peu près leurs rapports respectifs et forment la majeure partie de la muqueuse, tandis que dans la métrite les glandes sont très écartées les unes des autres et plongent dans un véritable stroma embryonnaire qui en constitue les 4/5. Dans les deux cas il y a épaississement et transformation des tissus. Mais pendant la menstruation nous n'avons jamais rencontré ces îlots d'éléments dégénérés et caséeux, et cette infiltration de tout le parenchyme par de petites cellules rondes. Enfin, à l'époque des règles, tous les vaisseaux sont dilatés et gorgés de sang. Ici, ils ne l'étaient que vers la surface de la cavité utérine. Nous aurons, du reste, l'occasion de revenir sur les modifications que subit l'utérus au moment des règles, à propos de la menstruation.

Nous ferons observer que dans ce cas-ci, aussi bien au point de vue clinique qu'au point de vue de l'anatomie macroscopique, nous avions un type de métrite interne chronique. Et cependant l'examen histologique nous a appris que les tissus profonds présentaient déjà les lésions de la première période de la métrite dite parenchymateuse.

Ce fait et quelques autres, dont la description nous entraînerait trop loin, viennent à l'appui des idées exposées au commencement de ce chapitre.

Nous nous occuperons plus tard de l'anatomie pathologique des ulcérations du col utérin, si fréquentes chez les malades atteints de métrite chronique.

Symptômes. — Passons maintenant à l'étude des symptômes qui permettent de reconnaître, cliniquement, la métrite interne chronique. Ce qui la caractérise avant tout, c'est l'écoulement sur lequel nous reviendrons dans un instant, après avoir passé en revue l'ensemble des troubles subjectifs.

Les femmes ainsi atteintes présentent toujours, au bout d'un certain temps, des altérations de la santé générale, d'autant plus graves que la cavité du corps est plus en cause. Les métrites où dominent les lésions du col passent plus longtemps inaperçues, et ne donnent lieu que plus tard à des phénomènes morbides.

Les malades se plaignent de palpitations, d'étouffements, de faiblesse et d'une gêne de la respiration sous l'influence du moindre exercice.

Le visage pâle, terreux, les yeux cernés, donnent à la physionomie ce cachet particulier appelé *faciès utérin*.

En même temps se montrent certains phénomènes psychiques. Le caractère change, les femmes deviennent tristes, portées aux idées noires ; disposition qui s'observe, du reste, aussi bien chez l'homme que chez la femme, dans toutes les affections génitales.

L'appareil digestif vient aussi apporter son appoint de tribulations. Tantôt il y a perte d'appétit, d'autres fois, sensation fréquente de faim suivie de digestions difficiles; en outre une constipation opiniâtre, alternant quelquefois avec de la diarrhée.

La douleur est un phénomène presque constant. Elle a son siège de prédilection dans le bas ventre ou dans la région sacrée, et s'irradie vers le pubis, la région inguinale ou le long de la cuisse.

Les malades accusent en outre une sensation de plénitude et de pesanteur dans le bassin, allant même jusqu'à des douleurs expultrices. On observe aussi du ténesme rectal et vésical, un sentiment de brûlure au passage de l'urine. La céphalalgie est une compagne presque forcée de la métrite chronique.

Ces divers symptômes sont en rapport avec l'état anémique qui la complique presque toujours.

La menstruation est plus ou moins influencée. La dysménorrhée, assez fréquente dans les formes aiguës, ne se montre ici que beaucoup plus tard, probablement quand la muqueuse est complètement transformée en tissu inflammatoire et a perdu tous ses caractères physiologiques.

Quelquefois l'écoulement muco-purulent alterne avec les métrorrhagies.

Dans la forme hémorrhagique (admise par Duparcque comme une métrite spéciale), on voit d'abord les règles durer un peu plus qu'à l'ordinaire. Peu à peu, l'époque menstruelle se prolongeant de plus en plus et ses débuts se rapprochant aussi, on en arrive à observer une hémorrhagie continue, si bien que les malades ne reconnaissent plus leurs périodes cataméniales et se plaignent, suivant leur expression, d'*être toujours dans le sang*.

Les symptômes objectifs, dont il nous reste à nous occuper, présentent une bien plus grande importance.

Au toucher, on trouve l'utérus mobile, les culs-de-sac libres et indolores, s'il n'y a pas de complication. Au contraire en pressant sur le col on provoque de la douleur.

Dans certains cas, cette douleur est tellement intense, que Routh [1] en a fait une métrite spéciale, affectant plus particulièrement le fond de l'utérus et caractérisée, outre l'excès de la sensibilité, par des troubles psychiques revêtant la forme de l'hystérie ou de la catalepsie. On a aussi désigné des cas de ce genre sous le nom d'*utérus irritable*.

Il ne faut pas oublier que dans la névralgie lombo-abdominale on rencontre quelquefois des points douloureux à la pression, en particulier à l'union du col et du corps, sans qu'il y ait cependant trace de métrite [2]. -

---

[1] *Obst. tr.*, vol. XII, p. 156.

[2] D'après les descriptions données par les auteurs anglais, ce serait également des faits de cet ordre qu'on aurait confondus sous la dénomination d'utérus irritables.

A l'examen direct, on voit souvent que la vulve et le vagin participent à l'inflammation. Le col est rouge, fréquemment exulcéré. Tantôt il s'échappe par son orifice un liquide muco-purulent, quelquefois tout à fait purulent. Tantôt des mucosités teintes de sang ou même du sang pur.

Dans beaucoup de cas on peut différencier la provenance de l'écoulement : celui du corps, peu dense, filant ; celui du col, épais, résistant, gélatiniforme ; celui du vagin, plus blanc, laiteux et comme cailleboté. En outre la sécrétion utérine est alcaline, celle du vagin est acide.

Plus ces différents liquides sont purulents, et plus, comme nous l'avons déjà dit, il devient difficile de juger leur origine.

Les ulcérations du col présentent un aspect variable sur lequel nous n'insisterons pas pour le moment.

Autrefois on attachait une importance très exagérée à ces ulcérations, qui pour certains médecins constituaient toute la maladie.

On a montré depuis longtemps combien cette opinion est erronée.

Quand, dans le cours de la métrite chronique, on pratique le cathétérisme de la cavité utérine, on a quelquefois de la difficulté à franchir l'orifice interne, si les lésions du col dominent. Mais, si elles ont atteint le corps d'une façon un peu marquée, la pénétration de l'instrument à travers l'isthme se fait avec la plus grande facilité et la sonde se meut aisément dans tous les sens.

On constate également par ce moyen d'exploration que l'utérus, au lieu de 5 à 6 centimètres et demi (état normal), peut atteindre jusqu'à 8 et même 8 centimètres et demi de profondeur.

Il faut toujours prendre les plus grandes précautions en pratiquant le cathétérisme d'un utérus ainsi altéré ; car son tissu est ramolli et se laisserait traverser facilement.

Nous ne pouvons pas terminer l'histoire de la métrite interne chronique, sans en signaler une variété que l'on observe chez les vieilles femmes. Chez celles-ci, on pourrait être induit en erreur par des phénomènes dus seulement à la rétention des produits de sécrétion, après oblitération des orifices. Elles se plaignent de toutes les sensations douloureuses qui accompagnent d'ordinaire cette affection. L'utérus est distendu, augmenté de volume. Souvent, soit spontanément, soit à la suite d'un cathétérisme, il s'écoule un flot de liquide, les malades sont subitement soulagées et tout rentre dans l'ordre.

Mais il n'en est pas toujours ainsi, et il faut être prévenu de l'existence possible de la métrite interne chronique aux périodes les plus avancées de la vie.

Nous avons eu l'occasion d'en observer un cas chez une femme de soixante-dix-huit ans, qui présentait tous les signes classiques de la forme hémorrhagique.

Cette malade mourut presque subitement d'accidents cérébraux, et à l'autopsie on put constater les lésions de la métrite chronique généralisées au corps et au col. Chez elle les altérations prédominaient du côté de la muqueuse, mais le parenchyme avait également subi des modifications pathologiques.

Marche. — La métrite interne chronique est une maladie à marche longue et souvent rebelle. C'est par mois et par années qu'il faut compter sa durée. Elle guérit quelquefois spontanément au moment de la ménopause, par suite de l'atrophie de l'utérus. Mais elle peut aussi exister pendant la vieillesse, ainsi que le démontrent quelques observations.

Nous n'irons cependant pas aussi loin que Scanzoni, en la considérant comme presque incurable. Il est certain qu'on voit un assez grand nombre de malades ainsi atteintes recouvrer une santé prospère.

Diagnostic. — Cette affection peut être confondue avec le cancer, les polypes, les corps fibreux, la blennorrhagie, la névralgie lombo-abdominale. C'est surtout dans la forme chronique dite parenchymateuse que le diagnostic entre le cancer et la métrite présente de grandes difficultés, sur lesquelles nous insisterons dans un prochain chapitre.

La métrite interne pourrait être prise pour un cancer du corps utérin. Mais dans ce dernier l'utérus acquiert des dimensions bien plus considérables que dans la métrite. En outre dans celle-ci on observe souvent des intermittences dans la nature de l'écoulement tantôt mucopurulent, tantôt sanguin. Dans le cancer ces intermittences n'existent pas en général. L'odeur fétide des liquides ne constitue pas un caractère distinctif absolu. Quoique beaucoup plus fréquente dans le cancer, on la rencontre aussi dans la métrite.

Pour les polypes, les corps fibreux, le cathétérisme donne des renseignements précieux, qu'on pourra compléter au moyen de la dilatation du col.

Quand la blennorrhagie est de date récente, l'uréthrite, la rougeur limitée au vagin, la transparence du mucus utérin tranchant sur les liquides purulents qui l'environnent, ne peuvent laisser aucun doute sur la nature de l'affection. La vaginite qui accompagne souvent la métrite chronique n'atteint jamais l'intensité de la vaginite blennorrhagique à sa première période.

Dans les cas où une blennorrhagie ancienne s'est propagée jusque dans la cavité utérine, le diagnostic est presque impossible et ne peut guère se baser que sur les commémoratifs. Du reste, il existe alors une véritable métrite d'origine blennorrhagique.

La névralgie lombo-abdominale est souvent prise pour une métrite, faute d'un examen suffisant. La connaissance seule de l'erreur possible empêchera d'y tomber, si on se donne la peine d'examiner attentivement ses malades.

Pronostic. — La métrite interne chronique est une affection commune et qu'on rencontre à chaque instant dans la pratique. En général, elle n'entraîne pas la mort par elle-même. Mais l'état de faiblesse, dans lequel sont plongés les sujets qu'elle atteint, facilite le développement d'autres maladies, comme on l'a admis pour la tuberculose en particulier.

Il y a cependant certains cas où la métrite chronique devient excessivement grave, à cause des métrorrhagies qu'elle provoque et qui peuvent à elles seules amener une terminaison fatale.

En l'absence d'hémorrhagies, l'abondance de l'écoulement muqueux ou mucopurulent n'est pas la cause unique de l'affaiblissement rapide des malades. Cet état est sous la dépendance d'une action plus générale exercée sur l'ensemble de l'organisme.

On voit, en effet, des leucorrhées vaginales très considérables, bien plus abondantes que les écoulements utérins, coïncider pendant longtemps avec une santé parfaite.

La métrite chronique amène souvent la stérilité. Certains auteurs l'ont accusée, quand elle n'est pas cause de stérilité, de prédisposer aux insertions vicieuses du placenta (Schrœder).

C'est là, nous semble-t-il, une simple hypothèse, qu'il resterait à démontrer par des faits.

Étiologie. — La métrite chronique succède à la forme aiguë. D'autres fois elle est chronique d'emblée et se développe peu à peu et lentement.

Il y a toute une série de causes banales, considérées comme pouvant amener la métrite chronique : mauvaises conditions hygiéniques, tempérament lymphatique, fatigues exagérées, chagrins, etc.

Il serait bien préférable de ne pas répéter, à propos de chaque maladie, cette étiologie douteuse qui, pouvant s'appliquer à toutes, n'en concerne aucune en particulier.

La blennorrhagie amène quelquefois la métrite interne. On a, croyons-nous, surtout dans ces derniers temps, exagéré l'importance de cette cause, qui est cependant démontrée par un grand nombre d'observations. On a accusé aussi les excès de coït de développer la métrite, en se basant sur la fréquence de cette affection chez les prostituées.

Mais ces femmes sont exposées à expulser prématurément des produits de conception qui passent inaperçus, fait signalé depuis longtemps par Parent du Châtelet. En outre, dans bien des circonstances, on prend pour des règles douloureuses des avortements peu avancés, comme le montre l'examen histologique de soi-disant dysménorrhées membraneuses, qui ne sont autre chose que des débris de villosités choriales[1].

En somme, la puerpéralité et les imprudences commises à la suite des accouchements ou des avortements sont, le plus souvent, le point de départ de la métrite chronique.

Cette affection se rencontre dans toutes les classes de la société et avec toute espèce de tempérament.

On l'observe également dans les maladies du cœur, ou accompagnant le cancer, les polypes, les corps fibreux.

Mais, dans ces derniers cas, elle n'est plus qu'une complication, et n'a qu'un intérêt tout à fait secondaire.

Traitement. — Le traitement de la métrite interne chronique présente des indications générales et locales, variables selon les symptômes prédominants.

Traitement général. — La métrite, quelle que soit sa forme,

---

[1] Voyez de Sinéty, *Comptes rendus des séances de la Société de biologie,* 1876, p. 140.

s'accompagne toujours d'un état anémique. Aussi l'usage du fer est indiqué dans le plus grand nombre des cas, associé aux amers et surtout au quinquina [1].

A ce propos, il est bon de prémunir les malades contre l'abus du vin de quinquina. C'est un médicament qu'on ordonne à chaque instant, dans n'importe quelle affection. Nous croyons que, surtout chez les femmes, le vin est un mauvais mode d'administration du quinquina. D'abord la quantité de substance active contenue dans un petit verre de vin est excessivement minime. Ensuite il entre dans la fabrication de ce médicameut une quantité considérable d'alcool, et la dyspepsie si fréquente chez les malades atteintes de métrite se trouve souvent fort mal de son action. Il sera indiqué seulement, si l'on croit utile de donner, avec le quinquina, une petite dose d'alcool. Même dans ces cas, on doit recommander de n'en faire usage qu'à la fin du repas, et non au commencement, comme on en a le plus souvent l'habitude. Nous avons eu l'occasion de voir des femmes devenues dyspeptiques sous l'influence d'un verre de vin de quinquina pris à jeun pendant plusieurs semaines, et chez lesquelles la cessation du médicament avait suffi pour faire disparaître tous les troubles digestifs. C'est donc sous la forme de poudre ou d'extrait qu'on administrera, de préférence, les préparations quiniques.

Il y a des cas où le fer seul, ou combiné avec ces dernières, augmente les douleurs et aggrave l'état des malades. C'est

---

[1]

Rhubarbe pulvérisée . . .	5 grammes.
Carbonate de fer	āā 10 —
Quinquina jaune pulvérisé.	

pour 20 paquets, dont on prendra 2 par jour ; 1 au moment des deux principaux repas.

Selon l'état des garde-robes on fera varier la quantité de rhubarbe, et, dans le cas où il existerait de la diarrhée, il faudrait remplacer la rhubarbe par le sous-nitrate de bismuth.

au médecin à surveiller l'effet produit par les substances qu'il ordonne.

Contre les troubles digestifs, on emploiera les alcalins, la pepsine, les amers, selon les circonstances, et les malades feront usage aux repas d'une eau minérale, telle que l'eau de Bussang, de Condillac, de Spa, ou des sources de Vichy, Cusset, Vals.

Les bains simples ou alcalins sont un adjuvant utile dans le traitement de la métrite chronique. L'introduction

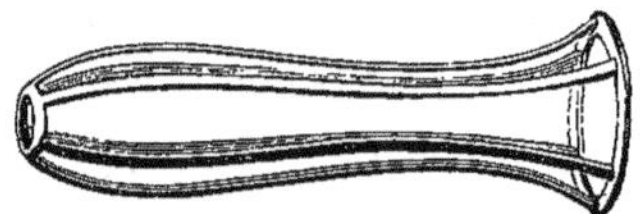

Fig. 82. — Speculum à bains.

d'un petit speculum permettra à l'eau de pénétrer dans le vagin jusqu'au col de l'utérus (fig. 82).

L'hydrothérapie, par son action reconstituante et sédative, rend également de grands services. Nous laissons de côté pour le moment la question des cures thermales, dont nous nous occuperons dans le chapitre suivant, à propos du traitement de la métrite dite parenchymateuse.

Quand l'écoulement est purulent ou mucopurulent, on a recommandé les balsamiques et surtout le copahu. L'action de cette substance nous paraît bien problématique contre la leucorrhée utérine et vaginale. En outre, le copahu est souvent mal supporté par l'estomac, et nous n'en conseillons l'usage que dans les cas où il existe de l'uréthrite, et où il est alors indiqué[1].

Les lavements d'aloès, préconisés par Aran, sont peu usités aujourd'hui.

---

[1] Voyez page 121.

Traitement local. — Comme traitement local, on ordonne souvent des injections astringentes, au tannin, à l'alun, avec la décoction de feuilles de noyer. Ces injections n'agissent que sur le vagin, et un peu sur la surface du museau de tanche. Leur principale utilité consiste à chasser les produits de l'écoulement utérin et à empêcher leur stagnation dans le canal vaginal.

Les cautérisations de la cavité cervicale donneront de bons résultats, si c'est cette région qui est principalement atteinte[1]. Le crayon de nitrate d'argent est le plus souvent employé à cet usage, à tort, selon nous, à cause de la disposition anatomique de la muqueuse. Il est impossible qu'un caustique solide pénètre dans les anfractuosités et les replis qu'elle présente, et les parties de nitrate d'argent dissoutes perdent immédiatement toute action en se mélangeant au mucus, qui les transforme en chlorure d'argent complètement inactif.

Les crayons de tannin seraient plus indiqués. Nous employons quelquefois un mélange de tannin et d'acide phénique, dont on fait de petits crayons, de 3 centimètres de long environ, que l'on introduit dans le canal cervical, où ils ne tardent pas à se dissoudre[2].

Nous préférons, à ces divers moyens, l'action des caustiques liquides, en particulier, de l'acide chromique.

En s'entourant des précautions que nous indiquerons plus

---

[1] Nous ne parlons pas ici du traitement des ulcérations, dont nous nous occuperons dans un chapitre à part.

[2] Crayons caustiques :

Acide phénique cristallisé. . .	0,05 centigr.
Glycérine	5 gouttes.
Tannin	4 grammes.
Gomme adragante	Q. S.

pour des crayons de 3 centimètres de long et 3 à 4 millimètres de diamètre.

tard, cet acide présente de grands avantages pour le traitement des affections utérines [1].

Quand les lésions existent au-dessus de l'orifice interne, c'est dans la cavité du corps de l'utérus que doit être porté l'agent modificateur. Les crayons de tannin, utiles quand ils ne dépassent pas le col, donnent lieu à de violentes coliques, si on les laisse à demeure dans le corps de l'utérus. Nous en dirons autant des crayons de nitrate d'argent.

Cette question nous amène à étudier la ligne de conduite que l'on doit suivre dans la métrite à forme hémorrhagique.

L'importance de cette partie du traitement est d'autant plus grande, que, comme nous l'avons vu, les métrorrhagies présentent par elles-mêmes un véritable danger.

Quelquefois le séjour au lit suffit pour faire cesser les pertes. Mais ces cas favorables sont loin d'être constants, et on a alors à sa disposition plusieurs moyens thérapeutiques. Les bains chauds (35 degrés centigrades pendant 20 minutes), employés avec succès par M. Tarnier contre les hémorrhagies secondaires des femmes en couche, peuvent avoir aussi de bons résultats contre les hémorrhagies consécutives à

---

[1] Nous employons la solution à parties égales d'acide chromique cristallisé et d'eau distillée.

Dans l'intervalle des cautérisations on conseillera des pansements quotidiens avec des tampons imbibés du mélange suivant :

Acide phénique cristallisé. . .	0,30	centigr.
Alcool.	10	gouttes.
Glycérine	30	grammes.
Tannin	2	—

Les solutions concentrées d'acide phénique portées avec un pinceau dans la cavité cervicale sont fréquemment mises en usage contre le catarrhe utérin. Il ne faut pas oublier que cet acide est un puissant caustique et qu'il a une tendance à s'étendre en surface. On peut avoir recours à la formule suivante :

SOLUTION CAUSTIQUE.

Acide phénique cristallisé.	2	grammes.
Alcool	1	—
Eau distillée	} āā 10	—
Glycérine		

une métrite. Les applications chaudes (sac de Chappmann) sur la région lombaire sont également utiles, comme nous avons pu le constater nous-même, il y a quelques années, dans le service de M. Guéneau de Mussy.

La digitale, la quinine, l'ergot de seigle, ont été tour à tour conseillés.

Ce dernier médicament est loin d'avoir, dans ces conditions, la même action que dans les cas de métrorrhagies résultant de corps fibreux. Cette différence est en rapport avec ce que nous apprend l'anatomie pathologique. Il est tout simple, en effet, que l'ergot, agissant sur les fibres musculaires lisses, n'ait pas grande influence sur des vaisseaux et des tissus presque uniquement formés d'éléments embryonnaires, tels que ceux que nous avons observés dans la métrite interne chronique.

C'est contre les végétations vasculaires qu'on a préconisé l'usage de la curette (fig. 83). Cette opération, telle que la pratiquait Récamier, avait donné quelques succès dont le nombre n'était pas en rapport avec les dangers auxquels elle exposait. Aujourd'hui que la dilatation du col est entrée dans la pratique gynécologique, l'abrasion de la cavité utérine offre moins de dangers et devient beaucoup moins difficile. Par cette dilatation, on se rend mieux compte de l'état de la surface interne de l'organe, et on agit avec plus de sûreté.

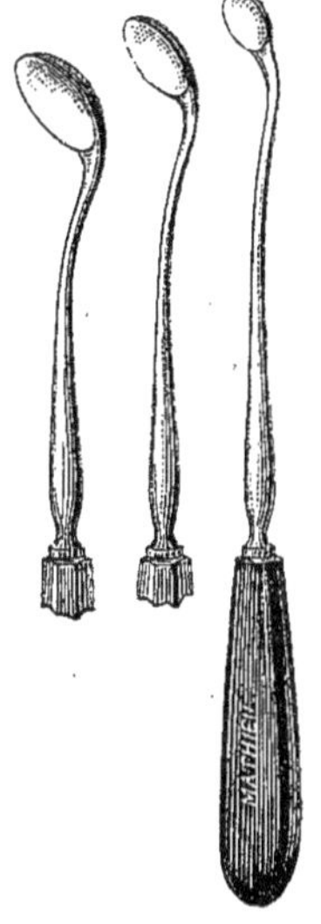

Fig. 83.
Curettes de Simon.

Quand le corps de l'utérus est ainsi devenu accessible à nos moyens de diagnostic et de traitement, on peut user de certains caustiques énergiques, tels que l'acide phénique, l'acide nitrique fumant. Ce dernier a été vanté par beaucoup de gynécologistes (Atthil, Churchill, Liebman)[1].

Il faut, si on l'emploie, appliquer préalablement un spéculum vaginal et, en outre, un spéculum utérin, pour protéger les lèvres du museau de tanche contre l'action du caustique. Celui-ci sera porté à la surface de la muqueuse au moyen

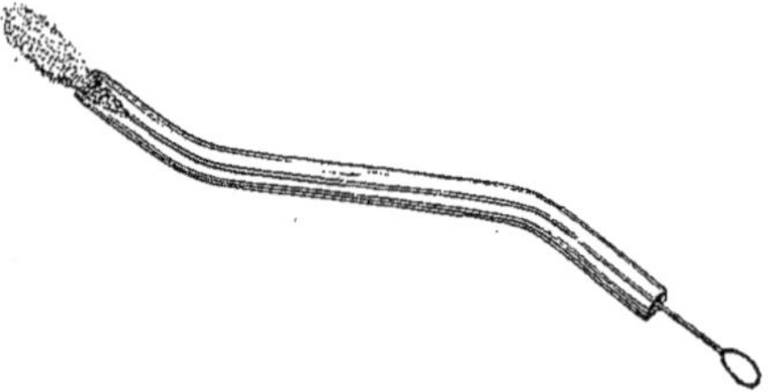

Fig. 84. — Applicateur de Woodbury.

d'un peu de ouate enroulée autour d'une petite tige de bois ou d'un appareil spécial tel que celui de Woodbury (fig. 84).

On a proposé de cautériser la surface interne de l'utérus avec le galvano-cautère (Spiegelberg), dont la disposition permet de l'introduire froid et de le chauffer seulement quand il a pénétré dans la cavité.

Nous n'avons pas eu l'occasion d'essayer ces derniers moyens. Celui que nous employons de préférence contre les métrorrhagie dépendant de la métrite interne consiste à faire pénétrer dans l'utérus une sonde préalablement enduite, sur une longueur de 6 à 7 centimètres, d'une couche de nitrate d'argent fondu (fig. 85)[2]. Avec cette méthode, la dilatation préalable n'est pas nécessaire. On doit introduire l'instrument sans hésitation, après s'être assuré de la direction et de la profondeur de l'utérus. L'organe se contracte sur la sonde dont on dirige la courbure dans différents sens.

---

[1] Voyez à ce sujet *Arch. de tocologie*, t. IV, p. 207.

[2] Ce procédé employé par M. Siredey a été décrit dans la thèse d'un de ses élèves. Devins, Thèse de doctorat, Paris, 1876.

Le caustique solide, tout à fait illusoire pour la cavité du col, nous paraît, au contraire, très logiquement employé pour le corps, dont la surface interne ne présente aucun repli.

Nous n'avons pas besoin d'ajouter qu'avant de pratiquer cette cautérisation, comme avant toute opération, quelque minime qu'elle soit, à entreprendre sur l'utérus, on doit toujours s'assurer de l'état d'intégrité des annexes.

L'absence de cette précaution a souvent été cause d'accidents, qui ont compromis des méthodes de traitement très utiles, si on les applique avec prudence.

Après les cautérisations, les malades doivent garder le lit pendant un ou deux jours. Nous ne les pratiquons jamais qu'à domicile, contrairement à d'autres gynécologistes, qui ne voient pas d'inconvénient à laisser marcher les femmes immédiatement après [1].

Cette méthode nous a donné de bons résultats, et n'a d'autre désavantage que de causer quelques coliques, acquérant rarement une grande acuïté.

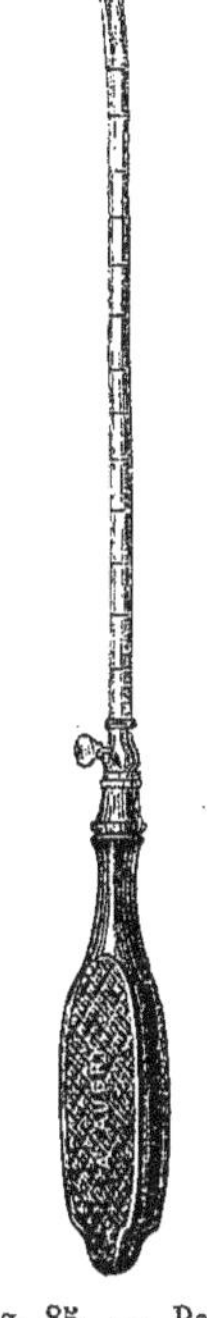

Fig. 85. — Porte-caustique de Siredey.

Nous passons sous silence une foule de substances introduites dans l'utérus sous forme de poudre ou de pommade, et qui ont eu leurs partisans, pour en arriver à un moyen puissant, mais non sans danger : nous voulons parler des injections intra-utérines.

Les auteurs sont très divisés au sujet de leur utilité. Nous croyons qu'on doit les réserver pour les cas où toutes les

----

[1] Liebman, *Arch. de tocologie, loc. cit.*, p. 207.

autres médications ont échoué, mais la gravité que présentent quelquefois les hémorrhagies répétées et longtemps prolongées nous autorise à employer tous les moyens dont nous pouvons disposer[1].

Les partisans des injections, pour prouver leur innocuïté, se sont basés sur l'impossibilité qu'il y a, après la mort, à faire pénétrer un liquide à travers les trompes jusque dans la cavité péritonéale. Nous ne croyons pas qu'on puisse assimiler complètement ce qu'on observe sur le cadavre à ce qui se passe chez la femme vivante. En outre, on rencontre de temps à autre des trompes dilatées, et, dans ces cas, aucun obstacle ne s'opposerait au passage du liquide dans le péritoine. Quoi qu'il en soit de ces théories, il est certain que des accidents graves, quelquefois mortels, ont suivi l'introduction d'un liquide caustique dans l'utérus. Ces faits suffisent pour justifier notre réserve, en n'admettant les injections intra-utérines que comme dernière ressource.

Pour les pratiquer, on se sert de diverses espèces de seringues (fig. 86). Les unes sont simples, d'autres sont à double courant. Les canules, percées à leur extrémité de petits trous (Sims, Courty) ou d'ouvertures plus considérables (Braun), sont en métal ou en gomme[2].

Il faut employer le liquide tiède et avoir soin de faire une injection d'eau pour mesurer la capacité de la cavité utérine et la débarrasser des divers produits qu'elle peut contenir, avant d'introduire l'élément médicamenteux qui devra pénétrer lentement.

Il est important, pendant tout le temps que dure l'opération, de s'assurer que le liquide peut facilement refluer dans le vagin.

[1] Voyez entre autres, à propos des injections intra-utérines, la clinique de Gallard et Guichard, Thèse de Paris, 1870.

[2] M. Gallard emploie le plus souvent des sondes en gomme du n° 10 de la filière de Charrière.

Les substances le plus souvent employées à cet usage sont les solutions de nitrate d'argent, la teinture d'iode, le perchlorure de fer [1].

Dans les cas les plus nets, cliniquement, de métrite interne, nous avons vu qu'il existait également des lésions

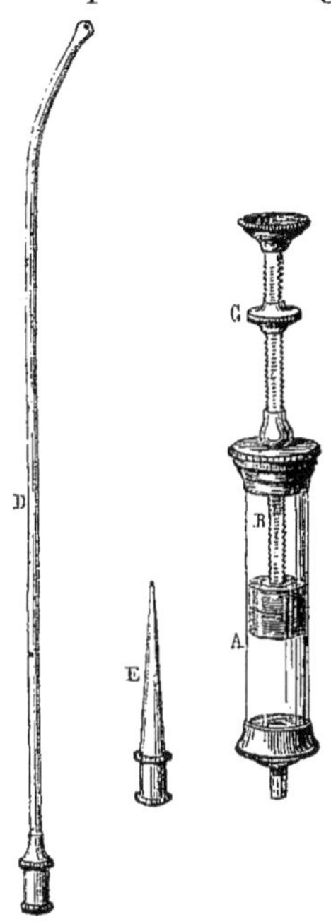

Fig. 86. — Seringue à injections intra-utérines.

A. Piston. — B. Tige graduée sur laquelle glisse un curseur C. — D. Sonde métallique. — E. Ajutage conique sur lequel s'adapte une sonde en gomme.

dans toute l'épaisseur des parois utérines. Ces observations nous engagent à avoir recours aux émissions sanguines locales, au début du traitement de cette forme de métrite chronique. Les métrorrhagies, loin d'être une contre-indication, cèdent quelquefois sous cette seule influence. On a été

---

[1] Ces diverses substances peuvent être employées au 4e, au 5e ou au 10e dissoutes dans l'eau ou dans la glycérine.

jusqu'à conseiller les saignées du col dans les cas de grossesse compliquée de métrite, si les douleurs utérines font craindre un avortement [1].

Tout ce que nous venons de dire de la thérapeutique des métrorrhagies s'applique surtout aux cas où celles-ci ont une abondance moyenne. Il arrive qu'elles sont si considérables, que l'existence de la malade est immédiatement menacée.

Dans ces circonstances, c'est au tamponnement qu'on doit avoir recours, et au tamponnement véritable, et non à l'introduction de quelques bourdonnets de charpie dans le vagin, comme on ne le fait que trop souvent. En outre, l'application de la glace sur le ventre et l'ingestion de l'alcool à l'intérieur trouvent également leur indication.

Enfin, on pourra, dans un cas extrême, être amené à pratiquer la transfusion.

De la métrite chronique parenchymateuse.

Nous ne reviendrons pas ici sur les raisons qui nous ont engagé à conserver pour la métrite chronique les anciennes divisions en métrites interne ou muqueuse, et parenchymateuse [2]. Ajoutons, cependant, que, si nous adoptons l'épithète de parenchymateuse, c'est pour ne pas désigner par un nouveau mot une affection décrite depuis longtemps sous un nom devenu classique. L'expression de métrite interstitielle nous semblerait préférable et plus en rapport avec les désignations anatomo-pathologiques appliquées à d'autres organes. Pour le rein par exemple, on appelle néphrite parenchymateuse celle qui atteint les éléments épithéliaux, et interstitielle, celle dans laquelle les lésions

[1] Voyez *Gaz. des hôpit.*, 1868, p. 190.
[2] Voyez page 326.

portent principalement sur le stroma conjonctif. En se rappelant la différence de signification de ce mot, selon qu'on
l'applique à tel ou tel organe, il n'y a pas d'inconvénient à
l'employer pour l'utérus.

Anatomie pathologique. — On admet deux périodes distinctes dans le développement de la métrite parenchymateuse chronique :

Une première période ou période d'infiltration, une
seconde phase ou phase d'induration.

La première période a été décrite par beaucoup d'auteurs
sous le nom de congestion.

Nous nous sommes déjà suffisamment étendu sur ce sujet,
à propos de la métrite en général, pour n'avoir pas à y
revenir ici [1].

Le caractère macroscopique qui frappe, au premier abord,
si l'on examine un utérus atteint de cette variété de
métrite chronique, c'est l'augmentation de volume de tout
l'organe. Cependant ses dimensions dépassent rarement la
grosseur du poing d'un adulte.

Les cas où l'utérus atteint d'inflammation chronique
simple remontait jusqu'à l'ombilic [2] doivent être considérés
comme tellement extraordinaires, qu'en l'absence d'un examen histologique complet on ne doit les admettre qu'avec
la plus grande réserve.

L'organe est ordinairement régulier et l'hyperplasie se
produit à peu près également sur tous ses points.

Il faut en excepter, cependant, certaines hypertrophies
partielles, qui portent sur tout le col ou sur une des lèvres
seulement. Le museau de tanche prend alors une vague ressemblance avec une trompe de tapir, d'où le nom de *col
tapiroïde* qu'on a donné à cette forme.

---

[1] Voyez page 313.
[2] Veit, cité par Schrœder, *loc. cit.*, p. 99.

Nous avons déjà signalé ces faits, à propos des diverses variétés d'anomalies utérines [1].

L'augmentation de volume de l'organe est due à un épaississement de ses parois, qui peuvent atteindre, dans le fond, jusqu'à 2 et 3 centimètres.

Cette hypertrophie est généralement excentrique, c'est-à-dire que, malgré l'épaisseur des tissus, la cavité est dilatée et ses diamètres dépassent les dimensions normales. Il arrive cependant quelquefois, mais tout à fait à titre d'exception, que l'hypertrophie soit concentrique et alors la cavité utérine peut avoir une capacité moindre qu'à l'ordinaire; ce n'est là, nous le répétons, qu'une exception. L'agrandissement de la cavité, malgré l'épaississement notable des parois, est la règle.

Si on pratique une coupe de l'utérus, les caractères changent selon l'époque de la maladie à laquelle le sujet a succombé à une affection intercurrente, car, comme nous le verrons bientôt, la métrite parenchymateuse chronique n'amène guère la mort par elle-même.

Dans les premières périodes, le tissu utérin est mou, gorgé de sucs, rougeâtre, et laisse écouler une quantité considérable de sang. La muqueuse est épaissie et revêt le même aspect que dans la métrite interne; car, ainsi que nous l'avons déjà signalé, nous n'avons jamais vu les deux formes, parenchymateuse et muqueuse, absolument isolées l'une de l'autre.

Le col est gros, gonflé, souvent irrégulier, l'orifice interne est dilaté.

En outre, on constate presque toujours sur le museau de tanche, des ulcérations de forme et d'aspect variés. Des considérations multiples nous ont engagé à en parler sépa-

---

[1] Voyez page 295.

rément, après la description des principales variétés de métrite chronique.

Si le processus pathologique est plus avancé, c'est-à-dire arrivé à la période dite d'induration, le parenchyme utérin devient plus dur, plus résistant, et rappelle les caractères du tissu cicatriciel. Sous l'influence de ces transformations, l'utérus peut à la longue s'atrophier, acquérir une consistance presque cartilagineuse. Les tissus crient sous le scalpel, et la couleur blanche de la coupe indique leur peu de richesse vasculaire.

L'étude histologique de ces différentes lésions présente un assez grand intérêt. Nous l'aborderons d'autant plus volontiers, que nous pouvons y apporter l'appoint de quelques recherches personnelles. De sorte que nos idées, relativement à la métrite chronique, s'appuient sur des faits anatomo-pathologiques, les seuls qui nous paraissent avoir une valeur assez scientifique pour servir de base à l'étude d'une maladie.

Histologie. — Aux dépens de quels éléments se produit cette hypertrophie générale de l'utérus, sous l'influence de la métrite parenchymateuse chronique?

Dans la première période, que nous avons désignée sous le nom de période d'infiltration, on observe de l'hypérémie. Les vaisseaux sont distendus et remplis par les globules sanguins. Quelquefois on rencontre, sur certains points, des hémorrhagies interstitielles. Mais la lésion dominante de cette période, c'est la présence, en grand nombre, d'éléments embryonnaires dans toute l'épaisseur de la paroi. Ces éléments se rencontrent de préférence autour des vaisseaux, ou forment des îlots de dimensions variables qui en sont plus ou moins éloignés. Nous avons décrit ce processus tout à fait à son début, dans un cas de métrite muqueuse, où il n'y avait pas encore d'épaississement des parois utérines, où, par conséquent, la métrite parenchymateuse ne pouvait être constatée que par un examen histologique[1].

Que deviennent plus tard ces éléments embryonnaires, non encore spécifiés? Donnent-ils lieu dans la seconde période, ou période d'induration, à la formation de tissu fibreux, ou à la production de tissu musculaire? C'est une question difficile, sur laquelle les auteurs ne s'accordent pas encore aujourd'hui.

Il n'est pas toujours aisé de distinguer, dans un organe comme l'utérus, ce qui appartient aux fibres conjonctives et ce qui appartient aux fibres musculaires lisses. Ce diagnostic anatomique est souvent embarrassant, surtout si les éléments sont peu nombreux. Si les muscles lisses sont groupés en faisceaux, la distinction devient plus facile[2].

Quoi qu'il en soit, pour certains histologistes, l'hypertrophie des parois utérines, dans la métrite, dépend d'une prolifération de tous les éléments constituants.

Virchow décrit la métrite parenchymateuse, sous le nom d'hyperplasie du tissu fibro-musculaire utérin, avec les myomes, dans un même chapitre de la pathologie des tumeurs.

Pour Fœrster, tous les éléments prennent part à l'hypertrophie de l'utérus et sa structure reste à peu près la même. Ce serait donc aussi, d'après lui, une hypertrophie simple. Il ajoute que dans certains cas, les cellules musculaires seraient augmentées de volume.

Finn[3] dans un travail publié en 1868, admet que l'hy-

---

[1] Voyez page 333.

[2] Principalement depuis que Ranvier a indiqué la propriété qu'a la purpurine de colorer les muscles et de laisser incolores les fibres conjonctives. Nous avons déjà eu l'occasion de signaler l'utilité de cette technique, à propos de la direction des faisceaux musculaires dans l'utérus normal, page 236.

[3] *Ueber die Veränderungen des Muskel und Bindegewebes bei chronischer*

perplasie porte presque uniquement sur le tissu musculaire. Schrœder prétend que quand elle existe, on ne la rencontre que vers le fond de l'organe.

D'autres histologistes, Rokitanski et Kiwisch surtout, soutiennent que c'est à la production de tissu conjonctif qu'elle est uniquement due.

C'est là l'opinion admise par M. Gallard, qui dit même, que les fibres musculaires disparaissent, sous l'influence de la prolifération conjonctive [1].

Nœgerrath (de New-York), dans son travail de 1869, a proposé, sous l'influence de cette idée d'anatomie pathologique, de substituer à la dénomination de métrite chronique, celle de métrite interstitielle diffuse. En un mot, l'idée de la prolifération conjonctive est la plus répandue, en ce moment, parmi les gynécologistes.

D'où vient cette divergence d'opinion, existant parmi tant d'observateurs de mérite? Est-elle due à ce que la distinction entre les muscles lisses et le tissu conjonctif est souvent difficile, ou à ce que les altérations anatomiques varient selon les cas? Les deux hypothèses sont possibles.

Mais, ce qui vaut mieux que la discussion des hypothèses,

Metritis von N. Finn. Saint-Pétersburg, *Centralblatt*, 1868, p. 564. Voici les conclusions du mémoire de Finn :

1° Dans la métrite chronique, la situation régulière aussi bien des fibres musculaires isolées que des faisceaux musculaires ne présente aucun changement.

2° Les faisceaux musculaires ne subissent pas de modifications qualitatives et leur dégénérescence graisseuse n'est nullement constante dans cette maladie.

3° Les faisceaux musculaires sont toujours augmentés de volume en longueur et en largeur.

4° Le nombre des faisceaux est évidemment et constamment augmenté.

5° La quantité de tissu conjonctif dans les derniers stades de la maladie est relativement diminuée, et même diminuée d'une façon absolue. De sorte que l'hypertrophie de l'utérus est due à l'hyperplasie musculaire et le tissu conjonctif n'y participe que d'une façon tout à fait minime.

[1] Gallard, *loc. cit.*, p. 276.

voyons ce que nous donnent les faits. Nous avons étudié des préparations histologiques, provenant d'un utérus recueilli à l'autopsie d'une femme de trente-quatre ans, qui avait présenté, pendant sa vie, tous les symptômes de la métrite parenchymateuse chronique.

Les parois étaient très épaissies, dures, résistantes, d'un

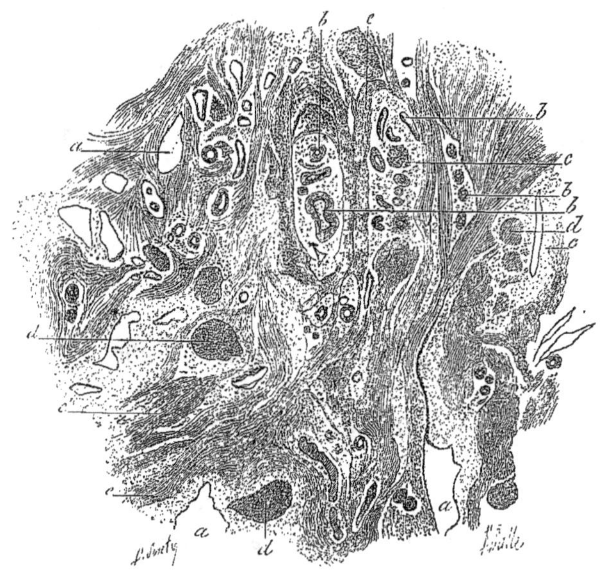

Fig. 87. — Coupe du tissu utérin dans un cas de métrite parenchymateuse chronique (gross. de 40 diam.).

a. Espaces lymphatiques dilatés. — *b*. Vaisseaux. — *c*. Tissu conjonctif circum-vasculaire épaissi. — *d*. Coupe transversale des faisceaux musculaires.— *e*. Coupe longitudinale des faisceaux musculaires.

aspect blanchâtre, enfin possédaient tous les signes qu'on décrit, comme caractérisant, à l'œil nu, l'utérus atteint de métrite chronique à la deuxième période.

Sur les coupes colorées à la purpurine, on distinguait deux caractères tout à fait frappants (fig. 87).

1° Un très grand nombre de cavités tapissées d'un endothélium. Ces cavités (fig. 87, *a*) atteignaient en certains points, des proportions considérables et communiquaient les unes avec les autres par des espaces rétrécis. Ceux-ci apparaissaient, en quelques endroits, comme une traînée rouge, due à la coloration des noyaux des éléments endo-théliaux qui les revêtaient également.

Cette lésion était produite aux dépens des espaces lymphatiques que nous avons décrits à propos de l'anatomie normale de l'utérus. Seulement, ici, ils étaient notablement dilatés et avaient acquis des dimensions très supérieures à celles qu'ils présentent sur un organe sain.

2° Le second caractère consistait en une hyperplasie du tissu conjonctif (c) qui entoure les vaisseaux (b), hyperplasie qui diminuait leur calibre, au point de les oblitérer presque en quelques endroits.

Ce tissu conjonctif était un véritable tissu fibreux, pauvre en éléments cellulaires.

Cette altération différait de ce que nous appelons sclérose pour le foie, le rein et d'autres organes, en ce qu'ici la production conjonctive, quoique très abondante, était localisée autour des vaisseaux. Ce n'était donc pas précisément une métrite interstitielle diffuse, comme le dit Nœgerrath, dans le sens qu'on donne à cette expression en anatomie pathologique.

On voyait, en outre, que les faisceaux de muscles lisses étaient conservés (d, e) et tranchaient par leur teinte rose, sur le fond presque incolore formé par le tissu conjonctif. Il était bien difficile de dire, dans ce cas, s'il y avait ou non une diminution de leur nombre, même en comparant ces préparations à celles qui provenaient d'un organe sain. Cependant, on pouvait affirmer que les faisceaux musculaires existaient en quantité notable, et que les fibres qui les composaient ne paraissaient nullement altérées, ni dans leur structure ni dans leur dimension.

La muqueuse présentait des lésions déjà décrites pour

la métrite interne, à une période avancée de la maladie.

D'après les résultats de notre examen histologique, les altérations se résumaient donc dans ce cas.

1° A une dilatation considérable des espaces lymphatiques.

2° A une hyperplasie localisée au tissu conjonctif circum-vasculaire. Si on voulait ranger ces altérations dans la classe des scléroses, il faudrait ajouter une épithète et l'appeler une *sclérose circum-vasculaire*[1].

Cette lésion est très différente de l'épaississement avec athérome, qu'on rencontre presque constamment dans les vaisseaux sanguins, à un âge avancé.

Ici ce n'est pas une modification des parois vasculaires, mais bien du tissu conjonctif qui entoure les vaisseaux.

Symptômes. — Nous diviserons les symptômes de la métrite chronique parenchymateuse en subjectifs et objectifs.

Symptômes subjectifs. — Nous retrouvons dans la métrite parenchymateuse, la plupart des troubles généraux déjà signalés pour la métrite muqueuse. Aussi les passerons-nous rapidement en revue.

Les malades présentent des palpitations, se fatiguent au moindre exercice. Elles accusent une douleur sourde et d'autant plus pénible qu'elle est presque continuelle. Tantôt cette douleur est localisée dans le bas-ventre, surtout dans les fosses iliaques et plus fréquemment dans la fosse iliaque gauche. Tantôt principalement accusée dans la région lombo-sacrée, elle s'irradie dans la cuisse, le long du trajet du nerf crural. Ces souffrances s'accompagnent d'une

---

[1] Plusieurs auteurs ont signalé la production du tissu muqueux circum-vasculaire dans la métrite. Peut-être ce tissu muqueux est-il un intermédiaire entre l'infiltration embryonnaire et la formation du tissu fibreux. Voyez à ce sujet : Slawianski, *Arch. de physiol.*, 1874, p. 58; Olshausen, *Ueber chronische hyperplasirende Endometritis. Arch. f. Gyn.*, 1875, t. VIII, p. 97; Wyder, *Arch. f. Gyn.*, 1878, t. XIII, p. 38.

sensation de pesanteur, de plénitude, d'embarras dans le bassin.

Ordinairement ces phénomènes douloureux diminuent, sans disparaître entièrement, dans le décubitus dorsal. Certaines femmes éprouvent la sensation d'un corps volumineux qui tendrait à sortir par la vulve, sensation qui est en rapport avec un degré variable d'abaissement, qu'on constate dans un grand nombre de cas de métrite chronique.

L'intensité de la douleur varie avec les malades. Très peu développée chez les unes, surtout au début, elle ne se manifeste qu'à la suite d'une fatigue quelconque, tandis que, chez d'autres, elle est très intense et prend le caractère lancinant.

Les troubles de l'appareil digestif sont à peu près les mêmes que dans la métrite interne. Perte d'appétit, digestions difficiles, météorisme, douleurs dans la défécation et à peu près constamment une constipation opiniâtre.

La miction, également douloureuse, s'accompagne souvent de ténesme vésical.

Les urines sont troubles, épaisses, chargées d'urates. Les malades se plaignent de démangeaisons, de sensations de cuisson, de brûlure, à la vulve et à la partie interne des cuisses.

La menstruation est généralement troublée.

Les règles sont moins abondantes et durent moins longtemps qu'à l'ordinaire. Plus tard elles ne se montrent qu'à des périodes éloignées. Dans quelques cas même, on les voit se suspendre pendant des mois et des années.

Il se produit, dans l'intervalle, un écoulement muco-purulent d'un blanc verdâtre.

Plus rarement on observe des métrorrhagies ; et dans ces cas, on doit admettre que les lésions de la muqueuse dominent celles du parenchyme.

Ce dernier caractère est important, pour différencier les deux formes cliniques que nous avons admises.

Symptômes objectifs. — En combinant le palper et le toucher, on constate l'augmentation de volume de l'utérus. La pression sur le col, du doigt introduit dans le vagin, amène de la douleur. L'organe est également plus lourd qu'à l'état normal.

Dans un grand nombre de cas, surtout si le toucher est pratiqué la femme étant debout, on trouve un degré plus ou moins considérable de prolapsus, associé fréquemment à une déviation en avant ou en arrière.

Le col est gros, ramolli, dans les premières périodes de la maladie. Dur, bosselé, irrégulier, présentant souvent une disposition lobulée, mamelonnée, dans les périodes plus avancées.

Dans certains cas, il revêt la forme d'un cône à base inférieure, contrairement à ce qu'on observe sur un utérus normal. Les lèvres du museau de tanche sont écartées l'une de l'autre, au point de permettre l'introduction de la pulpe du doigt. Plus tard elles peuvent se refermer, revenir sur elles-même, oblitérer presque l'orifice.

Le speculum vient confirmer les notions fournies par le toucher.

Le col est gros, rouge, violacé, dans la période d'infiltration. Dans la phase d'induration, il est pâle, anémique, et atteint quelquefois des dimensions telles, que les plus gros spéculum ont de la peine à l'entourer.

On voit s'écouler du museau de tanche, un liquide souvent puriforme, en rapport avec les altérations de la muqueuse, que nous avons constamment rencontrées dans les cas les mieux accusés, cliniquement, de métrite parenchymateuse.

Dans toutes les périodes de la maladie, on observe avec

une grande fréquence, des ulcérations variées, que nous étudierons en détail dans le chapitre suivant.

Marche. — La métrite parenchymateuse chronique a, comme son nom l'indique, une marche lente. Sa durée peut se prolonger pendant des années.

Souvent on observe des exarcerbations après un repos relatif. Ces nouvelles poussées coïncident, dans beaucoup de cas, avec la période menstruelle. Elles peuvent ne se montrer qu'à des époques éloignées et être considérées, alors, comme de véritables récidives.

La ménopause amène quelquefois la guérison de la métrite chronique, presque toujours elle l'améliore. Il ne faudrait pas, cependant, y compter absolument. Cette affection n'est pas très rare dans la vieillesse, et nous en avons déjà rappelé un cas, suivi d'autopsie, chez une femme de soixante-dix-huit ans.

Complications. — La métrite chronique se complique souvent de lésions du côté des annexes. Dans beaucoup de nécropsies on rencontre d'anciennes adhérences, traces de périmétrites, ou de pelvi-péritonites.

Aran considérait la lithiase biliaire et rénale, comme des complications fréquentes de la métrite parenchymateuse.

Diagnostic. — L'affection qui nous occupe peut se confondre avec des corps fibreux, des polypes fibreux ou muqueux, le cancer, la grossesse au début. Nous reviendrons sur le diagnostic différentiel à propos de chacun de ces états morbides.

Pour ce qui a trait à la grossesse, quand on trouve un utérus sensible à la pression, un col mou dans toute son étendue, ou dur et bosselé, on a de grandes chances pour avoir affaire à une métrite. L'utérus gravide est insensible et, au début, son col se ramollit seulement dans sa partie inférieure. Du reste, le développement rapide de l'abdomen et tous les signes de la grossesse s'accentuant de plus en plus, ne permettront pas une longue hésitation.

On comprend combien, dans les cas douteux, il faut s'abstenir de pratiquer le cathétérisme utérin.

Pronostic. — La métrite parenchymàteuse chronique n'amène guère la mort par elle-même. Elle n'en est pas moins une maladie grave, à cause de sa longue durée et des souffrances de toute sorte auxquelles sont soumises les femmes qui en sont atteintes.

Quelques auteurs la considèrent comme à peu près incurable. Cette opinion nous paraît beaucoup trop absolue, et nous sommes convaincus que la métrite chronique peut guérir peut-être à toutes ses périodes, mais surtout, et sans aucun doute, quand elle n'a pas dépassé la période d'infiltration.

Quand le tissu fibreux s'est complètement organisé et a atteint une consistance semi-cartilagineuse, il est certain qu'on ne le fera pas revenir à son état normal. Mais on arrive encore, même à cette période, par un traitement approprié, à mettre les malades dans un état tel, qu'on peut presque le considérer comme une guérison.

Autrefois on admettait que la métrite chronique dégénérait en cancer. Aujourd'hui les recherches anatomo-pathologiques ont mis à néant cette opinion.

Il est bien évident qu'une femme atteinte de métrite n'est pas à l'abri d'un cancer. Cependant, d'après Schrœder, celui-ci serait rare dans les cas de métrite chronique.

Nous verrons, à propos du cancer, combien souvent le diagnostic est difficile entre les deux affections, quoiqu'elles n'aient qu'une conformité absolument apparente, l'une ne tuant presque jamais, l'autre amenant fatalement la mort après une durée généralement peu longue.

En outre, malgré la ressemblance qui peut exister à l'œil

nu, les lésions histologiques n'ont aucun rapport entre elles. On a avancé que la gestation, par l'excitation amenée dans la vitalité des éléments constitutifs de l'utérus, pourrait entraîner la guérison de la métrite chronique. Nous ne connaissons pas de faits probants à l'appui de cette opinion. En tout cas elle n'est pas illogique, car on a vu des tumeurs fibreuses disparaître à la suite d'une grossesse, et la structure de ces tumeurs diffère peu de celle du tissu utérin hypertrophié consécutivement à un processus inflammatoire.

On a accusé la métrite chronique de causer l'avortement et d'amener la stérilité. Sans vouloir nier cette influence, nous croyons cependant que la stérilité est plus souvent due à des complications du côté du péritoine.

Étiologie. — La métrite chronique parenchymateuse peut succéder à la forme aiguë. Nous avons vu que cette dernière est rare en dehors de la puerpéralité. C'est donc l'accouchement ou l'avortement qui causent, la plupart du temps, le développement des formes chroniques.

On a fait jouer un rôle étiologique considérable à l'involution incomplète de l'utérus après les couches. Simpson attribue aux modifications des fibres musculaires pendant et après la grossesse, une grande importance, relativement aux hypertrophies et aux atrophies générales et partielles de l'utérus.

Dans le premier cas, les fibres lisses hypertrophiées pendant la gestation restent telles, ou tout au moins leur involution est arrêtée.

Dans le second, cette involution physiologique dépasse le terme et se continue jusqu'à donner lieu à une atrophie partielle ou totale.

West, au contraire, regarde la production exubérante du tissu utérin, des myomes en particulier, comme un résultat de l'activité de l'utérus, lorsque cet organe est privé de son fonctionnement normal qui est la grossesse.

Il manque à toutes ces hypothèses le contrôle anatomique. Nous avons fait quelques recherches sur l'histologie de l'utérus pendant la période d'involution postpuerpérale. Nos résultats n'ont pas été assez concluants, pour nous permettre de formuler une opinion sur son processus [1].

Quoiqu'il en soit de ces diverses étiologies, il est certain que l'avortement et l'accouchement sont le point de départ le plus fréquent des différentes variétés cliniques de métrite chronique. Il est non moins certain, cependant, qu'elles peuvent aussi exister chez des femmes vierges d'enfants [2].

On a fait également intervenir les excès de coït. Nous avons déjà dit, à propos de la métrite interne, combien cette étiologie paraît douteuse.

On a incriminé l'habitude des voyages de noces, entrepris immédiatement après le mariage.

Le médecin ne saurait trop réagir contre cette mode, qui est, en effet, une cause fréquente de maladies pour les jeunes épouses.

Mais, dans ces circonstances, on a bien plus souvent affaire à des avortements de quelques semaines et à des pelvipéritonites consécutives à ces avortements passés inaperçus et mal soignés, qu'à de la métrite.

Ces faits rentrent donc encore dans le cadre de l'étiologie que nous croyons la plus fréquente, la grossesse et ses suites.

L'influence des différentes diathèses a fait le sujet de

---

[1] Voyez Chenet, *loc. cit.*

[2] Dans une observation que nous avons publiée avec M. Siredey, il existait une métrite parenchymateuse chronique, chez une femme d'une trentaine d'années qui n'avait jamais eu d'enfants, et n'avait même jamais été réglée, grâce à l'état infantile que présentait son utérus. (*Annales de gynécologie.* 1877, t. VIII, p. 29.)

nombreux travaux, dont les auteurs sont loin d'être d'accord. Le lymphatisme, ou son degré plus accentué la scrofule, l'arthritisme, l'herpétisme, la syphilis, ont été tour à tour invoqués[1].

Il est certain que les femmes lymphatiques présentent assez souvent un léger degré de métrite peu douloureuse, caractérisée surtout par l'abondance de l'écoulement muco-purulent. La richesse du système lymphatique de l'utérus est peut-être en rapport avec la fréquence de ces accidents chez les scrofuleuses.

L'arthritisme a été également considéré comme cause de métrite. On a admis un rhumatisme utérin, sorte de rhumatisme musculaire fixé sur le muscle utérin lui-même[2]. Nous n'avons jamais eu l'occasion d'observer de faits de ce genre, et leur existence ne nous paraît pas complètement démontrée.

On a attiré l'attention, dans ces derniers temps, sur une forme d'hypertrophie du col, le plus souvent accompagnée d'ulcérations, qui serait liée à la syphilis et disparaîtrait avec les autres manifestations spécifiques, sous l'influence du traitement général[3].

---

[1] Voyez, à ce sujet, Tillot, *La lésion et la maladie dans leurs rapports avec les affections utérines.* (*Ann. de gyn.*, 1874.) — Guéneau de Mussy, *De l'herpétisme utérin ou] affections herpétiformes de l'utérus.* (*Arch. générales de médecine*, 1871, et *Clinique médicale*, 1875, t. II, p. 258.) — Martineau, *Affections des organes génitaux et sexuels de la femme.* (*Ann. de gyn.*, 1877, t. VII, p. 363, et son traité en voie de publication.)

[2] A propos du rhumatisme utérin, voyez : Dézeimeris, journal *l'Expérience*, 1839, et le paragraphe *Rhumatisme utérin*, p. 759, dans l'article *Rhumatisme* de M. Besnier. (*Dictionnaire encyclop. des sciences médicales.*) — Voyez aussi, à propos de l'influence des changements brusques de température sur le rhumatisme utérin, *Gaz. des hôpit.*, 1869, p. 45.

[3] Aimé Martin, *Ann. de gyn.*, 1877, t. VIII, p. 321. — Fourcault, *Étude sur l'hypertrophie exulcérative du col de l'utérus dans la syphilis secondaire* (*Thèse de doctorat*). Paris, 1877. L'auteur assimile cette augmentation de volume du col utérin à l'hypertrophie secondaire des amygdales, observée également dans la syphilis.

Toutes ces questions de diathèse ne sont point encore suffisamment élucidées.

Il est incontestable que pour les affections utérines, comme pour celles des autres organes, le terrain sur lequel elles se greffent a une grande importance et peut leur imprimer une physionomie particulière. Mais ces caractères sont, jusqu'à présent, impossibles à préciser, et nous ne trouvons pas de différences notables entre les manifestations de la métrite, chez les scrofuleuses, les arthritiques, les herpétiques ou les vénériennes[1].

La coïncidence fréquente de la chlorose avec les écoulements leucorrhéiques, l'a fait considérer comme une des causes de la métrite. Nous croyons que la première des deux affections est bien plus souvent la conséquence, que le point de départ de la seconde.

Traitement. — Pour la métrite chronique parenchymateuse, comme pour la forme muqueuse, nous diviserons les moyens thérapeutiques en modificateurs généraux et locaux. Cette division utile pour en faciliter l'étude, n'a rien de bien précis, car certains agents ont, en même temps, une action générale et locale.

La plupart des femmes atteintes de métrite, quelque soit la variété et la période de la maladie, présentent un état anémique, auquel doit s'adresser d'abord le traitement.

Comme nous l'avons dit, à propos de la métrite interne, le fer et le quinquina en feront principalement les frais.

On a essayé d'administrer les médicaments dits fondants, tels que le mercure, l'iodure de potassium. Nous n'avons obtenu de l'emploi de ces substances prises à l'intérieur, aucun résultat bien encourageant. Cependant l'iodure de

---

[1] Relativement aux diathèses en général, voyez la leçon de M. Parrot, *L'affection et la maladie.* (*Progrès médical*, 1878, p. 815.)

potassium est souvent indiqué, non pas contre la métrite elle-même, mais contre l'état général des malades qui en sont atteintes.

Le sulfate de quinine, à la dose de 50 à 75 centigrammes par jour, a aussi ses partisans.

Nous ferons à son sujet la même remarque que pour l'iodure de potassium, c'est que nous ne le croyons utile que dans certaines complications déterminées, comme les névralgies, par exemple, qui accompagnent si fréquemment la métrite chronique.

L'ergot de seigle est indiqué, surtout dans les cas qui résultent d'une subinvolution à la suite d'un accouchement.

On peut employer l'ergot ou l'ergotine par les voies digestives, ou au moyen des injections hypodermiques[1].

Léopold, dans un travail publié dernièrement sur cette question, dit avoir obtenu de bons résultats de ce mode de

---

[1] Dans les métrorrhagies graves, on peut donner jusqu'à 3 et 4 grammes d'ergot de seigle dans les 24 heures, sous forme d'extrait ou d'ergotine.

Extrait de seigle ergoté (ou ergotine Bonjean).	4 grammes,
Sirop de ratanhia.	50 —
Teinture de cannelle	15 —
Eau distillée de tilleul	100 —

à prendre par cuillerées à bouche dans les 24 heures.

Si on doit continuer longtemps l'usage du médicament, on le donnera sous forme pilulaire, en l'associant au quinquina :

Seigle ergoté récemment pulvérisé	2 grammes.
Extrait mou de quinquina.	1 —
Quinquina pulvérisé.	Q. S.

pour 20 pilules ; de 4 à 6 par jour. Après 15 jours, intervalle de repos pendant une semaine. Surveiller l'apparition des symptômes d'ergotisme.

Pour les injections hypodermiques nous faisons usage de la solution suivante, déjà employée depuis longtemps :

Ergotine Bonjean	2 grammes.
Eau distillée	15 —
Glycérine (pure).	15 —

20 gouttes tous les jours ou tous les deux jours.

traitement, chez un certain nombre de malades seulement, d'autres n'en ayant éprouvé aucune amélioration[1].

L'hydrothérapie rendra encore ici de grands services, à la condition d'être appliquée avec beaucoup de ménagement.

Les bains simples prolongés pendant une heure, et renouvelés tous les deux ou trois jours, seront conseillés avec avantage[2].

Les bains de mer sont indiqués, surtout dans les périodes avancées de la maladie. Il faut se méfier de leur action sur les femmes excitables et très nerveuses.

Les cures thermales ont souvent de bons effets dans le traitement de la métrite parenchymateuse chronique. Mais on est embarrassé sur le choix des sources auxquelles on doit donner la préférence.

Certains gynécologistes font intervenir, comme indication principale, la période à laquelle est arrivée la maladie. Dans les premières phases, ils conseillent surtout

---

[1] Léopold, *Arch. f. Gyn.*, 1878, t. XIII, p. 183. *Ueber den Werth des subcutanen Ergotininjectionen bei Fribromyomen und chronischer Hypertrophie des Uterus.*

Cet auteur a vu les injections d'ergotine réussir dans des cas de métrite chronique et l'utérus diminuer beaucoup en quelques semaines; ce sont surtout les cas de subinvolution qui sont favorablement influencés. D'autres malades ont été traitées pendant des mois (60 à 80 injections) sans obtenir aucune amélioration.

[2] Au siècle dernier, cette pratique des bains prolongés, à laquelle il ajoutait un peu d'eau de poulet en boisson, avait fait la réputation du docteur Pomme dans le traitement des maladies des femmes, dont le diagnostic était encore assez vague.

On comprend combien devait être nuisible, surtout dans un milieu déjà affaibli par l'abus des plaisirs de tout genre, la médication officielle de l'époque, les saignées générales, les purgatifs drastiques, la diète.

Aussi, rien que la suppression du traitement classique, jointe à cet élément de sédation si utile, le bain prolongé, dut-elle produire des effets merveilleux. C'est en effet ce qui arriva et ce qui fit le succès du docteur Pomme. Voyez *Traité des affections vaporeuses des deux sexes*, par Pierre Pomme, 3 vol. Paris, an VII.

les eaux indifférentes ou indéterminées, Plombières, Néris, Luxeuil. Plus tard les bicarbonatées sodiques, Vals, Vichy, Cusset. Enfin dans les périodes plus avancées les chlorurées sodiques, Bourbonne, Balaruc, Salins.

D'autres auteurs ont cherché dans les différentes diathèses, l'indication du traitement thermal.

Si la malade est herpétique on l'enverra aux eaux arsenicales, si elle est arthritique aux eaux alcalines, si elle est sous l'influence de la scrofule, aux sources sulfureuses.

C'est surtout pour terminer le traitement des affections utérines, que les eaux thermales seront utiles. Quand les ulcérations sont guéries, que l'utérus est diminué de volume mais qu'il subsiste encore des douleurs. Le traitement thermo-minéral doit toujours être dirigé avec une grande prudence. Il faut éviter les douches utérines ou vaginales et préférer les douches générales aux douches locales. Des irrigations, ou l'introduction d'un speculum dans le vagin pendant la durée du bain, permettent à l'eau d'arriver jusqu'au museau de tanche.

Dans les métrites peu douloureuses, presque toutes les stations thermales pourront être recommandées. Les sulfurées calciques, Enghien, Allevard ou les sulfurées sodiques, Saint-Sauveur, les Eaux Chaudes, Cauterets, Luchon, Aix, Challes. Les sulfureuses et chlorurées sodiques mixtes comme Uriage, ou chlorurées sodiques et bromoiodurées, Kreuznach, Kissingen, Nauheim, Salins, Salies de Bearn, Bourbonne, Bourbon-l'Archambault, Gréouxls. Les bicarbonatées sodiques, Vichy, Cusset, Vals. Les eaux dites indéterminées ou faibles, Néris, Luxeuil, Aix (en Provence), Lamalou, Dax, Tœplitz (Bohême), Gastein (Autriche), Évian, Bagnères-de-Bigorre, Bagnols (Orne).

Nous avons encore les eaux bicarbonatées et chlorurées

sodiques mixtes comme Ems, Royat, et arsenicales, La Bour-
boule, le mont Dore.

Quand la métrite est douloureuse, que les malades présentent un certain degré d'hystéricisme, on ne saurait être
trop circonspect dans l'administration des eaux. Les sulfureuses sont souvent trop actives dans ces cas, quoiqu'on
ait eu quelques succès chez des femmes atteintes de métrite
irritable avec dysménorrhée. En général, il vaut mieux
conseiller aux malades très nerveuses, les eaux faibles ou
indéterminées.

Dans les formes qu'on a désignées sous le nom de tor-
pides, c'est-à-dire, où, malgré un catarrhe abondant et un
organe très augmenté de volume, les souffrances sont peu
intenses, on peut avoir recours aux sources sulfureuses ou
aux chlorurées et·bicarbonatées sodiques, surtout si les
phénomènes dyspeptiques dominent. Dans ces derniers cas,
si les malades ne pouvaient pas se déplacer, ou dans l'intervalle de deux cures, on conseillerait les eaux de Saint-Gal-
mier, Condillac, Bussang, Orezza, Alet à prendre aux repas
coupées avec du vin, ou pures ; car certains dyspeptiques ne
peuvent pas supporter le vin. Contre la constipation légère,
les eaux de Carlsbad sont utiles. Si celle-ci est très rebelle,
il faut s'adresser aux eaux de Pülna (Bohême), de Birmen-
storff (Suisse), d'Hunyadi Janos (Hongrie).

Certaines complications présentent des indications spéciales. Vichy dans la lithiase biliaire ; Contrexéville ou
Vittel dans la gravelle.

Les chlorotiques se trouvent bien de l'usage des sources
qui contiennent du fer : Passy, Auteuil, Forges, la Galerie
du sud à Luchon, Spa.

Ne voulant pas nous étendre davantage sur cette question
du traitement thermal, nous laissons nécessairement de
côté un grand nombre de stations balnéaires auxquelles on

pourrait également s'adresser. Nous nous sommes contentés de signaler les principales.

D'une façon générale, c'est surtout dans le groupe des eaux dites indéterminées ou faibles, qu'on trouvera les indications les plus nombreuses pour la thérapeutique des affections utérines.

Les douches utérines d'acide carbonique, installées dans quelques établissements, sont un bon moyen de sédation. Ce procédé thérapeutique rentre plutôt dans le *traitement local* dont il nous reste à nous occuper.

Celui-ci varie, selon le degré d'ancienneté de la métrite.

Dans les premières périodes, quand l'organe est mou, rouge, augmenté de volume, il faut employer les émissions sanguines locales peu abondantes et souvent répétées. C'est aux scarifications du col que nous donnons la préférence. Il est nécessaire, au début, d'y revenir tous les 4 ou 5 jours. Quand on a obtenu une amélioration, on les espace de plus en plus. Chez certaines femmes fortement colorées, présentant cet aspect que l'on désignait autrefois sous le nom de *pléthorique*, il est bon de continuer pendant longtemps l'usage des scarifications une ou deux fois par mois, quelques jours avant l'époque présumée des règles. C'est dans ces premières phases de la métrite chronique, que les cautérisations fréquentes avec le nitrate d'argent sont le plus nuisibles.

Si les émissions sanguines locales ne suffisent pas à améliorer l'état des malades et à diminuer notablement le volume du col, on peut employer le cautère actuel et y faire de 4 à 6 piqûres de 5 à 8 millimètres de profondeur[1]. _

Quand l'organe utérin, de rouge, violacé, ramolli qu'il

---

[1] Voyez à ce sujet la thèse de M. Boda, 1875. *Traitement de la métrite parenchymateuse chronique.*

était, devient au contraire pâle, dur, résistant, les scarifications perdent leur efficacité. Ce qui ne doit pas nous surprendre, car elles ne donnent plus lieu qu'à l'écoulement de quelques gouttes de sang.

C'est alors surtout, qu'on obtient de bons résultats de la cautérisation avec le cautère actuel.

Il y a peu de modes de traitement dont on ait autant abusé et dont on abuse encore autant tous les jours. Il n'en est pas moins vrai que c'est un excellent moyen, dans les périodes avancées de la métrite chronique, où il rend des services considérables, sans présenter de danger, si on prend, toutefois, les précautions nécessaires. Ces précautions sont les mêmes, qu'on se serve de fers rougis au feu (fig. 88), du galvanocautère ou du thermocautère (fig. 89)[1].

Avant de pratiquer cette opération, il faut s'assurer qu'il n'y ,a pas de lésions dans le voisinage de l'utérus, pas de pelvipéritonite plus ou moins ancienne. En outre on choisira, de préférence, une période intermenstruelle.

Ces conditions étant données, et la malade placée dans une position convenable, on découvre le col au moyen d'un speculum en bois, en ayant bien soin de n'embrasser que lui et de repousser toute partie de la muqueuse vaginale qui viendrait faire hernie sur un point quelconque de la circonférence du museau de tanche. On déterge avec de l'ouate, saisie dans les mors d'une pince à pansement, et on porte vivement sur le col, le cautère qui doit rester plus ou moins longtemps en contact avec les tissus, selon qu'on veut obtenir une eschare superficielle ou profonde.

Immédiatement après, on fait une abondante injection d'eau froide.

Cette opération n'est nullement douloureuse et le seul

---

[1] Le thermocautère du docteur Pacquelin, que nous employons le plus souvent, est d'un usage facile et commode pour ce genre de cautérisation.

temps quelquefois un peu pénible est celui de l'introduction
du speculum. Celui-ci doit en effet avoir un diamètre assez

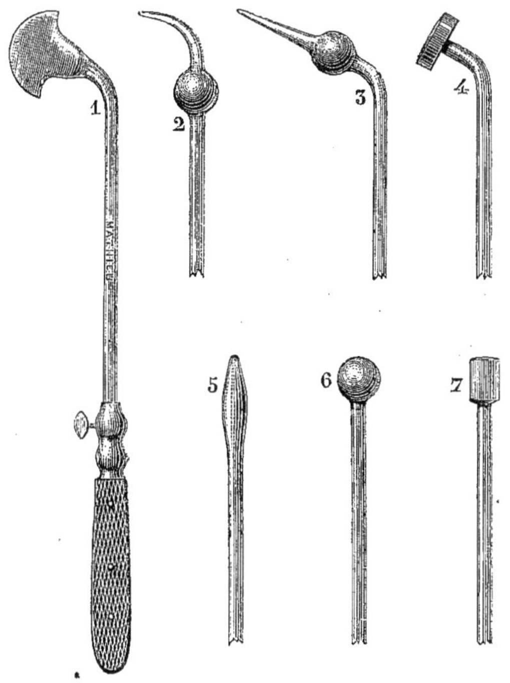

Fig. 88. — Diverses formes de cautères.

1. Cautère monté sur le manche. — 2. 3. Cautère en bec d'oiseau. — 4. Cautère nummulaire.
5. Cautère olivaire. —6. Cautère sphérique. — 7. Cautère en roseau.

grand pour pouvoir entourer tout le col, souvent très hypertrophié[1].

Après la cautérisation, les malades garderont le repos au
lit, c'est là une précaution que nous croyons indispensable et
que nous recommandons toujours.

Une amélioration notable de l'état général et une diminu-

---

[1] Nous n'avons rien dit des crayons composés de nitrate de potasse et de
charbon, que quelques auteurs ont conseillé pour cautériser le col. Nous
croyons l'emploi du cautère métallique porté au rouge, d'un usage bien préférable.

tion du volume de l'utérus résultent, le plus souvent, de
l'emploi du cautère actuel dans ces conditions.

Dans l'intervalle des cautérisations, on fera des pansements

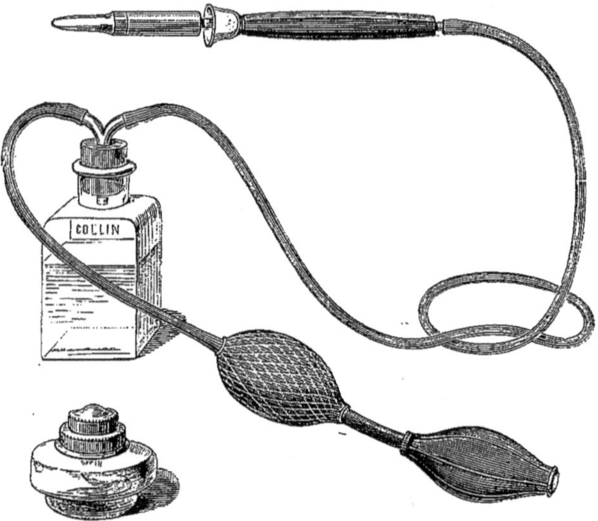

Fig. 89. — Thermocautère du docteur Paquelin.

au moyen de tampons d'ouate contenant 1 gramme d'iodure
de potassium ou imbibés d'un liquide également ioduré[1].
La dilatation de la cavité utérine a été proposée comme moyen
de traitement (Schultze). Ici, ce n'est plus, comme dans la
métrite interne, pour explorer la muqueuse, ou porter à sa
surface des agents modificateurs, mais plutôt dans le but
d'exciter la contractilité de l'organe et de rendre de la vitalité à ses tissus. C'est en réalité sur cette même idée théorique, que sont basées toutes les médications conseillées
dans les périodes avancées de la métrite parenchymateuse
chronique.

C'est elle, également, qui a donné lieu à la méthode de

---

[1]   Glycérolé d'amidon. . . . . 30 grammes.
           Iodure de potassium   4   —

traitement par le massage de l'utérus, employée surtout en Suède dans ces dernières années. Ce procédé a été vivement attaqué et généralement repoussé, même dans le pays où il a pris naissance.

Plusieurs complications présentent des indications spéciales.

Les hémorrhagies seront traitées à l'aide des moyens que nous avons indiqués au chapitre de la métrite interne.

Le prurit vulvaire doit être combattu par les agents signalés précédemment à propos de cette manifestation morbide[1].

Contre la cystite, nous avons les balsamiques, les bains alcalins, le bromure de potassium.

Les troubles digestifs, les douleurs névralgiques, réclament des modifications dans le traitement, mais cette thérapeutique n'a rien de spécial pour la métrite, et s'applique également aux accidents dyspeptiques et nerveux développés sous une autre influence.

C'est ainsi que pour les dyspepsies acides ou flatulentes, les alcalins, les poudres absorbantes jointes à l'usage de certaines eaux minérales aux repas[2], répondent aux indications principales. Le bromure de potassium, de petites doses de narcotiques, des injections sous-cutanées de morphine ou de chloroforme[3], combattront les manifestations douloureuses et les phénomèmes nerveux en général.   ·

L'hygiène des femmes atteintes d'affections utérines demande à être dirigée attentivement.

On doit éviter le repos au lit, ou sur une chaise longue, pendant des mois entiers, comme le conseillait Lisfranc.

---

[1] Voyez page 57.

[2] Nous avons déjà cité les sources auxquelles on a le plus souvent à s'adresser, p. 371.

[3] On peut également porter les vapeurs de chloroforme sur le col utérin u i-même, au moyen de certains appareils (fig. 90).

Sauf les cas d'hémorrhagies, que le repos suffit souvent
à faire cesser, les malades doivent prendre un exercice mo-
déré, sans fatigue.

Les rapprochements sexuels seront autant que possible

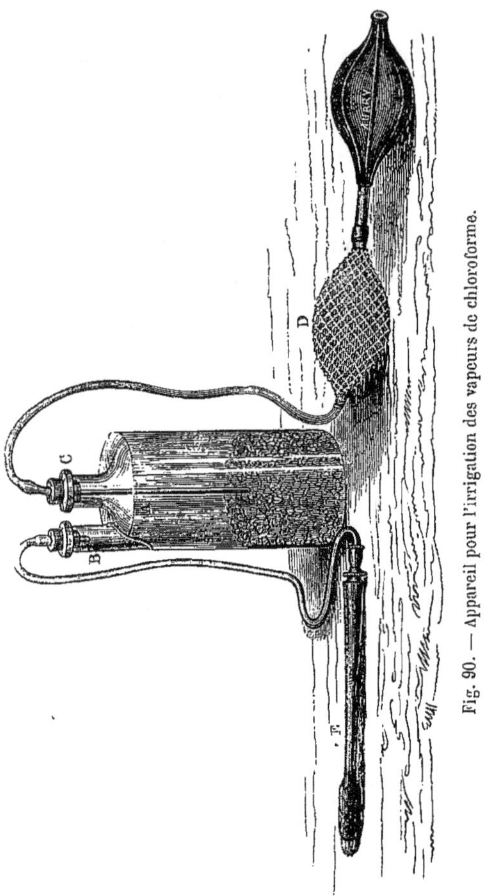

Fig. 90. — Appareil pour l'irrigation des vapeurs de chloroforme.

A. Tube de verre plongeant au milieu d'ouate ou de fragment d'éponge imbibés de chloroforme. — B. Tubulure sur laquelle est adapté un tube permettant l'issue de la vapeur de chloroforme projetée par l'insufflateur D. — C. Tubulure traversée par le tube de l'insufflateur. — E. Canule.

évités dans les premières périodes. Plus tard, la continence
est moins nécessaire. Il est bien rare, qu'à ce sujet, les
prescriptions du médecin soient régulièrement suivies.

Au moins cherchera-t-on à obtenir le repos de l'organe, aux approches des époques menstruelles. La disposition qu'a la métrite chronique à récidiver, après des périodes d'amélioration prolongées, doit engager à surveiller l'état des malades pendant un temps assez long, malgré une guérison apparente.

Des ulcérations du col de l'utérus [1].

Nous avons eu souvent l'occasion, en décrivant les principales formes cliniques de la métrite, de signaler la présence d'ulcérations sur le col de l'utérus.

La fréquence de ces ulcérations et les nombreuses discussions auxquelles elles ont donné lieu, nous ont engagé à en faire le sujet d'un chapitre séparé.

L'importance qu'on leur a attribuée a beaucoup varié selon les époques.

Avant Récamier et l'emploi du spéculum, elles étaient presque inconnues. Les accidents causés par les affections utérines étaient mis sur le compte de la chute ou de l'abaissement de l'organe.

Pour Récamier, au contraire, comme pour Lisfranc et pour leurs élèves, toutes les manifestations morbides, dépendant de ce groupe d'affections, devaient être attribuées aux ulcérations. D'où la conséquence, qui ne s'est que trop conservée jusqu'à nous, de traiter uniquement cette lésion.

Plus tard, une autre école, dont Velpeau fut un des plus ardents défenseurs, reconnut qu'on avait beaucoup exagéré l'importance des abaissements, et des altérations du col.

On vit, en effet, que l'abaissement ne cause d'accidents que quand il est très prononcé.

On observa, en outre, que les ulcérations n'étaient pas

---

[1] Pour éviter les répétitions, nous avons renoncé ici à mettre dans un paragraphe séparé le diagnostic et le traitement de chaque espèce d'ulcération.

toute la maladie, dont elles ne constituaient qu'un des nombreux symptômes. Pour cette école, ce qui dominait la pathologie utérine, c'était la flexion du corps sur le col.

Enfin nous en arrivons à la période actuelle, qui se signale par le mémoire de M. Gosselin en 1843. Beau, Valleix, Aran, et une foule d'observateurs en France et à l'étranger, commencèrent à donner à la métrite le rang primordial qu'elle a droit d'occuper dans l'histoire pathologique de l'utérus.

Par ce rapide coup d'œil rétrospectif, nous avons rappelé les diverses phases qu'a traversé, de nos jours, l'histoire des ulcérations utérines. Nous aurons l'occasion de revenir sur un grand nombre de ces questions, principalement à propos du prolapsus et des déviations.

Mais nous pouvons déjà considérer comme démontré, que les ulcérations n'ont qu'un intérêt de second ordre dans la pathogénie de la métrite. Elles n'en sont pas moins intéressantes, nécessaires même, à étudier, et peuvent présenter, dans certains cas, des indications tout à fait spéciales.

La métrite n'est pas l'unique cause des lésions ulcératives du museau de tanche. Nous retrouvons encore ici, comme pour les diverses formes de l'inflammation utérine, une quantité d'espèces plutôt admises théoriquement que démontrées anatomiquement, et dont les caractères cliniques sont tout à fait illusoires, pour la plupart[1].

Nous diviserons les ulcérations du col utérin en trois groupes principaux.

1° Le premier contient des lésions essentiellement bénignes, le plus souvent associées à la métrite.

2° Le second, des altérations également bénignes comme

---

[1] M. Courty insiste sur les différences qu'il y a entre l'ulcération, l'ulcère et l'exulcération. Nous croyons préférable d'employer principalement l'expression générale d'*ulcération*.

affection locale, mais de nature contagieuse, le chancre mou et les diverses manifestations de la syphilis.

3° Celles qui constituent le troisième sont graves de toute façon; ayant une double tendance à détruire localement les tissus, et à se généraliser vers d'autres organes. Ce sont les ulcérations cancéreuses.

Nous ne nous occuperons dans ce chapitre que des deux premières catégories, la troisième se rapportant à la description du cancer utérin[1].

Premier groupe. — Ulcérations bénignes.

Les ulcérations bénignes qu'on observe sur le museau de tanche sont de deux sortes.

Les unes dépendant de la métrite, les autres dépendant d'éruptions diverses.

Ulcérations dépendant de la métrite.

Nous ferons rentrer dans cette catégorie les lésions cervicales si fréquentes pendant la grossesse. Cet état physiologique, en effet, met l'utérus dans des conditions d'activité et d'hyperémie, qui ressemblent, par certains côtés, à ce qui existe dans les premières périodes de la métrite.

C'est en nous rappelant l'anatomie du museau de tanche, que nous comprendrons le mieux la structure des diverses variétés d'ulcérations.

Nous avons vu, qu'à l'état normal, la muqueuse était constituée par des papilles conjonctives et vasculaires, comparables à celles de la peau. Ces papilles sont recouvertes d'une couche épaisse d'épithélium pavimenteux stratifié.

---

[1] M. Desprès admet quatre formes d'ulcères du col : L'ulcère erythémateux, l'ulcère glandulaire, l'ulcère chancreux et la plaque muqueuse. (*Traité iconographique des ulcérations utérines*, 1870, p. 55.)

1° Si l'épithélium se desquame, nous avons l'érosion simple.

2° Si les papilles s'hypertrophient après leur dénudation, on observe cet aspect velouté que présentent certaines de ces lésions. Sur un fond rouge jaunâtre, existe un semi de petits points d'un rouge intense. Quand on frotte légèrement la surface ulcérée, on voit sourdre de chacun des points rouges, une gouttelette de sang. Ces points représentent l'extrémité des anses vasculaires qui, à l'état normal, occupent le centre des papilles.

3° Si l'inflammation s'étend au champ papillaire et s'accentue davantage, la production du tissu embryonnaire arrive à constituer de véritables bourgeons inflammatoires, analogues à ceux qui se développent à la surface des plaies exposées.

Selon l'exubérance et les formes variées de ces bourgeons, on a les ulcérations granuleuses, fongueuses, végétantes.

Quant aux lésions provenant de l'inflammation des glandes, elles ne peuvent exister qu'au voisinage de l'orifice cervical. Puisqu'en dehors de ce point, à l'état normal, on n'a jamais trouvé d'éléments glandulaires dans la muqueuse qui revêt la surface externe du museau de tanche.

Au contraire au pourtour de l'orifice, on voit souvent de petits kystes ou de petits abcès provenant des glandes à épithélium caliciforme. La nature du produit qui s'en écoule quand on les incise, ne peut laisser aucun doute sur leur origine. Et il est tout simple d'admettre, que ce soit là le point de départ de certaines ulcérations.

Nous ne parlerons pas ici du diagnostic différentiel, souvent si difficile, entre la lésion dépendant de la métrite chronique, et celle de mauvaise nature ou cancéreuse. Cette discussion sera plus utilement exposée, quand nous aurons fait l'histoire du cancer. Disons, en passant, qu'en général, une ulcération d'un rouge vif, exubérante, donnant du véritable pus, n'est pas une lésion cancéreuse.

Ulcérations dépendant d'éruptions diverses.

Nous nous heurtons encore ici aux opinions les plus opposées émises par les gynécologistes. Ainsi, pour ne parler que des auteurs français, M. Courty admet pour le col utérin l'érythème, l'herpès, l'eczéma, le pemphigus, l'acné, l'impétigo, l'ecthyma, les éruptions syphilitiques [1]. M. Gallard, au contraire, considère toutes les ulcérations comme dépendant de la métrite [2], excepté, bien entendu, celles de la syphilis ou du cancer. Il nie absolument l'existence des lésions de nature herpétique, auxquelles d'autres observateurs attachent une importance primordiale [3]. En l'absence d'anatomie pathologique, qui, malheureusement, n'a été faite que très incomplètement, il est bien difficile de formuler une opinion motivée, au milieu de ces assertions contradictoires [4].

Cependant, la clinique nous apprend, qu'il existe sur le museau de tanche, des ulcérations superficielles, fugaces, ne se compliquant pas de métrite. Leur aspect et leur marche, leur coïncidence avec des manifestations cutanées en apparence de même nature, nous autorisent à les considérer comme dépendant d'éruptions diverses développées sur la muqueuse du col utérin.

Nous passerons sous silence la description des *ulcérations tuberculeuses* de la région cervicale. Les caractères anatomiques attribués à ces lésions, par les auteurs qui les ont

---

[1] Courty, *loc. cit.*, p. 779.

[2] Gallard, *loc. cit.*, p. 352.

[3] Voyez Guéneau de Mussy, *loc. cit.*

[4] L'examen histologique pratiqué par Lebert et cité par M. Gueneau de Mussy est trop incomplète pour éclairer la question. — Voyez Gueneau de Mussy, *loc. cit.*, t. II, p. 298.

signalées, n'ont aucune signification qui leur soit propre et qui permette de les reconnaître.

Deuxième groupe. — Ulcérations de nature contagieuse.

Dans cette catégorie nous rencontrons d'abord le *chancre mou*. Celui-ci se présente sur le museau de tanche, avec les mêmes caractères que nous lui avons décrit dans d'autres régions, bords taillés à pic, fond grisâtre[1].

Le *chancre syphilitique* ou *chancre infectant* s'observe sur la muqueuse cervicale, avec un aspect qui permet ordinairement de le reconnaître. Ses dimensions varient entre celles d'une lentille et d'une amande.

Lisse et uni à sa surface, il revêt une couleur grise uniforme ou pointillée de rouge, d'un gris-bleuâtre vers le centre, et d'un rouge vif sur les bords. Sa sécrétion est peu abondante, et il est absolument indolent. L'induration y est souvent impossible à percevoir.

Le chancre syphilitique du col se modifie, même spontanément, se répare et se cicatrise, avec une rapidité qui a frappé tous les auteurs qui se sont occupés de son histoire[2]. Ce qui indique la fréquence des cas où il doit passer inaperçu.

On peut admettre, pour les syphilides du col utérin, les mêmes formes que pour celles de la vulve[3]. Le diagnostic de ces lésions et souvent fort difficile à affirmer. Leur couleur grisâtre et la facilité avec laquelle elles disparaissent et se modifient en quelques jours, serviront quelquefois à les reconnaître[4].

[1] Voyez page 91.
[2] M. Schwartz a réuni 25 cas de chancres simples et 19 cas de chancres syphilitiques du col utérin. (Thèse de doctorat, Paris, 1873.)
[3] Voyez page 106.
[4] Nous avons déjà parlé de l'hypertrophie du col avec ulcération, que M. Aimé Martin considère comme une manifestation de la syphilis secondaire. (Voyez page 366.)

Traitement. — Ce sont principalement les ulcérations dépendant de la métrite dont nous aurons à nous occuper au point de vue du traitement. Celles-ci guérissent quelquefois sans l'emploi de substances médicamenteuses. Et on voit ces vastes lésions ulcératives bourgeonnantes, si fréquentes dans les premières périodes, disparaître sous la seule influence des scarifications.

Il peut y avoir lieu cependant de leur appliquer un traitement topique.

Les agents les plus divers ont été tour à tour conseillés. Dans le choix de ces moyens, on doit faire entrer en ligne de compte la phase de la maladie.

C'est ainsi que, pendant la période congestive, les cautérisations au nitrate d'argent ont une action plus nuisible qu'utile. Sous leur influence, la surface ulcérée bourgeonne de plus en plus. Ce médicament peut être employé dans les métrites de date ancienne, encore lui préférons-nous plusieurs autres caustiques, principalement l'acide chromique [1].

On a beaucoup préconisé et beaucoup attaqué l'emploi de cet acide contre les ulcérations utérines. On l'a surtout accusé de produire des accidents d'intoxication. Le fait serait peut-être vrai, si la cautérisation avait lieu sur une grande surface. Mais rien de semblable ne s'observe pour le col de l'utérus, à cause des dimensions peu étendues de la lésion. Dans ces conditions, nous avons employé l'acide chromique un grand nombre de fois, sans avoir jamais à déplorer l'accident même le plus léger [2].

Mais à la condition d'avoir recours à quelques précau-

---

[1] Nous employons une solution à parties égales d'acide chromique cristallisé et d'eau. (Voyez p. 345.)

[2] Voyez à ce sujet Sims, *loc. cit.*, p. 47. — Kruel, thèse de Strasbourg, 1870. — Rousseau, thèse de Paris, 1878.

tions indispensables, sans lesquelles ce caustique peut devenir dangereux.

Il faut porter l'acide sur le point à cautériser, à l'aide d'un peu d'ouate enroulée à l'extrémité d'une petite tige de bois. Avoir soin que la quantité de liquide soit juste suffisante pour ne pas s'écouler au delà de la région sur laquelle on veut agir, et faire immédiatement une injection à grande eau, qui entraîne tout ce qui pourrait en rester.

Nous avons vu, à la suite de cautérisations mal faites, se produire de vastes eschares du vagin, dont les conséquences auraient pu être graves.

Avec les précautions nécessaires, nous n'avons jamais eu qu'à nous louer de l'action de ce caustique contre les ulcérations du col de l'utérus. Aussi est-ce celui auquel nous donnons généralement la préférence.

Les acides acétique, pyroligneux, phénique, sont également employés. Avec l'acide phénique, il est difficile de limiter le point où s'arrête l'action escharotique, tandis que rien n'est plus aisé avec l'acide chromique.

Le perchlorure de fer, la teinture d'iode, l'iodoforme, le tannin, l'alun, le chloral[1], la créosote[2], le collodion simple ou iodé, sont également des topiques souvent utiles.

Des pansements répétés avec des tampons imbibés d'un mélange de glycérine, de tannin, et d'acide phénique, dans les proportions que nous avons indiquées[3], nous ont donné de bons résultats.

On fait quelquefois usage de sachets de mousseline rem-

----

[1] Toucher l'ulcération tous les jours avec :

    Chloral . . . . 1 grammes.
    Eau 25   —

[2]   Glycérine . . . . 20 grammes.
    Alcool 10   —
    Créosote (pure) 1   —

[3] Voyez page 345.

plis de diverses substances associées entre elles, quinquina, tannin, farine de graine de lin, poudre d'amidon,
ce sont là de véritables cataplasmes vagino-utérins[1].

TUMEURS DE L'UTÉRUS

De tous les organes de l'économie, l'utérus est un des
plus disposés au développement des divers néoplasmes. La
variété des éléments qui entrent dans sa structure, et surtout l'activité fonctionnelle à laquelle il est soumis pendant
une grande partie de la vie de la femme, nous expliquent
cette fréquence. Les changements physiologiques qui résultent de la menstruation et de la grossesse jouent évidemment un rôle considérable, relativement à l'étiologie des
tumeurs utérines. Nous en trouvons une preuve dans la
rareté de ces productions chez les enfants et pendant les
premières années qui suivent l'établissement des règles.

Parmi ces néoplasmes, les uns sont formés de tissu
conjonctif ou musculaire, tels que les fibromyomes, les
myxomes, les sarcomes. D'autres se développent aux dépens
des éléments glandulaires ou épithéliaux, comme les polypes muqueux, les différentes formes d'épithéliomes.

On pourrait également les grouper, au point de vue clinique, en *tumeurs bénignes* et *tumeurs malignes*[2]. Sans nous
astreindre à une classification précise, nous commencerons
par la description de celles qui entrent dans la première
catégorie.

[1] Nous employons des sachets ainsi composés :

Graines de lin . . . . 10 grammes.
Tannin . . . . 50 centigr.   -

[2] Nous appelons *bénignes*, celles qui ne tendent pas à la généralisation et ne
récidivent pas après ablation. Au contraire, les tumeurs *malignes* récidivent
presque toujours, soit sur place, soit sur d'autres organes plus ou moins
éloignés.

Les néoplasmes de ce groupe, le plus souvent observés, sont, les corps fibreux ou fibromyomes et les différentes espèces de polypes.

Corps fibreux ou fibromyomes de l'utérus [1].

Anatomie pathologique. — Ces productions s'observent si fréquemment, que Bayle les considère comme existant sur un cinquième de femmes ayant dépassé l'âge de trente-cinq ans.

Elles sont tantôt uniques et tantôt multiples. On en a trouvé jusqu'à quarante sur un même utérus [2].

Leurs dimensions varient, depuis celles d'un pois jusqu'à celles d'une tête d'adulte. Elles peuvent atteindre des proportions suffisantes pour peser jusqu'à 40 kilogrammes.

Virchow, comme nous l'avons déjà dit à propos de la métrite chronique, considère ces deux affections, fibroïde et hypertrophie utérine, comme étant de même nature [3].

C'est qu'en effet, la structure de ces tumeurs, constituées par des fibres musculaires lisses et du tissu conjonctif fibreux, est absolument comparable à celle de l'utérus lui-même.

Quand le tissu conjonctif reste lâche et mou, les faisceaux musculaires conservent une disposition plus régulière et souvent parallèle. Au contraire, dans les tumeurs fibromusculaires dures, où le tissu interstitiel prend une densité plus grande, leur direction devient tortueuse, au point qu'on ne peut pas les développer sur une certaine longueur.

A ce moment la coupe de ces faisceaux présente, à l'œil nu, un aspect qui a la plus grande analogie avec la coupe des tendons et des fibrocartilages. On voit immédiatement

---

[1] On a également désigné ces tumeurs sous le nom de fibromes, myomes, fibroïdes, hystéromes.

[2] *Fœrster. Specielle Patologische Anatomie*, t. II, p. 425.

[3] *Loc. cit.*, t. III, p. 345.

les uns à côté des autres, des tractus fibreux à directions longitudinale et transversale. Les lignes qu'ils forment ne sont
point parallèles, mais sinueuses et entre-croisées (fig. 91).

Comme le tissu musculaire à cellules lisses est par lui-
même incolore et emprunte à peine aux vaisseaux sanguins

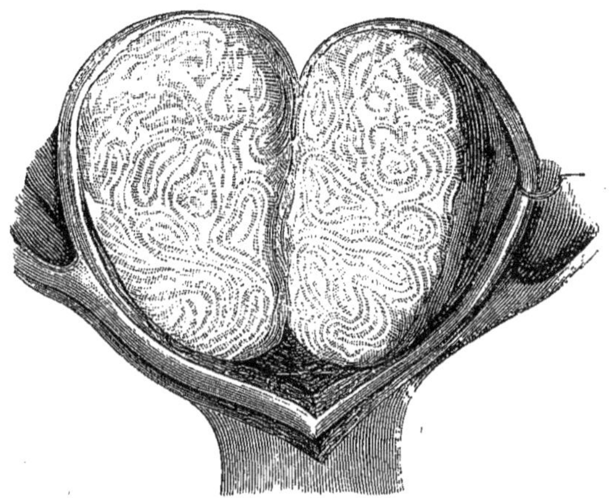

Fig. 91. — Coupe longitudinale d'un fibromyome remplissant la cavité utérine
(d'après Cruveilhier).

qui s'y distribuent une teinte faiblement rosée, la couleur
de ces tumeurs varie du blanc au blanc rosé, ou au gris rougeâtre plus ou moins marqué.

S'il existe une grande quantité de tissu interstitiel dense,
la surface de section peut être d'un blanc brillant, comme
satiné.

Certains de ces fibromyomes, car c'est là la meilleure
dénomination histologique à leur donner, paraissent formés
de différents lobes, résultant de ce que plusieurs petites tumeurs se sont fondues en une seule. D'autres fois le néoplasme
est globulaire, à surface lisse, plus ou moins régulièrement
sphérique [1].

[1] Virchow, *Traité des tumeurs*, t. III, p. 404.

Les rapports qui existent entre la quantité de fibres musculaires et de tissu conjonctif varient à l'infini.

Clarke et beaucoup d'auteurs contemporains nient la vascularisation des fibromyomes. Virchow dit au contraire « qu'ils sont toujours vascularisés, quoique faiblement d'habitude ». Quelquefois même, l'élément vasculaire prend un tel développement, que ces tumeurs constituent alors ce qu'on a appelé des myomes télangiectasiques ou caverneux. Ces dernières formes sont rares.

Dans tous ceux que nous avons étudiés, il existait toujours des vaisseaux situés dans le tissu conjonctif qui sépare les faisceaux musculaires. Le nombre et la disposition de ces vaisseaux, plutôt veineux qu'artériels, est très variable d'un cas à l'autre, mais nous n'avons jamais rencontré de tumeurs qui en fussent complètement privées. C'est surtout dans les points, qui avoisinent le néoplasme, que se produit un développement vasculaire considérable. On a observé des nerfs dans les fibromyomes.

L'utérus est en général épaissi et augmenté de volume. Il arrive cependant, surtout dans les cas de fibromes souspéritonéaux, qu'il est attiré en haut, ses parois s'amincissent et finissent par s'atrophier[1], de sorte que la tumeur est immédiatement en rapport avec le péritoine. D'autres fois il est au contraire abaissé, ou subit les déviations les plus diverses.

Les fibromyomes sont souvent situés comme des corps étrangers, libres dans le parenchyme utérin. Dans ces cas, ils sont entourés d'une véritable capsule de tissu fibreux et s'énucléent avec la plus grande facilité[2].

Quelquefois ils se confondent en grande partie avec le tissu utérin lui-même.

[1] Voyez figure 95.
[2] Voyez figure 92.

On observe dans ces néoplasmes, de grandes lacunes lymphatiques, pareilles à celles que nous avons signalées dans la métrite parenchymateuse chronique, ainsi que des îlots d'éléments embryonnaires, comme dans les premières périodes de cette affection.

Ces deux derniers faits, dilatation des espaces lymphatiques et formation de tissu embryonnaire localisé, confirment la ressemblance anatomique, admise par Virchow, entre la métrite chronique et les fibromyomes.

Ces tumeurs peuvent subir une série de transformations dont l'étude est intéressante :

1° *Ramollissement.* — Le ramollissement se produit selon trois processus différents :

(*a*) *OEdème.* — L'œdème est quelquefois assez accusé pour présenter une pseudo-fluctuation pouvant faire croire à un kyste. Si l'on pratique une ponction, il ne s'écoule rien ou à peine quelques gouttes de sérosité. Sous l'influence de l'œdème, les faisceaux musculaires peuvent s'atrophier.

(*b*) *Dégénérescence graisseuse.* — Les fibromyomes subissent également la dégénérescence graisseuse, et les fibres musculaires se résorbent, grâce à un processus que l'on a comparé à celui de l'involution puerpérale. Nous reviendrons plus en détails sur ces faits, à propos de la marche de la maladie.

(*c*) *Dégénérescence myxomateuse.* — On a admis que les fibromyomes peuvent se transformer en tissu muqueux. Nous n'avons jamais eu l'occasion de constater cette structure anatomique dans ce genre de tumeur.

2° *Induration.* — Beaucoup d'auteurs ont avancé que sous l'influence de la rétraction du tissu fibreux, amenée peut-être par des inflammations interstitielles, les fibres musculaires disparaissent et la masse morbide diminue de volume en devenant de plus en plus dure. C'est surtout

au moment de la ménopause, que des faits de ce genre ont
été signalés.

3° *Calcification.*— La transformation calcaire se rencontre
assez fréquemment. Ce sont principalement les tumeurs interstitielles ou sous-péritonéales (nous allons revenir sur ce
que l'on doit entendre par ces expressions), qui subissent
cette calcification [1]. Ce dépôt de sels calcaires se fait ordinairement du centre à la périphérie. Les cas où il existait
seulement une couche calcifiée à l'extérieur sont tout à fait
exceptionnels. Les tumeurs ainsi modifiées peuvent acquérir une dureté telle, que les coupes obtenues au moyen de
la scie ont l'aspect de l'ivoire. On a cru longtemps que, dans
ces cas, il y avait production de tissu osseux, et Virchow
l'admet sans l'avoir jamais vu, dit-il [2]. Nous ne connaissons
pas une seule observation histologique concluante en faveur
de cette opinion. Toutes les tumeurs que nous avons examinées, quelque grande que fût leur ressemblance, à l'œil
nu, avec le tissu osseux, n'en présentaient jamais la structure histologique [3].

Quelquefois, des corps fibreux calcifiés se détachent peu
à peu des tissus qui les entourent, pénètrent dans la vessie, ou sont expulsés spontanément. C'est à ces productions qu'on a donné le nom de *pierres utérines*, de *calculs
utérins*. Leur existence a été connue dès la plus haute anti-
quité, comme nous le montre l'histoire de la Thessalienne
d'Hippocrate.

Ces tumeurs fibrocalcaires peuvent acquérir des dimensions suffisantes pour peser jusqu'à 10 kilogrammes.

---

[1] L'analyse chimique a montré que ces dépôts calcaires étaient composés de
phosphate, de carbonate et de sulfate de chaux.

[2] *Loc. cit.*, p. 308.

[3] Dans un cas, Freund dit avoir trouvé une véritable production osseuse.
Beiträge zur Gynäkologie, t. III, p. 152, cité par Gussérow, *Die Neubildungen
des Uterus*. Stuttgart, 1878, p. 32.

On trouve également plusieurs noyaux de calcification disséminés sur différents points.

4° *Suppuration et gangrène.* — Les corps fibreux de l'utérus ont peu de disposition à s'enflammer. On a cependant publié un certain nombre d'observations de fibromyomes suppurés, et nous en avons vu des exemples.

La dégénérescence gangréneuse envahit quelquefois ces tumeurs. Le sphacèle se produit, le plus souvent, consécutivement à l'inflammation de la capsule qui les enveloppe. On comprend, en effet, puisque c'est là que siègent la plupart des vaisseaux, que des tromboses s'y développent, entraînant des troubles nutritifs du côté du néoplasme.

Certaines tumeurs sont en partie calcifiées et en partie gangrénées.

5° *Transformation cancéreuse.* — La transformation cancéreuse des corps fibreux a été admise par quelques auteurs, à une époque où l'histologie était peu avancée. Il n'en existe pas, croyons-nous, de cas bien démontrés, et l'observation de Klob, citée dans la plupart des traités d'anatomie pathologique, ne nous paraît rien moins que concluante [1].

Mais on peut voir l'infiltration cancéreuse envahir consécutivement un corps fibreux, ce qui est bien différent.

6° *Dégénérescence kystique.* — On rencontre, assez souvent, dans les corps fibreux utérins, des cavités kystiques, auxquelles Cruveilhier avait donné le nom de géodes (fig. 92) [2]. Ces cavités, tantôt uniques et tantôt multiples, atteignent quelquefois de grandes dimensions et arrivent à former ces vastes tumeurs fibrocystiques, si difficiles à différencier des kystes de l'ovaire. L'intérêt clinique et anatomopatholo-

---

[1] Klob, *loc. cit.*, p. 163.

[2] On désigne en minéralogie, sous le nom de Géodes, des pierres creuses présentant une cavité tapissée de masses cristallines ou de matières minérales concrétionnées.

gique qui s'attache à cette variété de fibromyomes, nous a engagé à en faire le sujet d'un chapitre distinct[1].

Les tumeurs fibreuses de l'utérus se développent toujours dans les parois mêmes de l'organe. Sous l'influence de

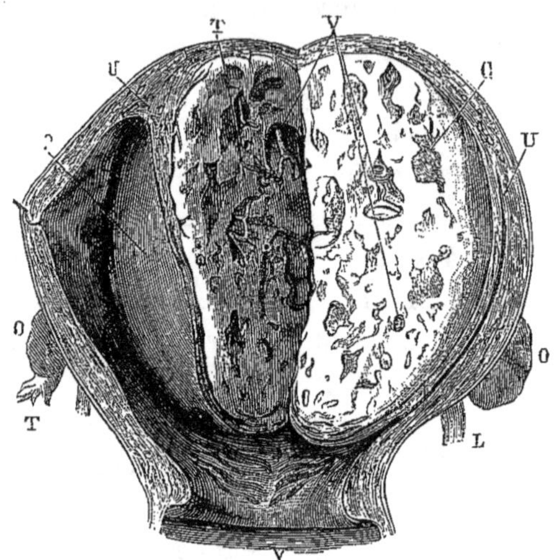

Fig. 92. — Tumeur fibreuse contenant des cavités (géodes)
(d'après Cruveilhier).

U. U. Parois de l'utérus. — P. Surface de la tumeur. — C. C. Cavités kystiques (géodes). —
V. Vaisseaux sanguins. — O. O. Ovaires. — T. Trompe. — L. Ligament rond. — V. Vagin.

causes plus ou moins inconnues, tantôt le néoplasme se dirige vers la surface et devient *sous-péritonéal*. Tantôt il fait saillie sous la muqueuse, et on le désigne par le nom de *sous-muqueux*. (C'est un degré plus avancé de ces tumeurs sous-muqueuses qui forme les polypes fibreux pédiculés, dont nous nous occuperons plus tard.) Il peut également rester inclus dans les parois utérines, et on le nomme alors *interstitiel* (fig. 93).

Enfin, on voit aussi des corps fibreux se développer aux dépens du col.

[1] Voyez page 413.

Nous allons étudier les principaux caractères de ces diverses variétés.

Les *tumeurs sous-séreuses* sont réunies à l'utérus par une large base, ou, au contraire, par un mince pédicule. Celui-ci peut disparaître, et il existe alors une séparation complète entre l'utérus et la tumeur, celle-ci flottant librement dans la cavité abdominale.

Elles contractent, assez souvent, des adhérences avec les

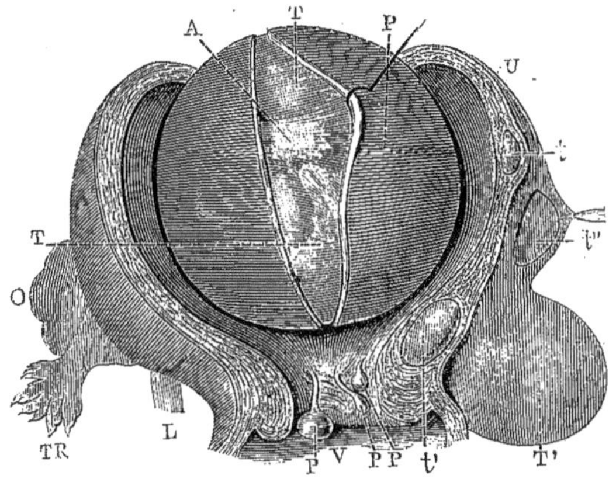

Fig. 93. — Tumeurs fibreuses multiples (d'après Cruveilhier).

U. Parois de l'utérus. — T. T. Grosse tumeur remplissant toute la cavité utérine.— P. Capsule enveloppant la tumeur. — A. Tissu situé au-dessous de la capsule. — T'. Tumeur sous-séreuse. — t.t'. Tumeurs interstitielles. — t''. Tumeur interstitielle tendant à devenir sous-séreuse. — P. P. P. Polypes muqueux de la cavité cervicale. — O. Ovaire. — TR. Trompe. — L. Ligament rond. — V. Vagin.

organes voisins et trouvent ainsi de nouveaux centres de nutrition.

Les fibromyomes sous-séreux, en s'élevant au-dessus du petit bassin, peuvent entraîner avec eux et allonger l'utérus, au point que le doigt introduit dans le vagin n'atteigne plus le museau de tanche. On a même observé des cas de séparation entre le corps. et le col, les deux segments n'étant unis que par un étroit tractus fibreux[1].

[1] Voyez figure 95.

Il est plus rare qu'ils refoulent l'organe de haut en bas, et donnent lieu au prolapsus.

Ces mêmes tumeurs ont été cause d'étranglement interne.

Quelquefois elles se développent latéralement entre les deux feuillets du ligament large. De grandes difficultés de diagnostic résultent de cette disposition.

Les *fibromyomes sous-muqueux* peuvent, comme les sous-séreux, adhérer au tissu utérin par une large base, ou par un point rétréci. Ils sont alors plus ou moins pédiculés et deviennent de véritables polypes. Quoiqu'il n'y ait pas de limite tranchée, entre certains corps fibreux sous-muqueux et les polypes, nous réserverons ce dernier nom, pour ceux dont le pédicule, nettement accusé, possède déjà une longueur notable.

Les tumeurs ainsi proéminentes dans la cavité sont le plus souvent recouvertes d'une couche de tissu utérin de 1/2 à 1 centimètre d'épaisseur (fig. 93, P). On en rencontre, cependant, qui ne sont recouvertes ni par la muqueuse ni par la couche musculaire. Dans ce cas, le pédicule est uniquement conjonctif, et sous l'influence de l'énucléation spontanée, les couches muqueuse et musculaire ont disparu. Au voisinage du néoplasme, la muqueuse elle-même est généralement gonflée, épaissie, hyperémiée.

L'utérus subit, dans son ensemble, un degré d'hypertrophie plus ou moins accusé, principalement si le corps fibreux passe à l'état de polype.

Les *tumeurs interstitielles*, quand elles sont peu volumineuses, ne font quelquefois aucune saillie, ni du côté de la séreuse, ni du côté du péritoine, et ne sont reconnaissables qu'à la coupe.

Mais à mesure que leurs dimensions augmentent, elles deviennent perceptibles sur l'une ou l'autre des surfaces utérines. Presque toujours entourées par une certaine épaisseur de tissu conjonctif lâche, qui leur forme une espèce de capsule (fig. 93, t″), elles sont généralement plus riches en muscles que les autres variétés, et les éléments musculaires sont hypertrophiés, comme dans l'utérus gravide.

Leur différence de structure présente un intérêt clinique. Si le fibromyome est mou, il contient plus de muscles, plus de vaisseaux, et fait corps avec l'utérus, dont il est difficile de le séparer. Au contraire, plus il est dur, moins il y a de muscles et de vaisseaux, plus il y a de tissu conjonctif et plus il est énucléable. Cette seconde variété se rencontre plus fréquemment que la première.

Ces tumeurs possèdent généralement peu de vaisseaux, de petit calibre et difficiles à injecter. Dans les tissus qui les entourent, on rencontre souvent de grosses veines dilatées, comparables aux sinus veineux d'un utérus chargé du produit de conception. Cette disposition explique les accidents emboliques, qu'on observe quelquefois dans les cas de corps fibreux.

Le nombre de ces productions est des plus variables. Souvent uniques quand elles sont volumineuses, on en rencontre d'autres fois jusqu'à 40 et 50. Leur siège le plus habituel est la paroi postérieure ou le fond de l'utérus. Elles s'insèrent rarement sur la paroi antérieure, et presque jamais sur les parties latérales.

Quelquefois elles progressent peu à peu dans le tissu utérin sans se pédiculiser, et viennent faire saillie dans le vagin comme de véritables polypes.

Toutes les variétés peuvent s'observer sur une même malade. La figure que nous en donnons, empruntée à l'atlas de Cruveilhier, en est un bel exemple [1].

_____

[1] Voyez figure 93.

Les *fibromyomes du col* sont plus rares que ceux du corps[1]. Ils sont également *sous-séreux, interstitiels,* ou *sous-muqueux;* ces derniers sont les plus fréquents.

Les sous-séreux se développent quelquefois sur les parties latérales et sont difficiles à reconnaître cliniquement.

On a voulu expliquer la rareté relative des fibromyomes du col, par le peu de richesse musculaire de cette région.

Quoique le fait anatomique soit incontestable, l'interprétation ne nous semble pas admissible. Car, souvent, les néoplasmes du corps ne contiennent pas plus de fibres musculaires, que le tissu du col utérin normal. Nous invoquerions plutôt la différence d'activité qui existe, au point de vue physiologique, entre les deux segments de l'organe[2].

Symptômes et marche. — Les manifestations morbides causées par les fibromyomes utérins diffèrent, selon qu'ils appartiennent à une des trois catégories que nous avons décrites.

Les tumeurs *sous-séreuses* ne dépassant pas un certain volume sont souvent insignifiantes, et restent la plupart du temps inaperçues. Les accidents qu'elles causent ne sont dus, en général, qu'à leur développement considérable. Elles amènent alors des troubles de la miction et de la défécation. Il est curieux de voir que les troubles de la miction sont beaucoup plus fréquents que ceux de la défécation, quel que soit le siège de la tumeur. Cette fréquence des accidents du côté de la vessie a frappé tous les gynécologistes et a été signalée depuis longtemps. Dans des cas où

---

[1] D'après la statistique de Lee, sur 74 cas, il y en avait seulement 4 de fibromyomes du col. (Virchow, *loc. cit.*, t. III, p. 549.)

[2] Tous les gynécologistes ne s'accordent pas sur le degré de fréquence des fibromyones du col. Aran et Gallard les considèrent comme loin d'être rares. Mais on ne trouve, dans ces deux auteurs, aucun chiffre à l'appui de leur opinion.

l'écoulement de l'urine était entravé, on a vu survenir des accidents urémiques.

Nous ne reviendrons pas sur les déformations consécutives de l'utérus : nous nous sommes suffisamment étendu sur ce point, à propos de l'anatomie pathologique.

Quand la tumeur proémine vers le cul-de-sac postérieur, il peut y avoir une compression du rectum, poussée jusqu'à la rétention complète des matières, mais le plus ordinairement ne donnant lieu qu'à de la constipation ou au développement des hémorrhoïdes.

C'est dans cette variété qu'on observe le plus souvent des phénomènes inflammatoires de voisinage, dus à une péritonite partielle.

Les malades se plaignent de sensations anormales, qui diminuent ou cessent dans le décubitus dorsal. Les douleurs apparaissent souvent, avant ou au moment de la période menstruelle, et sont très variables selon les sujets. La compression opérée par le néoplasme sur les plexus nerveux peut amener des névralgies, et même des paralysies des membres inférieurs [1].

Les troubles de la circulation veineuse pourraient donner lieu à de l'œdème ou de l'ascite. Il faut pour cela des tumeurs tellement volumineuses, qu'on n'a qu'exceptionnellement l'occasion d'en observer. En général, l'œdème est plutôt un symptôme de tumeur maligne.

On a cité des cas d'embolies pulmonaires, consécutives à une thrombose des veines iliaques comprimées (Duguet, Sévestre).

Quand un certain degré de métrite chronique accompagne le développement d'un corps fibreux, on trouve réunis les symptômes des deux affections.

---

[1] Schrœder, *loc. cit.*, p. 225.

Souvent les tumeurs sous-séreuses ne conservent plus qu'un rapport très incomplet avec le tissu utérin. Cette disposition peut amener leur résorption plus ou moins totale, surtout si elles n'ont pas contracté d'adhérences avec les organes voisins.

Les *tumeurs sous-muqueuses* sont celles qui donnent le plus tôt lieu à des manifestations morbides. Leur rapport avec la surface interne de l'utérus produit de bonne heure des écoulements muqueux et surtout des hémorrhagies. Les deux genres d'écoulement alternent souvent l'un avec l'autre. Les différents liquides qui les constituent, sang ou muco-pus, proviennent plutôt des tissus avoisinant que du fibromyome lui-même.

Les malades commencent par voir leurs règles augmentées en quantité et en durée. Peu à peu ces ménorrhagies prennent une telle intensité, que la perte de sang dure presque sans discontinuité. Dans quelques cas, on observe des métrorrhagies dans l'intervalle des époques menstruelles, mais c'est la forme ménorrhagique qui est de beaucoup la plus fréquente. Ces pertes de sang amènent un état anémique, pouvant acquérir de la gravité.

Les fibromyomes sous-muqueux sont une cause de dysménorrhée.

Les tumeurs sous-muqueuses, comme les sous-séreuses, déforment quelquefois tellement l'utérus, qu'on a de la peine à reconnaître sa cavité. La stérilité peut résulter de leur présence. Les cas sont cependant nombreux, où la fécondation a eu lieu dans ces conditions.

Souvent la ménopause amène une amélioration, quelquefois même une guérison spontanée des symptômes causés par le néoplasme.

L'inversion utérine, consécutive au développement de certaines de ces tumeurs, a été observée, non-seulement à la suite de l'accouchement, mais aussi chez des femmes nulli-pares[1].

Les *fibromyomes interstitiels* se manifestent, tantôt par les symptômes des tumeurs sous-péritonéales, tantôt par ceux des tumeurs sous-muqueuses. Par la position qu'ils occupent dans la paroi utérine, ils peuvent causer l'antéflexion ou la rétroflexion. Selon leurs dimensions, leur nombre et leur situation, on comprend qu'ils donnent lieu aux déformations les plus diverses.

C'est surtout dans cette variété qu'on a observé des ruptures de l'utérus, suivies de péritonite mortelle.

Les *tumeurs cervicales* sont moins souvent accompagnées d'hémorrhagies que celles du corps. Elles amènent plutôt un catarrhe abondant; différence qui nous est expliquée par l'anatomie normale de la région.

Le développement des fibromyomes est en général très-lent[2]. Le temps qu'ils mettent à s'accroître est en rapport avec leur structure. Plus ils contiennent de fibres musculaires, plus ils marchent rapidement. Au contraire, quand le tissu fibreux domine, leur volume n'augmente qu'avec une extrême lenteur.

Ils subissent des changements momentanés, sous l'influence de causes diverses. On en a vu diminuer tout à coup, chez des malades atteintes du choléra. La menstruation et la grossesse amènent, quelquefois, leur hypertrophie transitoire.

Les différentes variétés de fibromyomes peuvent ne se manifester par aucun signe clinique et leur existence n'être constatée qu'à l'autopsie.

Dans d'autres cas des tumeurs, ayant acquis un certain

[1] Pozzi, *loc. cit.*, p. 150.

[2] Nous verrons que les tumeurs fibrocystiques ont au contraire souvent un développement rapide.

volume et amené des accidents, cessent de s'accroître, ou reviennent à des proportions moindres, et tous les phéno-mènes morbides se dissipent.

Les cas de disparition spontanée de corps fibreux sont au-jourd'hui assez nombreux dans la science[1].

Cette résorption se produit d'après les différents proces-sus que nous avons étudiés, à propos de l'anatomie patholo-gique. La grossesse, la ménopause, paraissent avoir une influence sur ces phénomènes régressifs, quoiqu'on les ait observés, également, chez des femmes nullipares[2] et pendant la période la plus active de la vie sexuelle[3].

Tantôt ils subissent la dégénérescence graisseuse. D'autres fois tout le champ de la tumeur se met à suppurer, et la guérison peut s'ensuivre, ou bien la mort survient consécu-tivement à une péritonite ou à une infection purulente.

Il en est de même de la gangrène, qui peut entraîner à sa suite la guérison, mais plus souvent la mort. On voit les malades maigrir, présenter des symptômes fébriles, des signes d'infection putride en rapport avec la fétidité des liquides qui s'écoulent par la vulve.

Les masses altérées se font jour dans le péritoine, ou bien l'inflammation de la séreuse a lieu par propagation.

La dégénérescence gangréneuse est plus grave quand elle est consécutive à une exploration, que quand elle se produit spontanément.

Dans des cas rares, on a vu la tumeur se ramollir et être

---

[1] Voyez Guyon, *loc. cit.*, p. 56, et le mémoire de Guéniot, *Bulletin de théra-peutique médicale et chirurgicale*, 1872. Enfin Schrœder en a réuni 39 obser-vations, *loc. cit.*, p. 229.

[2] Sur les 39 cas cités par Schrœder, il n'y en a que 6 où on puisse admettre l'influence de la puerpéralité.

[3] La résorption du néoplasme, quoique pouvant être considérée cliniquement omme complète, ne l'était pas, dans le sens anatomique du mot, dans les cas où on a eu le contrôle de l'autopsie. On a toujours trouvé quelques restes de tissu cicatriciel.

éliminée par morceaux, sans accompagnement de suppuration ni de gangrène.

L'expulsion spontanée des fibromyomes se produit par les voies naturelles, le plus souvent à la suite d'un accouchement, ou bien, après perforation, par les cavités environnantse, vessie, rectum, paroi abdominale[1].

Diagnostic. — Le diagnostic de ce genre de tumeur doit porter sur deux points principaux.

1° A-t-on affaire à un fibromyome?

2° A quelle variété appartient-il ?

Les détails anatomiques et cliniques dans lesquels nous sommes entrés nous dispensent de revenir sur la seconde question, nous n'aurons donc, ici, à nous occuper que de la première.

Les corps fibreux peuvent se confondre avec une série d'affections diverses, selon leurs dimensions et leur situation.

Ceux de la variété sous-séreuse sont en général faciles à distinguer, quand ils n'ont pas atteint un trop gros volume. Cependant s'ils se portent vers un des culs-de-sac et surtout le cul-de-sac postérieur, on pourrait les prendre pour une pelvipéritonite, un hématocèle, une rétroversion, une grossesse extra-utérine.

Dans la pelvipéritonite et l'hématocèle, les symptômes du début, la marche de la maladie, donnent des indications précieuses. En outre, la tuméfaction produite par ces deux affections est plus diffuse, plus difficile à limiter. La pression y est toujours plus ou moins douloureuse, et la sensation d'élasticité qu'elles présentent diffère de la dureté du corps fibreux.

---

[1] Les *Bulletins de la Société anatomique de Paris* contiennent un grand nombre d'observations intéressantes de ces divers modes d'élimination des fibromyomes.

Il faut souvent beaucoup d'attention pour différencier un fibromyome d'une rétroversion. On y arrive en associant le palper abdominal au toucher vaginal et rectal.

On ne doit jamais oublier, pour ce genre d'exploration, de vider préalablement la vessie; moyen qui ne met pas, cependant, toujours, à l'abri de l'erreur[1].

Le doute peut persister quelque temps entre une grossesse extra utérine et un corps fibreux. La marche ultérieure des deux affections permet toujours de les distinguer après une certaine durée.

C'est surtout quand le néoplasme est pédiculé et a atteint un volume considérable, qu'il devient difficile à différencier, principalement d'avec les tumeurs de l'ovaire. Les fibromes de l'ovaire sont tellement rares, comparés à ceux de l'utérus, qu'on n'a guère à s'en occuper. Il n'en est pas de même des kystes. Ceux-ci sont ordinairement fluctuants et les mouvements qu'on leur communique ne se transmettent pas à l'utérus, contrairement à ce qu'on observe avec les corps fibreux. A moins qu'il existe des adhérences entre la tumeur ovarique et l'utérus, ce qui augmente encore les difficultés du diagnostic.

La marche des deux affections diffère également. Assez rapide dans les kystes de l'ovaire, elle est ordinairement lente pour les fibromyomes[2].

Quand on rencontre les deux tumeurs réunies, il est souvent possible de faire la part de chacune.

Nous avons vu que les corps fibreux deviennent quelquefois libres dans la cavité abdominale et contractent des adhérences avec les organes voisins. Dans certains de ces cas, il

---

[1] Voyez l'observation publiée par Budin, *Bulletins de la Société anatomique,* 1874, p. 53.

[2] Nous faisons abstraction de ce qui concerne les fibromyomes kystiques, qui feront le sujet du chapitre suivant.

est difficile de les différencier d'avec les fibromes des parois abdominales, développés aux dépens des plans aponévrotiques [1].

Les fibromyomes interstitiels ou sous-muqueux peuvent être confondus avec la grossesse au début, la métrite chronique, le prolapsus, le cancer.

Dans la grossesse les règles sont supprimées ; il y a au contraire le plus souvent des hémorrhagies dans les cas de corps fibreux. Le ramollissement du col, le gonflement et la pigmentation des seins, même la présence du colostrum dans les mamelles, ne doivent pas être interprétés comme un signe exclusif de grossesse. Car on a observé tous ces phénomènes, chez des malades atteintes de tumeurs fibreuses. L'utérus gravide est plus mou, plus élastique, moins résistant que celui qui contient un fibrome.

Enfin, bientôt, le ballottement, et la présence ou l'absence des signes de certitude, permettront d'affirmer ou non la grossesse.

Pour ce qui est de la métrite, les cas sont quelquefois embarrassants, surtout si l'utérus est régulier. On observe dans les deux affections des écoulements sanguins ou mucopurulents. Dans la métrite, le museau de tanche est souvent ulcéré et les mouvements communiqués à l'utérus sont douloureux, contrairement à ce qu'on constate dans les corps fibreux. Ceux-ci amènent des douleurs spontanées à forme expulsive, qui ne se rencontrent guère dans l'inflammation chronique simple. La réunion fréquente des deux maladies, dont l'une est alors la conséquence de l'autre, rend, dans certains cas, le diagnostic encore plus incertain.

Le cathétérisme de l'utérus pourra nous être utile pour savoir s'il y a une tumeur et connaître son point d'im-

---

[1] Guyon, *Études sur les fibromes intra-pariétaux.* (*Tribune médicale*, 1876, p. 257 et suiv.)

plantation. La situation du col utérin sera aussi mise à profit pour préciser le siège du néoplasme, qui est presque toujours en sens inverse de la direction du museau de tanche.

S'il n'existe pas de déviation, c'est ordinairement quand la tumeur est petite et sous-muqueuse.

La dilatation artificielle de la cavité cervicale nous donnera des renseignements encore plus précis.

C'est là, cependant, un moyen qu'on ne doit pas employer à la légère. Si on y a recours, il faut être prêt à opérer dans le cas où on rencontrerait un corps fibreux. Sans cela on s'expose à amener l'altération du produit pathologique et tous les dangers qui en résultent. En outre, la dilatation a été, quelquefois, la cause occasionnelle d'une péritonite mortelle.

C'est plutôt avec le cancer du corps qu'avec celui du col, qu'on pourrait confondre un fibromyome. Il nous paraît préférable de renvoyer ce diagnostic différentiel, ainsi que celui du prolapsus, aux chapitres où nous décrirons ces deux affections.

Les tumeurs du col sont souvent difficiles à bien reconnaître. L'orifice du museau de tanche est tellement refoulé, qu'on a beaucoup de peine à le trouver. Si la masse remplit tout le vagin, ce que l'on observe quelquefois, le toucher vaginal devient impossible et on en est réduit au toucher rectal.

Ce sont surtout ces variétés de corps fibreux qu'on a pris pour des inversions. La situation normale du fond de l'utérus doit empêcher l'erreur.

En outre, dans les cas d'inversion, la tumeur est sensible et ne l'est pas dans les autres.

Dans ces circonstances, on doit avoir recours à l'exploration au moyen du speculum de Sims.

Pronostic. — Les fibromyomes de l'utérus sont des tumeurs essentiellement bénignes, ne récidivant jamais, ni sur place, ni à distance. Des observations, où on avait cru à une récidive, étaient des cas de sarcomes, comme l'a montré l'examen histologique. Ou bien on a été trompé par la pédiculisation d'une tumeur dissimulée jusque-là. C'est ainsi qu'on a pu en enlever jusqu'à 29 sur une même malade, dans l'espace de quelques années (Kidd).

Ces productions n'entraînent de danger que par leur très grand développement, ou par les troubles de voisinage qu'elles occasionnent. Les hémorrhagies sont quelquefois assez abondantes pour acquérir une gravité réelle, soit par elles-mêmes, soit par l'anémie dont elles sont cause.

La suppuration, la gangrène, peuvent donner lieu tantôt à la guérison, tantôt à la mort des malades. La terminaison funeste est également amenée par une péritonite, ou par des accidents urémiques, dus à des phénomènes de compression empêchant l'élimination de l'urine. Cette complication est moins fréquente pour les corps fibreux que pour le cancer utérin.

Le volume et le siège de la tumeur, le temps qu'elle a mis à se développer, jouent, également, un rôle important dans le pronostic.

Les fibromyomes sont une cause fréquente de stérilité, soit par obstacle mécanique ou déviation de l'organe, soit par leur action sur la muqueuse utérine et par le catarrhe où les hémorrhagies qui en sont la conséquence.

Leur influence sur la grossesse est des plus variables. Quelquefois absolument nulle[1], dans d'autres cas, elle détermine l'avortement, surtout si les tumeurs sont sous-

---

[1] M. Guéniot a observé le cas d'une femme, accouchée normalement sans aucun accident et ayant succombé à une atteinte de variole, dont l'utérus contenait 20 fibromyomes.

muqueuses ou développées dans la région cervicale. Les hémorrhagies produites pendant la gestation n'en interrompent pas forcément le cours, et on voit, malgré des pertes sanguines abondantes, l'accouchement se faire à terme.

Les corps fibreux entraînent, assez souvent, la rétroversion de l'utérus, disposition qui prend une grande importance chez les femmes enceintes.

Les complications qui résultent de la présence de ces tumeurs, relativement à la parturition, sont extrêmement inconstantes. L'accouchement peut se faire normalement et, contre toute probabilité, malgré leur volume. Dans d'autres circonstances, outre l'obstacle mécanique qu'elles présentent, on les voit donner lieu à des hémorrhagies, à des insertions vicieuses du placenta, à des accidents de suite de couche.

L'étude des rapports qui existent entre les corps fibreux et l'accouchement, ainsi que les divers modes d'intervention auxquels ils peuvent conduire, présente un grand intérêt. Mais c'est là une question plutôt obstétricale et qui regarde les traités d'accouchement; nous ne nous en occuperons donc pas plus longuement ici[1].

Étiologie. — Les fibromyomes utérins constituent une des affections les plus fréquentes de l'organisme féminin. Bayle, comme nous l'avons dit, prétend qu'il en existe chez un quart des femmes ayant dépassé l'âge de 35 ans. Klob va encore plus loin et pousse la proportion à 40 pour 100.

Ce genre de tumeurs ne se développe guère avant la

---

[1] Voyez à ce sujet les *Bulletins de la Société de chirurgie de Paris*, 1869, et Guyon, *Des tumeurs fibreuses de l'utérus*, thèse d'agrégation, Paris, 1860.

puberté. C'est de 30 à 50 ans que leur fréquence est la plus grande, comme le montrent toutes les statistiques [1].

Nous ne savons rien de précis, relativement aux causes qui influent sur la production de ces néoplasmes. On a avancé que la privation des fonctions sexuelles constituait une prédisposition. Ce serait plutôt le contraire qui résulterait des observations réunies à ce point de vue, d'après lesquelles la fréquence des corps fibreux est deux fois plus grande chez les femmes mariées ou ayant eu des enfants, que chez les nullipares.

La race paraît avoir une certaine importance étiologique. D'après les auteurs américains, les fibromyomes seraient très fréquents chez les négresses et les mulâtresses, et se développeraient également beaucoup plus tôt que dans la race blanche, assez souvent dès l'âge de 20 ans. Les négresses seraient, au contraire, rarement atteintes de cancer utérin.

Traitement. — Le traitement le plus sûr consiste à débarrasser les malades de leur tumeur. Ce résultat n'est pas toujours possible à atteindre, et il faut alors avoir recours à une médication symptomatique.

---

[1] Gusserow (*loc. cit.*) a réuni 953 cas donnant les chiffres suivants :

De 10 à 17 ans.	4 cas.
De 18 à 20 ans.	11
De 20 à 30 ans.	158
De 30 à 40 ans.	359
De 40 à 50 ans.	348
De 50 à 60 ans.	56
De 60 à 70 ans.	17
Total.	953 cas.

Les 528 cas réunis par Winckel donnent des proportions un peu différentes

Au-dessous de 20 ans	9 cas.
De 20 à 30 ans	98
De 30 à 40 ans	180
De 40 à 50 ans	180
De 50 à 60 ans	53
De 60 à 70 ans	8
Total.	528 cas.

Nous commencerons par étudier cette dernière. C'est principalement contre les métrorrhagies qu'elle doit être dirigée.

Pour cela, on aura recours aux applications froides sur l'abdomen, ou aux irrigations vaginales continues (fig. 94)[1].

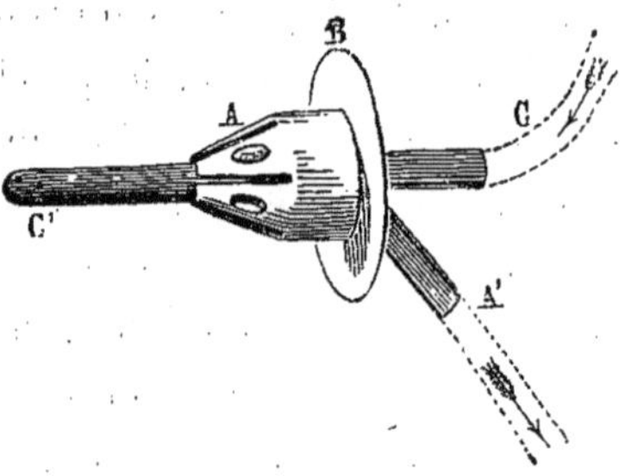

Fig. 94. — Irrigateur vaginal double d'Aran.

A. Tube perforé de trous permettant l'issue du liquide et son écoulement par le tube A'. — B. Plaque qui s'applique contre la vulve et qui l'obture. — C. C'. Tube d'arrivée du liquide.

On a préconisé les irrigations chaudes. Celles-ci arrêtent parfois l'hémorrhagie, mais elle reparaît le plus souvent au bout de peu de temps. C'est donc à l'emploi des liquides froids que nous donnons la préférence[2]. On peut ajouter au liquide employé quelques substances astringentes, telles que le tannin ou le perchlorure de fer. Si l'hémorrhagie était très abondante, il ne faudrait pas hésiter à recourir au tamponnement, associé à la compression de l'aorte. Enfin, dans les cas extrêmes, on pourrait être autorisé à pratiquer la transfusion.

On a vu l'écoulement sanguin s'arrêter à la suite d'inci-

---

[1] Plusieurs appareils peuvent servir à cet usage, celui que nous avons représenté (fig. 94) est un des plus commodes.

[2] Cette observation clinique paraît ne pas concorder avec les résultats fournis par les expériences physiologiques, qui montrent que les contractions produites par une augmentation de température sont plus persistantes que celles causées par l'action du froid (p. 248). — Cette contradiction n'est qu'apparente, car dans les expériences on a étudié l'action brusque du froid, et ici nous avons recours à l'action continue.

sions profondes faites à l'orifice cervical. C'est probablement en diminuant la congestion des tissus, qu'agit ce mode de traitement. C'est dans la même idée de déplétion, qu'on a conseillé les saignées locales et la dilatation du col au moyen de l'éponge préparée.

Les cautérisations ou les injections intra-utérines avec le nitrate d'argent, la teinture d'iode, le perchlorure de fer, ont été quelquefois suivies de succès, mais c'est là un moyen dangereux et que nous n'oserions pas conseiller d'une façon générale, dans des cas de ce genre.

Les préparations d'ergot de seigle sont, de tous les médicaments, celui dont l'action est la plus évidente sur les hémorrhagies dépendant des corps fibreux.

On l'administre par la bouche ou par la méthode endermique[1]. C'est à cette dernière que nous nous adressons le plus souvent, et nous avons vu l'ergotine introduite par les voies digestives rester complètement inactive, tandis qu'à dose beaucoup moindre, elle agissait employée en injections. On a reproché aux injections hypodermiques d'ergotine de produire de la douleur, de donner lieu à des abcès, à des eschares, à des nodosités persistantes, à des thromboses, à des symptômes d'intoxication. La plupart de ces accidents peuvent être évités, en prenant certaines précautions, et surtout en ayant bien soin d'injecter dans le tissu cellulaire sous-cutané et pas dans le derme lui-même[2]. Ils semblent se produire plus facilement chez les femmes trop chargées d'embonpoint, comme on en rencontre si souvent au moment de la ménopause.

En somme, les injections sous-cutanées d'ergotine sont une précieuse conquête thérapeutique contre les métror-

---

[1] Voyez la formule des injections hypodermiques d'ergot de seigle, p. 368.

[2] M. Delore (de Lyon) a employé les injections d'ergotine dans le tissu utérin lui-même. Voyez *Société de chirurgie* et *Annales de Gynécologie*, 1878.

rhagies, surtout celles qui résultent de la présence d'un corps fibreux.

Nous ne rappellerons que pour mémoire l'extirpation des ovaires, conseillée par quelques chirurgiens américains dans des cas de ce genre. Malgré les quelques succès publiés, nous repousserions d'autant plus cette grave intervention, que la privation des ovaires n'amène pas forcément la cessation de la menstruation, ainsi que nous le verrons à propos de l'étude de cette fonction.

On a cherché à obtenir la disparition des tumeurs fibreuses, soit à l'aide de substances médicamenteuses, soit par un traitement chirurgical.

L'ergot de seigle, si utile comme moyen palliatif, a été également considéré comme pouvant amener la résorption des fibromyomes.

Ces cas heureux, s'ils existent, sont pour le moins fort rares[1]. On ne doit pas oublier que ce genre de tumeur disparaît quelquefois spontanément et en l'absence de tout traitement, ce qui doit rendre très circonspect dans l'interprétation des guérisons, se produisant sous l'influence de n'importe quel médicament.

On a également publié des succès consécutifs à l'usage du chlorure de calcium, du brome, des préparations iodées.

M. Guéniot a proposé les substances stéatogènes, telles que le phosphore et l'arsenic.

Pour nous, c'est à l'ergot de seigle qu'on doit donner la préférence, dans la majorité des cas, en séparant chaque période de traitement par un intervalle de repos, pendant lequel nous administrons un peu de fer et de quinquina[2].

---

[1] Voyez Léopold, *Arch. f. Gyn.*, t. XIII, p. 182, et Constantin Paul, *Arch. de tocologie*, t. IV, p. 732, et *Bulletin de thérapeutique*, 1877.

[2] Nous associons quelquefois à ces divers médicaments, l'élixir vitriolique de Mynsicht, à la dose de 5 à 10 gouttes matin et soir dans un peu d'eau sucrée.

L'ergot est de tous les médicaments celui qui nous a paru agir le plus favorablement, aussi bien au point de vue de l'état général que des accidents locaux.

Les eaux minérales sont presque toujours utiles dans le traitement des corps fibreux. Les sources de Salies-de-Béarn, Kreusnach, Kissingen, trouveront leurs indications. Pour les femmes chargées d'embonpoint, Vichy, Cusset, Bourbonne, Carlsbad, seront plutôt recommandées.

Nous n'avons jamais essayé l'électricité, conseillée par quelques gynécologistes, surtout en Amérique.

Contre les douleurs, principalement celles qui reviennent périodiquement aux époques menstruelles, on se trouve souvent bien des saignées locales. En particulier, dans les corps fibreux sous-séreux et n'amenant pas de métrorrhagies. On leur associera les narcotiques, les diverses préparations opiacées.

Quand les souffrances sont dues aux mouvements de la tumeur, on obtient un grand soulagement par l'application d'une ceinture hypogastrique.

Les phénomènes douloureux causés par les fibromyomes interstitiels ou sous-muqueux sont souvent dus à des contractions utérines et cessent après la dilatation ou le débridement de la cavité cervicale. Ou bien la tumeur occasionne par son poids et son volume des troubles de la sensibilité, résultant de la compression des organes contenus dans le petit bassin. On cherchera alors à agir par des moyens mécaniques, par certains pessaires, qui maintiendront la masse morbide au-dessus de l'excavation[1].

Le traitement chirurgical varie, nécessairement, selon l'espèce de fibromyome à laquelle on a affaire. Dans les formes sous-muqueuses, si la tumeur est rétrécie à son point d'im-

---

[1] Voyez *Ann. de Gyn.*, t. IV, p. 559.

plantation, on cherchera à la séparer de l'utérus au moyen de la torsion avec des pinces de Museux, ou mieux à l'aide du serre-nœud, de l'écraseur ou de l'anse galvanocaustique. Nous reviendrons sur ce sujet à propos des polypes.

Si elle adhère au contraire aux parois utérines par une large base, ou si elle est interstitielle, on peut chercher à la détruire au moyen du fer rouge. Ce procédé expose aux accidents de putridité, de même que le morcellement aux hémorrhagies.

Il nous reste l'énucléation. Quelquefois il a suffi d'une incision cruciale pratiquée sur la capsule pour amener l'élimination spontanée de la tumeur. Le plus souvent on la sépare des tissus environnants au moyen des doigts, d'une spatule, ou de divers instruments dits énucléateurs[1].

C'est surtout pour les fibromyomes du col que l'énucléation a donné des succès.

Les variétés sous-séreuses ne laissent d'autres ressources chirurgicales que la gastrotomie, suivie ou non d'hystérotomie.

La gravité de cette opération doit la faire réserver pour un très petit nombre de cas à évolution rapide, *galopante*, s'accompagnant de phénomènes qui menacent l'existence à bref délai[2].

Tumeurs fibro-cystiques de l'utérus[3].

On a décrit sous le nom de tumeurs fibrocystiques de l'utérus, des néoplasmes de nature très diverse, malgré l'analogie de leurs manifestations cliniques.

C'est ainsi que certains fibromes caverneux (télangiecta-

---

[1] Les principaux sont ceux de Sims, de Simpson, de Gaillard Thomas. Voyez Leblond, *Traité élémentaire de chirurgie gynécologique*, p. 556.

[2] Pozzi, *loc. cit.*, p. 57.

[3] On peut employer indifféremment les expressions fibrocystique ou fibrokystique.

siques), certaines variétés de sarcomes, ont été considérés comme des tumeurs fibrocystiques [1].

Nous réserverons cette dénomination aux fibromyomes contenant une ou plusieurs grandes cavités kystiques (fig. 95).

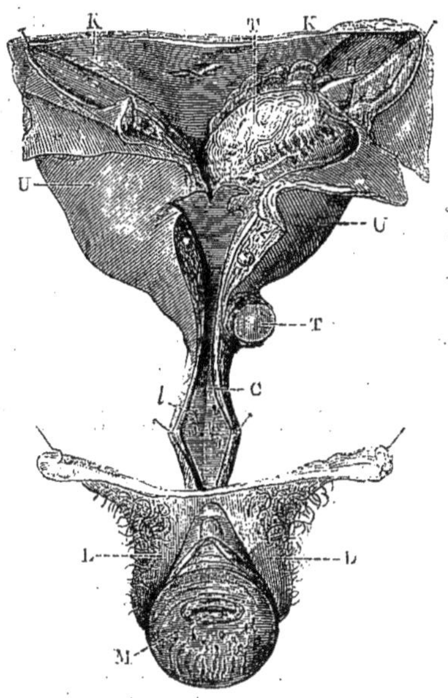

Fig. 95. — Tumeurs fibreuses avec kyste séreux de l'utérus coïncidant avec un renversement du vagin. — Allongement et hypertrophie de l'utérus (d'après Cruveilhier).

U. U. Utérus. — T. T. Tumeurs fibreuses de dimensions variables. — K. K. Parois de la cavité kystique. — C. Cavité cervicale considérablement allongée et présentant des lacunes *l* (probablement les orifices des glandes dilatées).— L. L. Grandes lèvres. — M. Orifice du museau de tanche.

Ceux-ci ne sont, du reste, qu'un état plus avancé et exagérément développé des fibromes à géode de Cruveilhier [2].

La formation de cavités dans une tumeur solide se produit, ici, d'après un processus très différent de celui que nous étudierons à propos des kystes de l'ovaire, au moins dans les cas que nous avons examinés. Ces tumeurs, le plus souvent multiloculaires, sont quelquefois bi- ou uniloculaires,

[1] Quelques auteurs leur ont donné le nom de fibromyome lymphangiectasique. Fehling et Leopold, *Arch. f. Gyn.*, t. VII, p. 557.

[2] Voyez page 392.

ou formées d'une grande et de plusieurs petites poches. Ces espaces kystiques communiquent fréquemment les uns avec les autres, ou sont traversés par des trabécules et des tractus fibreux. Le stroma est formé de tissu conjonctif et de fibres musculaires lisses.

On n'est pas d'accord sur la nature du revêtement des kystes. Un grand nombre d'histologistes y ont nié la présence d'une couche épithéliale ou endothéliale[1]. Sur des préparations fraîches, nous avons constaté l'existence d'épithélium pavimenteux. D'autres observateurs ont décrit un revêtement endothélial continu[2].

Le liquide contenu dans ces cavités est ordinairement transparent, limpide, coagulable à l'air libre, présentant, en un mot, tous les caractères de la lymphe. Plus tard le développement des vaisseaux amène des exsudats sanguins, et il revêt alors une coloration qui varie, du rougeâtre au brun chocolat[3].

Enfin, dans certains cas, il est constitué par du pus.

Ces tumeurs sont le plus souvent sous-séreuses[4].

Elles atteignent un volume considérable et pèsent jusqu'à 50, 40 et 80 livres. On les a vues coïncider avec des kystes de l'ovaire.

Symptômes, marche. — Le développement rapide de cette variété de fibromyomes kystiques, les différencie des formes plus communes que nous avons étudiées jusqu'à présent. Aussi l'abdomen atteint-il bientôt, dans ces cas-ci, une

---

[1] Heer, *Ueber den Fibrocysten des Uterus*. Zurich, 1874, p. 52.

[2] Rein, *Arch. f. Gyn.*, t. IX, p. 422. Malassez avait déjà constaté un revêtement épithélial dans des cas de ce genre.

[3] D'après les analyses chimiques rapportées par Spiegelberg, le liquide contenait de la fibrine et de l'albumine : *Ni mucine, ni paralbumine.* (*Arch. f. Gyn.*, t. VI, p. 548.)

[4] Sur 70 observations rassemblées par Heer, il y en avait 63 sous-séreuses dont 12 seulement pédiculées : 5 étaient interstitielles et 2 intra-utérines ou sous-muqueuses. (*Loc. cit.*, p. 47.)

augmentation notable de ses diamètres. Quelques tumeurs fibrocystiques ont exceptionnellement une marche lente.

Les phénomènes auxquels elles donnent lieu sont à peu près les mêmes que ceux observés dans les cas de corps fibreux. On a dit qu'elles amenaient moins souvent des hémorrhagies, ce qui s'explique par leur situation presque toujours sous-séreuse. Quand elles siègent sous la muqueuse, on a signalé, outre les hémorrhagies, un abondant écoulement de liquide clair et transparent.

Les accidents péritonitiques sont plus rares avec les myomes kystiques, qu'avec les kystes de l'ovaire.

Les troubles digestifs se montrent de bonne heure, comme pour les tumeurs ovariques. Chez certaines malades, le développement du néoplasme s'accompagne de gonflement des seins et de production de colostrum.

Diagnostic. — C'est, surtout, avec un kyste de l'ovaire, qu'on peut confondre les tumeurs fibrocystiques de l'utérus. Leur mode de développement, leur siège, leur consistance, tout concourt à augmenter la ressemblance que présentent ces deux affections.

On a admis, comme moyen de diagnostic, une différence de résistance dans les diverses régions de la masse néoplasique, dure, élastique sur un point, fluctuante dans d'autres. On a également fait jouer un rôle aux phénomènes stéthoscopiques. Tous ces caractères sont bien vagues et peuvent se rencontrer dans les deux.

Dans les tumeurs ovariques, l'utérus est le plus souvent abaissé. C'est le contraire pour les fibromyomes kystiques, où il est attiré en haut, au point que quelquefois le doigt a de la peine à atteindre le museau de tanche[1]. Cette différence n'a non plus rien d'absolu.

---

[1] On peut voir se produire une élongation du col, comme le montre la figure 95 empruntée à l'Atlas de Cruveilhier.

La tumeur formée aux dépens de l'utérus est en général plus lisse, plus unie. Au moyen de la sonde, on constate l'hypertrophie de l'organe et l'augmentation de volume de sa cavité.

Les signes différentiels qui ont le plus d'importance sont ceux qui résultent des connexions du néoplasme avec l'utérus.

A l'aide de mouvements variés imprimés par la main appliquée sur l'abdomen, l'index de l'autre main étant en contact avec le museau de tanche, on peut juger de ces connexions. Le toucher rectal, par la méthode de Simon, fournira, dans certains cas, des indications utiles.

Quand les fibromyomes kystiques sont pédiculés, le diagnostic est tellement difficile, que les chirurgiens les plus expérimentés ont commis des erreurs.

On a même opéré, comme kystes de l'ovaire, des tumeurs dont la nature et le point d'implantation n'ont été reconnus qu'à l'autopsie.

On a avancé que la ponction, en permettant de constater la nature du liquide, pourrait aider à les différencier.

D'abord ce mode d'exploration présente de grands dangers, dans les cas de tumeurs utérines[1].

En outre, les caractères du liquide lui-même sont loin d'offrir un signe certain. On a soutenu que les liquides spontanément coagulables provenaient toujours d'un myome.

Cette propriété est, en effet, plus fréquemment observée dans ces cas, que dans ceux de kystes de l'ovaire, mais elle est loin d'être pathognomonique.

L'exsudat ascitique peut également se coaguler spontanément à l'air libre, seulement le phénomène se produit avec beaucoup plus de lenteur[2].

---

[1] Sur 11 observations réunies par Léopold, la mort eut lieu 10 fois consécutivement à la ponction.

[2] Spiegelberg, *Arch. f. Gyn.*, t. VI. p. 352.

L'examen histologique sera souvent négatif. La présence d'épithélium cylindrique ou caliciforme plaiderait en faveur d'un kyste de l'ovaire. Malheureusement, il est rare de rencontrer ces éléments libres et flottant dans le liquide. Nous ne les avons observés que dans un cinquième, environ, des cas où nous avons étudié les liquides provenant de kystes ovariques.

On a proposé de se procurer, au moyen d'un trocart emporte-pièce (dans le genre de celui que Duchenne de Boulogne employait pour les muscles), quelques parcelles du néoplasme pour les soumettre à un examen histologique. Outre qu'il serait dangereux, ce moyen ne fournirait, dans la plupart des cas, aucun renseignement utile.

En tout état de cause, si l'on se décidait à pratiquer une ponction, il faudrait avoir recours à un appareil aspirateur.

Pronostic. — Cette forme de tumeur est beaucoup plus grave que les fibromyomes simples.

La mort arrive souvent au bout de quelques mois, et la plus longue durée qu'on ait observée a été de dix ans.

Étiologie. — Les fibromyomes kystiques de l'utérus constituent une espèce assez rare, dont l'étiologie est des plus obscures. Sur cinquante et un cas réunis par Heer[1], dans aucun, la tumeur ne s'était développée chez des femmes au-dessous de vingt ans ou au-dessus de cinquante-trois ans.

Traitement. — Après ce que nous avons dit des dangers de la ponction exploratrice, dans les cas de fibromyomes

---

[1] Sur ces 51 cas on trouve les chiffres suivants :

De 20 à 30 ans.	8 cas.
De 30 à 40 ans.	17 —
De 40 à 50 ans.	23
De 50 à 53 ans.	3
Total.	51 cas.

(Heer, *loc. cit.*, p. 60.)

kystiques, nous n'avons pas à la discuter comme moyen de traitement. Les observations recueillies jusqu'à ce jour ne doivent pas engager à l'employer.

C'est surtout dans cette forme de tumeur utérine, qu'on est autorisé à tenter l'hystérotomie[1]. Malgré la gravité de l'opération, la marche rapide et promptement fatale de la maladie peut engager à y avoir recours. C'est plusieurs fois, par erreur de diagnostic, qu'elle a été entreprise et même laissée inachevée. Cette dernière circonstance condamne la malade à une mort certaine. Aussi, dans ces conditions, doit-on toujours pratiquer l'ablation du néoplasme, même s'il n'était pas pédiculé.

Il existe un certain nombre d'observations montrant que la guérison peut être obtenue, grâce à la gastrotomie, avec ou sans hystérotomie. C'est donc une ressource extrême qui nous est offerte, dans les cas de tumeurs fibrocystiques de l'utérus.

[1] Voyez Péan et Urdy, *Hystérotomie*, et Pozzi, *loc. cit.*, p. 66.

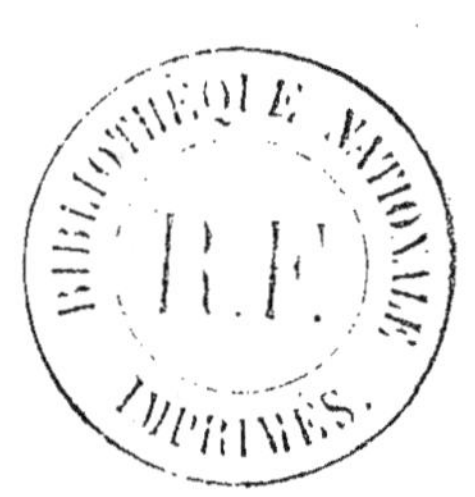

PARIS. — TYPOGRAPHIE A. LAHURE, 9, RUE DE FLEURUS.